现代临床护理概要

王林霞　梁丽芳　邹玲艳　主编

中国纺织出版社有限公司

图书在版编目（CIP）数据

现代临床护理概要 / 王林霞, 梁丽芳, 邹玲艳主编
.-- 北京：中国纺织出版社有限公司, 2023.12
ISBN 978-7-5229-1252-3

Ⅰ.①现… Ⅱ.①王… ②梁… ③邹… Ⅲ.①护理学
Ⅳ.①R47

中国国家版本馆CIP数据核字（2023）第238859号

责任编辑：范红梅 责任校对：高 涵 责任印制：王艳丽

中国纺织出版社有限公司出版发行
地址：北京市朝阳区百子湾东里 A407 号楼 邮政编码：100124
销售电话：010—67004422 传真：010—87155801
http://www.c-textilep.com
中国纺织出版社天猫旗舰店
官方微博 http://weibo.com/2119887771
三河市宏盛印务有限公司印刷 各地新华书店经销
2023年12月第1版第1次印刷
开本：710×1000 1/16 印张：16.75
字数：300千字 定价：98.00元

主编简介

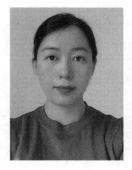

王林霞，女，1983年出生，副主任护师。毕业于滨州医学院护理专业。

现任威海市立第三医院六病区护士长，威海市护理学会疼痛护理专业委员会首届委员会委员，山东省护理学会首届介入护理专业委员会委员。从事神经内科、疼痛科、急诊科等临床护理、教学、管理工作20余年，对急危重症的抢救及护理有着丰富的经验。参与"三级康复训练改善脑卒中偏瘫患者的临床研究"科研项目1项，并获潍坊市科学技术进步奖二等奖。在国内学术刊物发表专业论文7篇，主编著作3部，获得国家实用新型专利1项。

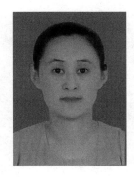

梁丽芳，1980年出生，副主任护师，毕业于滨州医学院护理专业。

现任威海市立第三医院九病区护士长。从事临床护理工作25年，业务知识及专科能力强，熟练掌握儿科、消化内科、心内科各种抢救技术。参与的科研课题获得威海市技术科技奖二等奖。在省级、国家级刊物发表专业论文数篇，主编著作1部。

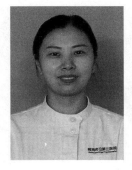

邹玲艳，女，1982年出生，副主任护师，毕业于滨州医学院护理专业。

从事临床护理、护理教学、护理管理工作20余年，利用自己丰富的临床工作经验，给基层护理人员进行培训并指导专科护理工作。积极组织护理查房、疑难病例讨论、参与多学科会诊，找出护理工作中的难点、不断地总结经验、积极探索并解决护理技术难题。发表国家级论文5篇，主编著作1部，获得实用新型专利1项。

编委会

主　编

王林霞　威海市立第三医院

梁丽芳　威海市立第三医院

邹玲艳　威海市立第三医院

副主编

王川川　威海市立第三医院

柳素云　威海市立第三医院

蔡翠翠　威海市立第三医院

刘艳丽　威海高区利民医院

王美玉　威海市立第三医院

向艳丽　威海市立第三医院

陈　艳　威海市立第三医院

编　委

陈美玲　威海市立第三医院

孙彩霞　威海市立第三医院

潘永珍　威海市立第三医院

刘　霞　威海市立第三医院

孙巧玲　威海市立第三医院

苗力丹　威海市立第三医院

乔文涛　威海市立第三医院

于晓娜　威海市立第三医院

宋青竺　威海市立第三医院

姜晓飞　威海市立第三医院

王丽华　威海市立第三医院

王海静　威海市立第三医院

前　言

　　护理工作在我国医疗卫生事业的发展中起着重要的作用,广大护理工作者在协助临床诊疗、救治生命、促进康复、减轻疼痛及增进医患关系和谐方面承担着大量工作。随着医学科学的迅速发展和医学模式的转变,护理工作也更趋多元化,护理模式、护理观念不断更新,这就对临床护士的技术和综合素质要求越来越高。

　　本书内容全面,包括多学科常见病和多发病的临床护理,突出对内科、外科、妇产科、儿科、精神心理科等常见疾病的护理技能介绍,力求贴近临床护理工作需求。从内容上看,全书内容详实,言简意赅,条理清晰,集科学性、系统性和实用性于一体,适合临床相关科室从事护理管理、基层护理的医护人员参阅。

　　本书编写过程中,尽管各位编者通力合作,但由于编写时间有限,难免存在一些疏漏和不当之处。希望广大读者提出宝贵意见和建议,以便不断完善和改进。

编　者

2023 年 8 月

目　录

第一节　蛛网膜下隙出血

多种原因引起的颅内血管破裂后血液直接流入蛛网膜下隙称为蛛网膜下隙出血(SAH)。临床上通常将蛛网膜下隙出血分为损伤性与非损伤性两大类。非损伤性(即自发性)蛛网膜下隙出血又分原发性和继发性两种。由于脑底部或表面的血管发生病变、破裂而使血液直接流入或主要流入蛛网膜下隙的,称为原发性蛛网膜下隙出血。如为脑实质内出血后,血液穿破脑组织而进入脑室和蛛网膜下隙者则称为继发性蛛网膜下隙出血。

自发性蛛网膜下隙出血可由多种病因引起,临床表现为急骤起病的剧烈头痛、呕吐、意识障碍、脑膜刺激征和血性脑脊液,占卒中的 10％～15％。其中,50％以上是先天性颅内动脉瘤破裂所致,其余由各种其他病因造成。

一、病因与发病机制

引起自发性蛛网膜下隙出血的原因很多,最常见病因为颅内动脉瘤,其次为高血压、脑动脉硬化及颅内动静脉畸形。据报道,颅内动脉瘤及动静脉畸形破裂引起的出血占 57％左右,高血压、动脉硬化引起的动脉破裂占 15％左右,其他原因包括血液病、颅内肿瘤,脉络膜乳突状瘤、垂体瘤、黑色素瘤、结节性动脉炎、脑膜炎、颅内静脉的血栓形成共占 6％。

血液进入蛛网膜下隙后,使脑脊液染血,整个或部分脑表面呈现紫红色,有时在硬膜外就可见到这种染色。如出血量大,脑表面常可被薄层血凝块掩盖,血块有时可穿破蛛网膜而存在于硬膜下隙。颅底部血凝块的积蓄明显时,可将颅底的血管神经埋没。随着时间的推移,蛛网膜下隙的大量红细胞出现不同程度的溶解,使邻近的脑皮质、软硬脑膜呈现不同程度的铁锈色,同时也可有不同程度的局部粘连形成。部分红细胞随着脑脊液流入蛛网膜颗粒,使其堵塞,引起脑脊液的吸收减慢,最后产生交通性脑积水或大量的积血引起脑水肿及颅内高压,引起一系列神经精神症状。

二、临床表现

SAH临床表现差异大,轻者可无明显临床症状和体征,重者可突发昏迷甚至死亡。先天性动脉瘤破裂多见于中青年患者,老年患者以动脉硬化多见。常由于突然用力或情绪兴奋等诱因,数分钟内患者出现剧烈头痛、呕吐、面色苍白、全身冷汗,半数患者可伴不同程度的意识障碍,部分患者可出现精神症状,如欣快、谵妄和幻觉等,或有痫性发作、失语、轻偏瘫、视野缺损等,部分患者可见眼底出血。

最具特征性的体征为颈项强直、Kerning(+)等脑膜刺激征。后交通动脉的动脉瘤破裂可出现一侧动眼神经麻痹,个别重症患者可很快进入深昏迷,出现去大脑强直。因脑疝形成而迅速死亡。

再出血是SAH主要急性并发症,在病情稳定后再次出现临床症状加重,使病情恶化,死亡率增加一倍。脑血管痉挛是另一并发症,其严重程度与出血量相关,常表现为波动性轻偏瘫或失语,是死亡和致残的重要原因。SAH患者有不同程度脑积水并发症,急性脑积水轻者表现嗜睡、短时记忆受损、下肢腱反射亢进等体征,严重者引起颅内高压,甚至脑疝。亚急性脑积水表现隐匿出现痴呆、步态异常和尿失禁。

三、辅助检查

(1)头颅CT、MRI是诊断SAH首选方法,CT、MRI显示蛛网膜下隙内高密度影可确诊。

(2)腰椎穿刺脑脊液(CSF)检查:若CT扫描不能确诊,可行CSF检查(12小时后),注意与穿刺误伤鉴别。若脑脊液压力增高,肉眼观察为均匀一致血性,镜检可见大量红细胞,可提供SAH诊断重要依据。若无再出血,1周后脑脊液内的红细胞大部分溶解,2~3周后可找到较多的含铁血黄素吞噬细胞。

(3)病因检查:有血常规、凝血功能、肝功能等血液检查;经颅多普勒超声(TCD);确定蛛网膜下隙出血病因诊断的最有意义的辅助检查是脑血管造影,目前常用的为磁共振血管显像(MRA)和数字减影全脑血管造影。

四、治疗

蛛网膜下隙出血的治疗原则:预防再出血,降低颅内压,防止血管痉挛,减少并发症,查找出血原因、治疗原发病和预防复发。

(一)内科治疗

1.一般治疗

监护生命体征,降低颅内压,维持水、电解质及酸碱平衡,维持呼吸循环功能,加强营养支持、预防感染、防止并发症。

2.SAH 引起的颅内压增高治疗

临床常用 20％甘露醇、呋塞米、白蛋白等脱水降颅压，颅内压升高明显有脑疝趋势者，可行脑室引流。

3.预防再出血

临床常用 6-氨基己酸（EACA）、立止血、酚磺乙胺等。

4.预防血管痉挛

临床常用钙通道阻滞剂，如急性期尼莫同静脉泵入，恢复期尼莫地平口服。

5.放脑脊液疗法

腰椎穿刺放出少量脑脊液（10～20mL），以缓解头痛，减少出血引起的脑膜刺激症状。为防止脑疝，此法需慎用。

（二）手术治疗

1.动脉瘤

常采用瘤颈夹闭术、瘤切除术、瘤体栓塞术。

2.动静脉畸形

可采用整块切除术、供血动脉结扎术、血管内介入栓塞或 γ 刀治疗。

五、护理措施

（一）基础护理

1.休息与体位

急性期绝对卧床休息 4～6 周，复发者延长 8 周，床头抬高 15°～30°。禁止起坐、沐浴、洗头、下床等活动。

2.环境与安全

提供舒适休养环境，保持病室安静，减少探视；治疗护理活动集中进行，避免打扰患者。

3.生活护理

按 Orem 自理模式，提供全部生活补偿系统，如压疮护理、口腔护理、排便护理等。

4.饮食护理

急性期禁食 72 小时，意识清楚后患者逐步改为流食、半流食、软食；昏迷及吞咽功能障碍者给予留置胃管。

5.心理护理

安慰患者，提供疾病相关知识，列举治疗成功范例，避免紧张、焦虑、恐惧情绪。

尽量避免一切可能增加患者的血压和颅内压的诱因。

（二）疾病护理

1.对症护理

（1）病情监测：首次蛛网膜下隙出血后1个月内再出血的危险性最大，2周内再发率最高，应严密观察生命体征、瞳孔、意识及与出血部位相对应的神经系统症状体征，如语言、吞咽、肢体活动情况。对病情稳定后再次出现的剧烈头痛、呕吐、抽搐发作、脑膜刺激征等应引起重视。

（2）头痛护理。

1）观察头痛部位、性质、持续时间，是否伴随呕吐，如出现头痛剧烈、呕吐频繁、烦躁不安和反应迟钝、嗜睡、两侧瞳孔不等大、血压急骤升高、脉搏由弱转慢，即为脑疝前驱症状，应及时通知医生。

2）遵医嘱给予止痛药对症处理。

3）指导患者采用轻音乐、缓慢深呼吸及引导式想象等方法减轻疼痛。

2.专科护理

（1）腰椎穿刺护理：腰椎穿刺术后去枕平卧6～8小时。观察腰椎穿刺后可能发生的并发症，如脑疝、头痛、局部感染等。

（2）使用钙通道阻滞剂者，遵医嘱严格控制输液速度，观察血压变化和肢体活动。

（3）预防并发症。

1）控制补液量和速度，避免补液过多过快或因脱水造成低钾血症、血液浓缩加重心脏负担。

2）观察胃管所抽出的胃液颜色，留取大便标本做隐血试验，以了解胃内有无出血。

3）定时监测生化指标，防止水、电解质及酸碱平衡失调。

4）预防压疮、挛缩、坠积性肺炎及泌尿道感染等。

（三）健康教育

1.合理饮食

宜低盐、低脂、充足蛋白质、丰富维生素饮食，限制钠盐（摄入量＜6g/d）和动物脂肪的摄入；戒烟、忌酒；控制食物热量，维持理想体重；忌辛辣、咖啡、浓茶等刺激性食物。

2.避免诱因

避免使血压升高的各种因素，如用力屏气、排便，剧烈咳嗽、打喷嚏等；平日注重保持情绪稳定、心态平和，戒骄戒躁；避免外界环境不良刺激；建立良好生活方式,保证充足睡眠,适度运动和锻炼,保持大便通畅;避免过度劳累、突然发力和过重的体力劳动等。

3.控制高血压

遵医嘱正确使用降压药,避免血压波动对血管的损害。

4.检查指导

SAH 患者常规首次出血 3 周病情稳定后行 DSA 检查,做好围术期护理,指导患者积极配合,尽早查明病因,采取进一步治疗。

5.照护者指导

创造良好休养环境;关心、体贴患者,安抚患者情绪,给予其心理支持;督促患者早检查、早确诊、早手术;了解再出血征象及时就诊。

6.其他

女性育龄患者应告知 1～2 年避免怀孕。

(孙彩霞)

第二节 帕金森病

帕金森病(PD)又称震颤麻痹,是一种较常见的以损害黑质纹状体通路为主的神经系统变性疾病,主要临床特征为静止性震颤、肌强直、进行性运动迟缓、姿势平衡障碍,晚期会导致患者生活不能自理。本病最早由英国内科医生詹姆·帕金森于 1817 年描述。PD 具体病因至今不明,故也称原发性帕金森病。一些由于脑炎、脑动脉硬化、脑外伤及中毒等产生类似临床症状者,称为帕金森综合征。在年龄≥65 岁人群中,1%患有帕金森病;在年龄＞40 岁人群中则为 0.4%。本病也可在儿童期或青春期发病。

一、病因

PD 的病因不清楚,目前的研究倾向于以下解释。

(一)年龄老化

帕金森患者主要见于 50 岁以上的中老年人,并呈现出年龄越大发病率越高的趋势。相关的研究证实:随着年龄的增加,黑质多巴胺能神经元数目逐渐减少,纹状体内多巴胺递质水平逐渐下降,纹状体的 D1 及 D2 受体逐年减少,酪氨酸羟化酶(TH)和多巴胺脱羧酶(DDC)活力也减低。实际上,只有当黑质多巴胺能神经元数目减少达 50%以上,纹状体多巴胺含量减少达 80%以上时,临床上才会出现帕金森病的运动障碍症状。正常神经系统老化并不会达到这一水平,故年龄老化只是本病的促发因素。

（二）环境因素

已发现环境中与1-甲基-4-苯基-1,2,3,6-四氢吡啶（MPTP）分子结构相类似的工业或农业毒素，如某些除草剂、杀虫剂、鱼藤酮、异喹啉类化合物等，可导致多巴胺能神经元死亡，故环境因素被认为是可能病因之一。

（三）遗传因素

帕金森病患者中绝大多数为散发病例。家族性帕金森病患者多具有常染色体显性遗传或隐性遗传特征，有多代、多个家庭成员发病，临床表现与散发性帕金森病有所不同，如伴有共济失调、锥体系损害体征、痴呆以及起病早、病程短等。

目前普遍认为，帕金森病并非由单一因素引起，而是多因素交叉作用的结果，最终是黑质受损、进行性破坏，导致黑质—纹状体系统的不可逆衰退。

二、发病机制

PD与纹状体内的多巴胺（DA）含量显著减少有关。目前较公认的学说为多巴胺学说和氧化应激学说。

（一）多巴胺学说

多巴胺是纹状体抑制性神经递质，乙酰胆碱（Ach）是纹状体兴奋性神经递质，在正常人，这一对神经递质在纹状体起主导作用并处于动态平衡。PD患者由于DA合成减少使纹状体DA含量降低，黑质—纹状体通路多巴胺能与胆碱能神经功能平衡失调，胆碱能神经元活性相对增高，使锥体外系功能亢进，发生震颤性麻痹。

（二）氧化应激学说

该学说解释了黑质多巴胺能神经元变性的原因，即在氧化应激时，PD患者DA氧化代谢过程中产生大量氧自由基，在黑质部位Fe^{2+}催化下，进一步生成毒性更大的羟自由基，而此时黑质线粒体呼吸链的复合物活性下降，抗氧化物（特别是谷胱甘肽）消失，无法清除自由基，因此，自由基通过氧化神经膜类脂、破坏DA神经元膜功能或直接破坏细胞DNA，最终导致神经元变性。

三、病理

肉眼观早期无明显病变，晚期可见中脑黑质、桥脑的蓝斑及迷走神经运动核等处的神经色素脱失是本病相对具有的特征性的变化；光镜下可见该处的神经黑色素细胞丧失，残留的神经细胞中有Lewy包含小体形成，该小体位于神经细胞胞质内，呈圆形，中心嗜酸性着色，折光性强，边缘着色浅。

四、临床表现

多数患者为 60 岁以后发病。男性稍多于女性。少数患者有家族史。PD 隐匿起病，起病缓慢，逐渐加剧。本病病程很长，持续数年至数十年不等。多数首发症状为震颤，其次为步行障碍、肌强直和运动迟缓。症状常从一侧上肢开始，逐渐波及四肢和躯干，呈全身对称性损害。震颤、肌强直、运动迟缓及姿势步态异常构成本病的主要表现。

（一）震颤

震颤为帕金森病最主要的特征和发病最早期的表现。常从一侧上肢远端（手指）开始，呈现有节律（频率 4～7 次/秒）的拇指对掌和手指屈曲的不自主震颤，如同"搓丸"样动作，然后发展到同侧下肢，继而累及对侧上下肢，晚期可波及下颌、唇、舌和头部。上肢震颤比下肢严重。早期震颤发生在肢体处于静止状态时，故称为"静止性震颤"。做随意动作时减轻或停止，紧张时加剧，入睡后消失。晚期患者在做随意动作时也有震颤，称为"动作性震颤"。少数患者，尤其是发病年龄在 70 岁以上者可不出现震颤。

（二）肌强直

肌强直早期多从单侧肢体开始，患者感觉关节僵硬及肌肉发紧。影响到面肌时，面部肌肉运动减少，会出现表情呆板的"面具脸"；影响到躯干、四肢及髋膝关节呈特殊的屈曲姿势。对患者的关节做被动运动时屈肌和伸肌均有肌张力增高，感觉到均匀性的阻力，类似弯曲软铅管的感觉，故称"铅管样强直"；如在均匀阻力出现断续的停顿，如同转动齿轮感，称为"齿轮样强直"，是由于肌强直与静止性震颤叠加所致。肌强直部位的感觉正常，肌力正常或稍有减弱，反射正常，但由于显著的震颤或僵直可能不易引出。老年患者可有关节疼痛，是由于肌张力增高使关节血供受阻所致。

肌强直与锥体束受损时的肌张力增强不同，后者视部位不同只累及部分肌群（屈肌或伸肌），被动运动关节时，阻力在开始时较明显，随后迅速减弱，呈所谓折刀现象，称"折刀样强直"，常伴有腱反射亢进和病理征。

（三）运动迟缓

运动迟缓是帕金森病一个最重要的运动症状，患者可表现多种动作的缓慢，随意运动减少，尤以开始动作时为甚。如坐位或卧位时起立困难、起床、翻身、解系纽扣或鞋带、穿鞋袜或衣裤、洗脸及刷牙等日常活动均发生障碍。查体时让患者做起立、转身、手掌的往复动作、拇指与示指的对指动作均明显缓慢。面部表情肌肉少动，表现为面无表情、眨眼少、双眼凝视。因口、舌、咽和腭肌运动障碍使讲话缓慢、语调变低，严重时发音单调、吐字不清使他人难以听懂，还可有流涎和吞咽困难。

由少动引起的构音不全、重复言语、口吃被称为本病的慌张言语。

（四）姿势步态异常

中晚期患者因平衡功能减退而出现姿势步态不稳,容易跌倒,甚至发生骨折,严重影响生活质量,也是致残的原因之一。轻症患者行走时患侧上肢自动摆臂动作减少,走路时患侧下肢拖曳。病情逐渐加重时双上肢伴随动作消失,双足擦地行走,步态变小,步速变慢,遇障碍物不敢跨越,走下坡路更为恐惧。有时行走过程中双脚突然不能抬起好像被粘在地上一样,称为冻结现象。还可出现"慌张步态",这是帕金森患者的特有体征,表现为迈步时以极小的步伐前冲,越走越快,不能立刻停下脚步。尽管患者全身肌肉均可受累,肌张力增高,但静止时屈肌张力较伸肌高,故患者出现特殊的屈曲姿势:头部前倾,躯干俯屈,上肢肘关节屈曲,髋及膝关节轻度弯曲。

（五）其他非运动障碍症状

由于自主神经受累,可出现唾液和皮脂分泌增加,汗分泌增多或减少,直立性低血压,顽固性便秘,少数有排尿不畅;也可有认知功能减退、抑郁等,常在晚期出现。

五、辅助检查

(1)血、脑脊液常规检查均无异常,CT、MRI检查无特征性改变,但为临床鉴别诊断常用。

(2)生化检测:采用高效液相色谱(HPLC)可检测到脑脊液和尿中高香草酸(HVA)含量降低。

(3)基因诊断:采用DNA印记技术、PCR、DNA序列分析、全基因组扫描等可能发现基因突变。

(4)功能显像诊断:采用PET或SPECT进行特定的放射性核素检测,可显示脑内多巴胺转运体(DAT)功能降低、多巴胺递质合成减少等,对早期诊断、鉴别诊断及监测病情有一定价值,但非临床诊断所必须和常用。

六、治疗

（一）药物治疗

目前,药物治疗是PD最主要的治疗方法。通过维持纹状体内的乙酰胆碱和多巴胺两种神经递质的平衡,使临床症状得以改善。患者需长期或终身服药,遵循从小剂量开始、缓慢递增的原则,尽量以较小的剂量取得较满意的疗效。

1.抗胆碱药

对震颤和肌强直有效,对运动迟缓疗效较差,适用于震颤突出且年龄较轻的患者。常用药物有苯海索(安坦)、甲磺酸苯扎托品等;合并有青光眼和前列腺肥大者禁用。

2.金刚烷胺

能促进神经末梢释放多巴胺,并阻止其再吸收。能改善震颤、肌强直、运动迟缓等症状,适用于轻症患者,可单独使用,但维持时间短,常与左旋多巴等药合用。癫痫患者慎用。

3.多巴胺替代治疗

可补充黑质—纹状体内多巴胺的不足,是 PD 最重要的治疗方法。由于多巴胺不能透过血脑屏障,常用左旋多巴替代治疗,可增强疗效和减少外周反应,主要复方左旋多巴制剂药物有美多巴(由左旋多巴 200mg 和苄丝肼 50mg 组成)及息宁(由左旋多巴 200mg 和卡比多巴 20mg 组成)。

4.多巴胺受体激动剂

通过直接刺激突触后膜多巴胺受体而发挥作用,已逐渐成为治疗 PD 的另一大类重要药物。主要药物有溴隐亭、吡贝地尔(泰舒达)、普拉克索等。

5.单胺氧化酶 B(MAO-B)抑制药

可阻止多巴胺降解,增加脑内多巴胺含量。主要药物有司来吉米。精神病患者慎用,不宜与氟西汀合用。

6.儿茶酚-氧位-甲基转移酶抑制药(COMTI)

通过抑制左旋多巴在外周代谢,维持左旋多巴血浆浓度的稳定,加速通过血脑屏障,增加脑内纹状体多巴胺的含量。该药单独使用无效,需与美多巴或息宁等合用方可增强疗效,减少症状波动反应。主要药物有托卡朋(答是美)和恩托卡朋(柯丹)。

(二)外科治疗

适用于药物治疗无效或不良反应严重患者。手术治疗可改善症状,但术后仍需继续服药,故不能作为首选治疗方法。目前开展的手术有苍白球毁损术、丘脑毁损术、脑深部电刺激术等。

(三)细胞移植治疗及基因治疗

目前尚处在动物实验阶段,是在探索中具有广阔前景的治疗方法。

(四)康复治疗

对改善 PD 症状有一定作用,通过进行语言、进食、肢体运动等训练和指导,改善患者生活质量,减少并发症发生。

七、护理措施

(一)基础护理

1.皮肤护理

(1)预防压疮:注意保持床铺清洁、平整、干燥,协助患者翻身,避免长时间坐位。

（2）促进舒适：出汗多患者，穿柔软、宽松的棉布衣裤，协助勤换衣服、被褥，勤洗澡。

2.提供生活方便

（1）注意床的高度适中，方便患者上下床，两边有床栏保护。

（2）呼叫器、茶杯、纸巾、便器、手杖等放于患者伸手可触及处，方便取用。

（3）室内或走道配备扶手等辅助设施。

3.饮食护理

给予高热量、高维生素、高纤维素、低盐、低脂、适量优质蛋白质的易消化饮食。

4.心理护理

PD 患者常常有自卑、焦虑、抑郁、恐惧甚至绝望心理。

（1）应细心观察患者的心理反应，鼓励患者表达并注意倾听其心理感受。

（2）与患者讨论身体健康状况改变所造成的影响，及时给予正确的信息和引导。

（3）鼓励患者尽量维持过去的兴趣和爱好，帮助培养和寻找新的简单易做的嗜好。

（4）鼓励患者多与人交往并指导家属关心体贴患者，以创造良好的亲情和人际关系氛围。

（二）疾病护理

1.对症护理

（1）运动护理：目的在于预防和推迟关节僵直和肢体挛缩，克服运动障碍的不良影响。

1）患者尽量参与各种形式的活动，如散步、太极拳等，注意保持身体和各关节的活动强度和最大活动范围。

2）有目的、有计划地锻炼，鼓励患者自主活动及做力所能及的事情，尽可能减少对他人的依赖，如患者起坐有困难，应每天做完一般运动后反复练习起坐动作。

3）患者注意头颈部直立姿势，预防畸形。

4）有起步困难和步行时突然僵住不动者，指导其思想放松，目视前方，双臂自然摆动，脚抬高，足跟先着地，家属不要强行拖曳；感到脚沾地时，可先向后退一步，再往前走，比直接向前容易。

5）过度震颤者，可坐在有扶手的椅子上，手抓住椅臂，控制震颤。

6）有显著运动障碍而卧床不起者，应帮助患者采取舒适体位，被动活动，按摩四肢肌肉，注意动作轻柔，避免造成疼痛和骨折。

（2）安全护理。

1）防烫伤和烧伤，如对上肢震颤未能控制、日常生活动作笨拙的患者，应避免患者自行使用液化气和自行从开水瓶倒水,让患者使用带有大把手且不易打碎的不锈钢饭碗、水杯和汤勺等。

2)防自伤、自杀、走失、伤人等意外发生,如患者有幻觉、错觉、抑郁、欣快等精神症状或意识模糊、智能障碍,应专人陪护;严格交接班制度,禁止患者自行使用锐利器械和危险品;按时服药,送服到口等。

2.并发症护理

PD常需要长期或终身服药,做好用药指导及护理可有效预防并发症发生。

(1)根据患者的年龄、症状类型、严重程度、就业情况、药物价格和经济承受能力等选择药物。

(2)注意药物疗效观察。服药过程中要仔细观察震颤、肌强直和其他运动功能、语言功能的改善程度,观察患者起坐的速度、步行的姿势、讲话的音调与流利程度、写字、梳头、扣纽扣、系鞋带以及进食动作,以确定药物疗效。

(3)药物不良反应的观察及处理。

1)胃肠道反应:如服用复方多巴制剂、多巴胺受体激动药等常可出现食欲减退、恶心、呕吐、腹痛、便秘等不适。在吃药前吃一点面包、饼干等面食或者服用多潘立酮对抗,可有效缓解胃肠道反应。

2)体位性低血压:抗PD药物几乎都能导致体位性低血压。注意起床或由坐位起立时动作缓慢,遵医嘱减少服药剂量或改用影响血压较小的药物。

3)精神、神经系统症状:多数抗PD药物可出现兴奋、失眠、幻觉、错觉、妄想等不良反应,应注意观察,做好安全护理并遵医嘱对症处理、调整药物剂量或种类。

4)开—关现象:是长期服用复方左旋多巴制剂后出现的不良反应。指患者突然出现症状加重,全身僵硬,寸步难行,但未进行任何治疗,症状数分钟后又突然消失的现象。此现象可在患者日常生活的任何时间和状态下发生,与服药时间和剂量无关,可能是由多巴胺受体的功能失调引起。在每天保持总药量不变的前提下,通过减少每次剂量、增加服药次数或适当加用多巴胺受体激动剂,减少左旋多巴用量,可以减少该现象发生。

5)剂末现象:又称疗效减退。指每次服药后作用时间逐渐缩短,表现为症状有规律性的波动,即刚服药后不久症状最轻,几小时后症状逐渐加重,直到下一顿药服下后症状才又减轻。与有效血药浓度有关,可以预知,增加每天总剂量并增加服用次数可以预防。

6)异动症:是长期左旋多巴治疗中常见的不良反应。表现舞蹈症或手足徐动样不自主运动,如肢体的舞动、躯干的摇摆、下颌的运动、做各种姿势和痉挛样活动等。一般在服药后1~2小时或清晨服药前出现。减少左旋多巴单次剂量或睡前服用多巴胺受体激动剂可缓解症状。

（三）健康教育

1.预防便秘

应指导患者多食富含纤维素、新鲜的蔬菜、水果，多喝水；指导患者做腹部按摩，促进肠蠕动，每日养成定时排便的习惯以促进排便。如有顽固性便秘，可遵医嘱使用果导、番泻叶等缓泻剂或给予开塞露塞肛、灌肠、人工排便等。

2.服药指导

（1）左旋多巴：一般每天三餐前 1 小时的空腹状态下服用，可以保证药物被充分吸收，并发挥最大效果。每天服药的时间应该相对固定，要尽量避免忽早忽晚，甚至漏服、多服的不规律用药方式。美多巴和息宁两种药物不能同时服用，以避免左旋多巴过量。避免在每次吃药前，进食高蛋白食物，如牛奶、豆浆、鱼类、肉类，更不能用牛奶、豆浆替代开水服药（蛋白质在肠道内分解成氨基酸，妨碍左旋多巴的吸收，影响疗效）。可以在服药起药物疗效后，适当补充蛋白质食物。

（2）金刚烷胺：不能与酒同时服用；对于失眠患者，建议早、中各服 1 片，尽量避免晚上睡前服用，以免影响睡眠。

（3）单胺氧化酶 B 型（MAO-B）抑制药：早、中餐后服用可避免恶心和失眠。

（4）儿茶酚-氧位-甲基转移酶抑制药：部分患者尿液可变成深黄色或橙色，与药物的代谢产物本身颜色有关，对健康无害。

（5）抗胆碱药：槟榔是拟胆碱能食物，可降低抗胆碱药疗效，应避免食用。

3.照顾者指导

（1）应关心体贴患者，协助进食、服药和日常生活的照顾。

（2）督促患者遵医嘱正确服药，防止错服和漏服，细心观察，积极预防并发症，及时识别病情变化，及时就诊。

（3）患者外出有专人陪伴，如患者有精神、智能障碍，可在患者衣服口袋放置写有患者姓名、住址、联系电话的"安全卡片"或佩带手腕识别牌，以防走失。

（乔文涛）

第三节　偏头痛

偏头痛是一种慢性发作性神经血管疾病，以发作性、偏侧、搏动样头痛为主要临床特征。严重的偏头痛被世界卫生组织定为最致残的慢性疾病之一，类同于痴呆、四肢瘫痪和严重精神疾病。最新流行病学调查显示，在我国 18～65 岁人口中，偏头痛的发病率为 9.3%；男孩的发病率与女孩相同，都是 6%；但随着年龄的增长，女性的偏头痛发病率会逐渐增高，男：女＝1：3。

一、病因及发病机制

（一）病因

1.遗传因素

约 60%的偏头痛患者有家族史,其亲属出现偏头痛的风险是一般人群的 3～6 倍,家族性偏头痛患者尚未发现一致的孟德尔遗传与环境因素的相互作用。家庭性偏瘫型偏头痛是明确的有高度遗传外显率的常染色体显性遗传,已定位 19p13 (与脑部表达的电压门控 P/Q 钙通道基因错义突变有关)、1q21 和 1q31 三个疾病基因位点。

2.内分泌与代谢因素

女性较男性易患偏头痛,偏头痛常始于青春期,月经期发作次数增多,妊娠期或绝经后发作减少或停止。此外,5-羟色胺(5-HT)、去甲肾上腺素、P 物质和花生四烯酸等代谢异常也引发响偏头痛。

3.饮食与精神因素

偏头痛发作可由某些食物诱发,如含酪胺的奶酪,含亚硝酸盐防腐剂的肉类如热狗或熏肉,含苯乙胺的巧克力,食品添加剂如谷氨酸钠(味精),红酒及葡萄酒等。禁食、紧张、情绪波动、月经、强光和药物(如口服避孕药、血管扩张剂如硝酸甘油)等也可诱发。

（二）发病机制

引起偏头痛发作的因素主要是紧张,其机制主要有下列 5 种学说。

1.传统血管学说

认为偏头痛先兆症状与颅内血管收缩有关,随后颅内、颅外血管扩张导致头痛。血管收缩药麦角生物碱(麦角胺)可中断偏头痛急性发作,血管扩张药如亚硝酸异戊酯可消除偏头痛先兆支持这一理论。

2.神经血管假说

认为头痛期部分皮质(扣带回、听觉和视觉相关区)与对侧脑干(5-羟色胺能中缝背核及肾上腺素能蓝斑)血流增加,有效的药物(舒马曲坦、麦角胺)治疗可减少大脑皮质但不能改变脑干血流变化,提示血液变化及偏头痛发生可能继发于原发生脑干神经元功能紊乱。在人类刺激脑干导水管周围灰质和中缝背核可产生偏头痛样头痛,中缝背核是 5-羟色胺(5-HT)受体高聚集区,可能是偏头痛的发生器。

3.5-羟色胺能神经元异常学说

5-HT 能神经元家族广泛地分布于脑中,许多有效抗偏头痛药可作为中枢性 5-HT 受体拮抗剂或部分激动剂起作用。偏头痛急性发作期血小板中 5-HT 减少而尿中 5-HT 增多,利血平耗竭 5-HT 能神经传递障碍,三叉神经神经元起始的疼痛可能通过一种强力血管扩张剂降钙素基因相关肽(CGRP)导致血管扩张。偏头痛和丛集性头痛时静脉血中 CGRP 浓度增高,服用 5-HT 受体激动剂舒马曲坦后水平降低。实际上,5-羟色胺能神经元异常是对神经血管假说的补充。

4.皮质扩散抑制学说

皮质扩散抑制(CSD)指持续时间较短暂的去极化波以 3～5mm/min 速度沿脑表面从大脑皮质后端(枕区)向前端扩散。该学说认为 CSD 以一个短暂的兴奋波开始,神经元代谢障碍和局部脑血流量减少继之出现较长时间神经元抑制,偏头痛先兆可能由于扩散抑制沿大脑皮质传播时抑制了神经元活性所致。然而,偏头痛许多症状无法用 CSD 学说解释,如患者视觉先兆有些表现为闪光,有些却表现为连续视觉障碍,也不能很好地解释视网膜型偏头痛患者视觉症状局限在单眼,但是 CSD 学说关注的焦点在神经而不是血管,可能更加接近发病机制。

5.联合假说

该假说试图综合各种学说解释偏头痛发作,认为偏头痛各种诱因,包括应激、光刺激、噪声、颈内或颈外动脉扩张等均可刺激脑干相应特异性中枢引起偏头痛发作。如蓝斑受刺激导致肾上腺素水平改变,中缝背核被激活引起脑内 5-HT 水平改变,各种神经递质引起脑血管收缩,局部脑血流量减少,进而诱发 CSD,反过来再刺激三叉神经血管纤维,最终引起神经源性炎症和偏头痛发作。

二、临床表现

本病多数起病于青春期,女性多于男性,女性患者为男性患者的 2～3 倍,部分患者有家族史。根据临床表现可分为以下类型。

(一)有先兆的偏头痛

约占 10%,多有家族史,头痛前有先兆症状,多为暗点、闪光和黑矇,部分有短暂的单眼盲或双眼的同向偏盲,并可有嗜睡、烦躁和偏侧肢体感觉或运动障碍。持续 10～20 分钟,症状消失后突然出现搏动性头痛(多为一侧性,也可为双侧或交替性)。头痛部位为眶上、眶后、额颞部或顶部。性质多为钝痛,有搏动感,常伴有面色苍白、恶心、呕吐、畏光、怕声等症状。头痛持续数小时或 1～2 天后症状消失。症状持续数日不缓解者称偏头痛持续状态。每周、每月或数月发作 1 次,偶有 1 天数发者。间歇期多无症状。

(二)无先兆的偏头痛

是最常见的偏头痛类型,约占 80%。常有家族史,头痛的性质与典型偏头痛相似,但没有明确的先兆症状。持续时间往往较典型偏头痛为长,可以持续数日,而且头痛以双侧性更为多见。

(三)眼肌麻痹型偏头痛

本病少见,偏头痛症状反复发作,以眼眶和球后的疼痛为主,头痛后数分钟或几小时后,发生该侧眼肌瘫痪。以动眼神经支配的眼肌为主。瘫痪持续数日至数周后恢复,仅极少数不能恢复。此型应与颅内动脉瘤、糖尿病性眼肌麻痹和动眼神经麻痹相鉴别。同侧出现眼肌瘫痪症状,在偏瘫型则出现头痛对侧肢体的不同程度瘫痪。

(四)偏瘫型偏头痛

罕见,通常发生在青壮年。临床特点:头痛发作的同时或过后,出现同侧或对侧肢体的不同程度瘫痪,持续一段时间症状消失。

(五)基底动脉型偏头痛

罕见,主要发生在少年或青年女性,与月经期常有显著的联系,是发生在基底动脉系统的一种血管性头痛,先兆症状为短暂性遗忘和双眼失明、言语不清、眩晕、耳鸣、步态不稳、双侧手足或口周麻木等。在 10～15 分钟后,出现搏动性头痛,持续数分钟到 1 小时,继而出现双枕区头痛,伴有恶心与呕吐,近 25% 的患者在头痛高峰期有意识不清。发作后恢复是完全的。间歇期做临床检查也都正常。

(六)偏头痛等位发作

临床少见,表现为周期性上腹部疼痛,伴有呕吐,但很少甚至没有头痛。可以伴发自主神经障碍包括寒战、苍白与疲乏。可被误诊为阑尾炎、胰腺炎或胃肠炎。

三、辅助检查

(一)脑电图检查
少数患者在发作中的头痛侧有局灶性慢波或棘波。

(二)经颅多普勒超声检查
头痛时可发现患者颅内动脉扩张。

(三)单光子断层扫描
头痛时病侧可以有局限性脑血流量下降。

四、治疗

(一)发作期治疗
根据病情轻重程度,治疗原则如下。

(1)轻至中度头痛单用非特异性镇痛药,如非甾体抗炎药和阿片类药物。

(2)中至重度头痛选用特异性药物,如麦角类制剂和曲普坦类药物。

(3)伴随症状,如恶心、呕吐应合用镇吐药。

(二)预防性治疗
主要措施如下。

(1)避免诱因。

(2)β受体阻滞药,如普萘洛尔 10～20mg,每天 2～3 次。

（3）抗抑郁药,如阿米替林。

（4）抗癫痫药物,如丙戊酸钠。

（5）钙通道阻滞剂,如氟桂利嗪 5mg,每晚 1 次。

五、护理措施

（一）常规护理

（1）一般护理:发作时卧床休息,保持环境安静,避免强光、强烈气味等刺激,平时防止过度疲劳、精神紧张,保证充足睡眠。

（2）饮食护理:给予清淡饮食,多食蔬菜水果;禁食一些诱发头痛的食物与饮品,如高脂食物、红酒、巧克力、奶酪和熏鱼等。

（3）心理护理。

1）帮助患者解决问题,鼓励患者将焦虑告诉医护人员,协助患者认识其焦虑以便进行行为调整,以消除精神紧张,减轻心理压力,保持心情舒畅。

2）指导患者身心放松,分散对疼痛的注意力。

3）使患者明白焦虑会使病情加重,应该积极地加以控制。必要时,遵医嘱使用抗焦虑药。

（二）专科护理

1.症状护理

对于疼痛剧烈的患者应改善环境,减少噪声、强光刺激;同时,还应采取缓解头痛的措施,如头部冷敷、按压镇痛以及指导各种放松技术等。

2.用药护理

告知药物的作用、用法和注意事项,观察药物的不良反应。

（1）避免长期使用镇痛药。作用强的药物大部分有不良反应,慢性头痛长期给药易引起药物依赖,应耐心解释,严密观察。

（2）阿司匹林、布洛芬等最常见的不良反应为胃肠道反应,因口服可直接刺激胃黏膜,引起上腹不适、恶心和呕吐,严重时可发生胃溃疡和胃出血,故为减少对胃的刺激,这些药宜饭后服用。

（三）健康教育

（1）指导患者尽量保持情绪稳定、心情舒畅。

（2）注意劳逸结合,有先兆症状时应卧床休息,保持环境安静;注意气候变化,保证充足睡眠。

（3）注意劳逸结合,避免过重的体力劳动。

（4）饮食要有节制,不宜过饱或过饥,戒烟酒。

（5）青春期和月经期前后消除各种紧张因素,注意先兆症状。

（6）合并高血压和其他疾病者应按医嘱正确服药，并定期去医院复诊。告知患者药物的作用、不良反应，指导患者遵医嘱用药，避免形成药物依赖。

（宋青竺）

第四节　冠状动脉粥样硬化性心脏病

一、稳定型心绞痛

稳定型心绞痛是指心绞痛反复发作的临床表现持续 2 个月以上，而且心绞痛发作性质基本稳定，是由劳累引起的心肌缺血所致，表现为阵发性的前胸压榨性窒息样感觉，主要位于胸骨后，可放射至左肩或上臂等部位，持续时间为 1～5 分钟，休息或含服硝酸甘油后可迅速缓解。

（一）病因

冠状动脉供血不足，心肌氧的供需不平衡是心绞痛发作的病理生理基础。本病多发生于 40 岁以上男性，劳累、情绪激动、受寒、阴雨天气、急性循环衰竭等均为常见诱因，高血压、高脂血症、吸烟、饮酒、糖尿病、肥胖是冠心病、心绞痛的高危因素。

（二）临床表现

稳定型劳力性心绞痛简称稳定型心绞痛，又称普通型心绞痛，是最常见的心绞痛。指由心肌缺血缺氧引起的典型心绞痛发作，其临床表现在 1～3 个月内相对稳定，即每日和每周疼痛发作次数大致相同，诱发疼痛的劳累和情绪激动程度相同，每次发作疼痛的性质和疼痛部位无改变，疼痛时限相对固定（1～5 分钟），用硝酸甘油后也在相近时间内发生疗效。

心绞痛发作时，患者表情焦虑，皮肤苍白、发冷或出汗。血压可略增高或降低，心率可正常、增快或减慢，可有房性或室性奔马律，心尖区可有收缩期杂音（二尖瓣乳头肌功能失调所致），第二心音可有逆分裂，还可有交替脉或心前区抬举性搏动等体征。

（三）辅助检查

1.实验室检查

（1）血常规：一般无血红蛋白下降，严重贫血时会有血红蛋白下降。

（2）血糖：测定空腹、餐后 2 小时血糖，部分患者有血糖升高。

（3）血脂分析：可见血脂升高。

（4）心肌酶谱：一般无异常变化。

2.特殊检查

（1）心电图：是发现心肌缺血、诊断心绞痛最常用的方法，其种类包括以下4个。

1）静息时心电图：稳定型心绞痛患者静息时心电图半数是正常的，最常见的心电图异常是 ST-T 改变。

2）心绞痛发作时心电图：近 95% 的患者心绞痛发作时出现有特征性心电图改变，可出现暂时性心肌缺血引起的 ST 移位；平时有 T 波持续倒置的患者，发作时可变为直立（所谓"假正常化"）。

3）心电图负荷试验：负荷心电图是对怀疑有冠心病的患者给予心脏增加运动负荷而激发心肌缺血的心电图检查，心电图改变以 ST 段水平型或下斜型压低 $\geqslant$ 0.1mV（J 点后 60~80ms）持续 2 分钟作为阳性标准。

4）动态心电图监测：从连续记录的 24 小时心电图中发现心电图 ST-T 改变和各种心律失常，出现时间可与患者的活动和症状相对照。

（2）超声心动图：稳定型心绞痛患者静息时，超声心动图大多数无异常，与负荷心电图一样，负荷超声心动图可以帮助识别心肌缺血的范围和程度。根据各室壁的运动情况，可将负荷室壁运动异常分为运动减弱、运动消失、矛盾运动及室壁瘤。

（3）放射性核素检查：^{201}Tl 心肌显像或兼做负荷试验，休息时 ^{201}Tl 显像所示灌注缺损主要见于心肌梗死后瘢痕部位；在冠状动脉供血不足部位的心肌灌注缺损仅见于运动后缺血区。

（4）冠状动脉造影：是目前诊断冠心病最准确的方法，可以准确反映冠状动脉狭窄的程度和部位。

（5）血管内超声：从血管腔内显示血管的横截面，不仅能够提供血管腔的形态而且能够显示血管壁的形态、结构和功能状态。

（四）治疗

治疗原则为改善冠脉供血，降低心肌耗氧，降脂、抗炎、抗凝、抗栓，稳定并逆转动脉粥样硬化斑块。

（五）观察要点

了解患者发生稳定型心绞痛的部位、性质，有无放射性疼痛及疼痛程度、持续时间、缓解方式，询问发生前有无诱因存在是评估疼痛的重点，应及时准确地记录及处理。

（六）护理要点

1.常规护理

（1）注意休息：避免劳累，体力活动会增加心脏负担，增加心肌耗氧量，冠状动脉血流量不能随心肌需要的增加而增加。发病初期休息是治疗的关键。

（2）饮食：摄入清淡且富含维生素、优质蛋白质及纤维素的食物，吃饭不宜过快过饱，可少食多餐，保持大便通畅。

（3）心理支持：保持环境安静舒适，尽量减少打扰，安慰患者，解除紧张不安情绪。

（4）避免诱发因素：避免疲劳、情绪激动、紧张、环境嘈杂或寒冷、体位突然改变、进食过饱等。

2.专科护理

（1）重点护理。

1）疼痛护理。①急性发作期的治疗：在心绞痛突然发作时，应立即停止活动并休息。若症状仍不缓解，可使用作用较快的硝酸酯类药物，通常首选硝酸甘油和硝酸异山梨酯。②缓解期的治疗：可使用硝酸酯类、β受体阻滞药、钙通道阻滞剂及抗血小板药物。

2）使用硝酸甘油的护理：使用后出现颜面潮红、头痛、心悸等症状，是药物造成头面部血管扩张引起。为防止用药后出现直立性低血压，可嘱患者用药后卧床休息。静脉滴注硝酸甘油，可用输液泵严格控制输液速度，以防止意外发生，一般宜8～10mg/min。输液过程中嘱患者在床上大小便，避免体位突然改变而出现血压下降、头晕、冷汗、心悸等症状。输液前及输液期间，应定时测血压。输液时的护理：输液速度宜慢不宜快。由于输液时间长，应在治疗前做好患者的思想工作，鼓励安慰患者耐心坚持输液治疗。观察并记录24小时出入量，便于及时调整输液量及观察肾脏代谢功能，避免加重心脏负担的情况发生。

（2）治疗过程中的应急护理措施。

1）心肌梗死。①嘱患者绝对卧床休息，不要随意走动、用力，以降低心肌耗氧量。②给予高浓度持续吸氧，不少于30分钟。③缓解剧烈疼痛：硝酸甘油片1～5片，每片相隔3～5分钟，有条件者在500mL液体中加入硝酸甘油5～10mg持续静脉滴注；速效救心丸15～30粒吞服；镇痛药，如哌替啶50mg或吗啡5mg，肌内注射。④适当应用镇静药，如地西泮（安定）1～2片口服或10mg肌内注射；异丙嗪、苯巴比妥也可用。⑤患者身边不能离开护理人员或家属，以便随时观察病情变化。如果老年人突然面色发绀、抽搐，大叫一声，口吐白沫，意识不清，呼吸微弱继而停止，瞳孔散大，意味着急性心肌梗死并发了严重的心律失常如心室颤动，导致心脏骤停。此时应争分夺秒地对患者进行心肺复苏术。

2）心源性猝死：对心源性猝死的处理就是立即进行有效的心肺复苏，同猝死护理措施。

二、不稳定型心绞痛

不稳定型心绞痛是指介于稳定型心绞痛和急性心肌梗死之间的一组临床综合征,包括如下亚型。①初发劳力型心绞痛:2个月内新发生的心绞痛(从无心绞痛或有心绞痛病史但在近半年内未发作过心绞痛)。②恶化劳力型心绞痛:病情突然加重,表现为胸痛发作次数增加,持续时间延长,诱发心绞痛的活动阈值明显减低,硝酸甘油缓解症状的作用减弱,病程2个月以内。③静息型心绞痛:心绞痛发生在休息或安静状态,发作持续时间相对较长,含硝酸甘油效果欠佳,病程1个月以内。④梗死后心绞痛:指急性心肌梗死发病24小时后至1个月内发生的心绞痛。⑤变异型心绞痛:休息或一般活动时发生的心绞痛,发作时心电图显示ST段暂时性抬高。不稳定型心绞痛是由于动脉粥样硬化斑块破裂或糜烂并发血栓形成、血管收缩、微血管栓塞所导致的急性或亚急性心肌供氧的减少所致。

(一)病因

1.冠状动脉粥样硬化病变进展

多数不稳定型心绞痛患者均有严重的阻塞性缺血性心脏病,其冠状动脉粥样硬化的发展,可引起进行性冠状动脉狭窄。

2.血小板聚集

冠状动脉狭窄和内膜损伤,出现血小板聚集,产生血管收缩物质血栓素A2,而正常内皮细胞产生的抗聚集物质如前列环素、组织纤维蛋白溶解酶原激活物和内皮源弛缓因子等浓度则降低,引起冠状动脉收缩、管腔狭窄加重乃至闭塞以及动力性冠状动脉阻力增加。

3.血栓形成

血小板聚集,纤维蛋白原和纤维蛋白碎片的主要成分D-二聚物增加,形成冠状动脉腔内血栓,导致形成进行性冠状动脉狭窄。

4.冠状动脉痉挛

临床、冠状动脉造影和尸解研究均证实,冠状动脉痉挛是引起不稳定型心绞痛的重要机制。

(二)临床表现

不稳定型心绞痛包括除稳定型劳力型心绞痛以外的初发型、恶化型劳力性心绞痛和各型自发性心绞痛。不稳定型心绞痛患者中约有20%可发生心肌坏死而无ST段抬高,即非ST段抬高性心肌梗死,两者的分界只能通过血液心肌肌钙蛋白和心肌酶学分析来判断。原有稳定的阻塞性冠状动脉病变者在下列情况时可诱发不稳定型心绞痛:贫血、感染、甲状腺功能亢进症或心律失常等;诱发心绞痛的体力活动阈值突然或持久地降低;心绞痛发作频率、严重程度和持续时间增加,出现静息型心绞痛或夜间心绞痛;胸痛放射至附近或新的部位;发作时伴有新的相关特征,如出汗、恶心、呕吐、心悸或呼吸困难。原来能使稳定型心绞痛缓解的常规休息或舌下含服硝酸甘油的方法只能暂时或不完全性地缓解症状。

(三)辅助检查

1.实验室检查

(1)血常规:一般无血红蛋白下降。严重贫血者也会引起心绞痛症状。

(2)血糖:测定空腹血糖和餐后 2 小时血糖,部分患者可有血糖升高。

(3)血脂分析:部分患者有血脂升高。

(4)心肌酶谱:无异常发现。

2.特殊检查

(1)心电图:①静息时心电图,不稳定型心绞痛患者静息时心电图半数是正常的,最常见的心电图异常是 ST-T 改变;②心绞痛发作时心电图,近 95% 的患者心绞痛发作时出现明显有相当特征的心电图改变,可出现暂时性心肌缺血引起的ST-T 改变,在平时有 T 波持续倒置的患者,发作时可变为直立(所谓的"假正常化");③动态心电图监测,从连续记录的 24 小时心电图中发现心电图 ST-T 改变和各种心律失常,出现时间与患者的活动和症状相对照。

(2)超声心电图:不稳定型心绞痛患者静息超声心动图大多数无异常,与负荷心电图一样,负荷超声心动图可以帮助识别心肌缺血的范围和程度。根据各室壁的运动情况,可将负荷状态下室壁运动异常分为运动减弱、运动消失、矛盾运动及室壁瘤。

(3)运动负荷试验:对于低险组的不稳定型心绞痛患者,病情稳定 1 周以上可考虑行运动试验检查,若诱发心肌缺血的运动量超过 Bruce Ⅲ级,可采用内科保守治疗;若低于上述的活动量即诱发心绞痛,则需做冠状动脉造影检查以决定是否行介入性治疗或外科手术治疗。对于中危险和高危险组的患者在急性期的 1 周内应避免做负荷试验,病情稳定后可考虑行运动试验。如果已有心电图的缺血证据,病情稳定者也可直接行冠状动脉造影检查。

(4)冠状动脉造影:在冠心病的诊断和治疗上,冠状动脉造影是最重要的检查手段,中危和高危组的不稳定型心绞痛患者,若条件允许,应做冠状动脉造影检查,目的是明确病变情况及指导治疗。

(四)治疗

治疗原则为改善冠脉供血,降低心肌耗氧,降脂、抗炎、抗凝、抗栓,稳定并逆转动脉粥样硬化斑块。

(五)观察要点

密切观察心绞痛的性质、部位、持续时间及疼痛规律。

（六）护理要点

1.常规护理

（1）患者心绞痛发作时，应协助其立即卧床休息，卧床休息1～3天，给予氧气吸入，床边24小时心电监护。严密观察血压、脉搏、呼吸、心率、心律的变化。协助患者采取舒适卧位，解开衣领。给予硝酸酯类药物含服，用药3～5分钟仍不缓解时，可再服1片，观察心绞痛能否缓解。

（2）心绞痛剧烈、持续不缓解时，按医嘱应用药物，做心电图，必要时持续心电监护观察心肌缺血改变，警惕心肌梗死的发生。

2.专科护理

（1）重点护理。

1）给予心理护理，安慰患者，消除其紧张情绪。

2）缓解期可鼓励患者适当活动，避免剧烈运动。

（2）治疗过程中的应急护理措施。

1）心律失常：心律失常紧急处理应遵循以下原则。①首先识别和纠正血流动力学障碍。②纠正与处理基础疾病和诱因。③治疗与预防兼顾。心律失常易复发，在纠正后应采取预防措施，尽可能减少复发。根本措施是加强基础疾病的治疗，控制诱发因素。要结合患者的病情确定是否采用抗心律失常药物治疗。

2）急性心肌梗死：患者首先严格卧床，保持安静，避免精神过度紧张；舌下含服硝酸甘油或硝酸甘油喷雾吸入；镇静；一般鼻导管给氧，氧流量2～4L/min；镇痛药物，需注意其血压下降、呼吸抑制及呕吐等不良反应；密切进行心电、血压、呼吸、心率、心律及尿量监护，开放静脉通路；保持大便通畅。

3）猝死：对心源性猝死应立即进行有效的心肺复苏。①识别心脏骤停：出现较早并且方便可靠的临床征象是意识突然丧失，呼吸停止，对刺激无反应。②呼救：在行心肺复苏术的同时，(呼喊或通过他人应用现代通信设备)通知急救系统，使更多的人参与基础心肺复苏和进一步施行高级复苏术。③心前区捶击复律：一旦肯定心脏骤停而无心电监护和除颤仪时，应坚决地予以捶击患者胸骨中下1/3处，若1～2次后心跳仍未恢复，则立即行基础心肺复苏。④基础心肺复苏：畅通气道，人工呼吸，人工胸外心脏按压。

心肺复苏成功后，需继续有效地维持循环和呼吸稳定，防止心脏再次骤停，处理脑缺氧、脑水肿、肾功能不全和继发性感染等，纠正酸中毒。要积极查明心源性猝死的原因并加以处理，预防再次发生猝死。

三、急性心肌梗死

急性心肌梗死是在冠状动脉硬化的基础上，冠状动脉血供应急剧减少或中断，使相应的心肌发生严重持久的缺血导致心肌坏死。临床表现为持久的胸前区疼痛、发热、血白细胞增高、血清心肌坏死标记物增高和心电图进行变化,还可发生心律失常、休克或心力衰竭三大并发症,也属于急性冠脉综合征的严重类型。

(一)病因与发病机制

基本病因是冠状动脉粥样硬化,造成一支或多支血管狭窄,在侧支循环未建立时,使心肌供血不足。也有极少数患者由于冠状动脉栓塞、炎症、畸形、痉挛和冠状动脉口阻塞为基本病因。

在冠状动脉严重狭窄的基础上,一旦心肌需血量猛增或冠状动脉血供锐减,使心肌缺血达20～30分钟甚至更久,即可发生急性心肌梗死。

研究证明,多数心肌梗死是由于粥样斑块破溃、出血、管腔内血栓形成,使管腔闭塞所致;还有部分患者是由于冠状动脉粥样斑块内或其下出血或血管持续痉挛,也可使冠状动脉完全闭塞。

促使粥样斑块破裂、出血、血栓形成的诱因有:①机体交感神经活动性增高,应激反应性增强,心肌收缩力加强、心率加快、血压增高;②饱餐,特别在食用大量脂肪后,使血脂升高,血黏稠度增高;③剧烈活动、情绪过分紧张或过分激动、用力大便或血压突然升高,均可使左心室负荷加重;④脱水、出血、手术、休克或严重心律失常,可使心排血量减少,冠状动脉灌注减少。

急性心肌梗死发生并发症,均可使冠状动脉灌注量进一步降低,心肌坏死范围扩大。

(二)临床表现

1.先兆表现

约半数以上患者发病数日或数周前有胸闷、心悸、乏力、恶心、大汗、烦躁、血压波动、心律失常、心绞痛等前驱症状。以新发生的心绞痛或原有心绞痛发作频繁且程度加重、持续时间长、服用硝酸甘油效果不好为常见。

2.主要症状

(1)疼痛:为最早、最突出的症状,其性质和部位与心绞痛相似,但程度更剧烈,伴有烦躁、大汗、濒死感。一般无明显的诱因,疼痛可持续数小时或数天,经休息和含服硝酸甘油无效。少数患者症状不典型,疼痛可位于上腹部或颈背部,甚至无疼痛表现。

(2)全身症状:一般在发生疼痛24～48小时后,出现发热、心动过速。一般体温在38℃左右,多在1周内恢复正常。可有胃肠道症状如恶心、呕吐、上腹胀痛,重者可有呃逆。

(3)心律失常:有75%～95%的患者发生心律失常,多发生于病后1～2天,前24小时内发生率最高,以室性心律失常最多见,如频发室性期前收缩,成对出现或呈短阵室性心动过速,常是出现室颤先兆。室颤是急性心肌梗死早期患者死亡的主要原因。

(4)心源性休克:疼痛时常见血压下降,如疼痛缓解时,收缩压<10.7kPa(80mmHg),同时伴有烦躁不安、面色苍白或发绀、皮肤湿冷、脉搏细速、尿量减少、反应迟钝等为休克表现,约20%患者常于心肌梗死后数小时至1周内发生。

(5)心力衰竭:约半数患者在起病最初几天,疼痛或休克好转后,出现呼吸困难、咳嗽、发绀、烦躁等左心衰竭的表现,重者可发生急性肺水肿,随后可出现颈静脉怒张、肝肿大、水肿等右心衰竭的表现。右心室心肌梗死患者发病开始即可出现右心衰竭表现,同时伴有血压下降。

3.体征

多数患者心率增快,但也有少数患者心率变慢,心尖部第一心音减低,出现第三、第四心音奔马律。10%~20%患者在发病的2~3天,由于反应性纤维性心包炎,可出现心包摩擦音。可有各种心律失常。

除极早期血压可增高外,随之几乎所有患者血压下降,发病前高血压患者血压可降至正常,而且多数患者不再恢复起病前血压水平。

可有与心律失常、休克、心力衰竭相关体征。

4.其他并发症

包括乳头肌功能不全或断裂、心室壁瘤、栓塞、心脏破裂、心肌梗死后综合征等。

(三)辅助检查

1.心电图改变

(1)特征性改变:①面向坏死区的导联,出现宽而深的异常Q波;②在面向坏死区周围损伤区的导联,出现ST段抬高呈弓背向上;③在面向损伤区周围心肌缺氧区的导联,出现T波倒置;④在背向心肌梗死的导联则出现R波增高、ST段压低、T波直立并增高。

(2)动态性改变:起病数小时后ST段弓背向上抬高,与直立的T波连接成单向曲线;2天内出现病理性Q波,R波减低;数日后ST段恢复至基线水平,T波低平、倒置或双向;数周后T波可倒置,病理性Q波永久遗留。

2.实验室检查

(1)肌红蛋白:肌红蛋白敏感性高但特异性不高,起病后2小时内升高,12小时内达到高峰,24~48小时恢复正常。

(2)肌钙蛋白:肌钙蛋白I或T起病后3~4小时升高。肌钙蛋白I 11~24小时达到高峰,7~10天恢复正常。肌钙蛋白T 24~48小时达到高峰,10~14天恢复正常。这些心肌结构蛋白含量增加是诊断心肌梗死的敏感指标。

(3)血清心肌酶测定:出现肌酸激酶同工酶 CK-MB、肌酸磷酸激酶、门冬氨酸氨基转移酶、乳酸脱氢酶升高,其中肌酸磷酸激酶是出现最早、恢复最早的酶,肌酸激酶同工酶 CK-MB 诊断敏感性和特异性均极高,起病 4 小时内增高,16～24 小时达到高峰,3～4 天恢复正常。增高程度与梗死的范围呈正相关,其高峰出现时间是否提前有助于判断溶栓治疗是否成功。

(4)血细胞:发病 24～48 小时后白细胞升高[(10～20)×10⁹/L],中性粒细胞增多,嗜酸性粒细胞减少;红细胞沉降率增快;C 反应蛋白增高。

(四)治疗

急性心肌梗死治疗原则是尽快恢复心肌血流灌注,挽救心肌,缩小心肌缺血范围,防止梗死面积扩大,保护和维持心脏功能,及时处理各种并发症。

1.一般治疗

(1)休息:急性期卧床休息 12 小时;若无并发症,24 小时内应鼓励患者床上活动肢体,第 3 天可在床边活动,第 4 天起逐步增加活动,1 周内可达到每日 3 次步行100～150m。

(2)监护:急性期进行心电图、血压、呼吸监护,密切观察生命体征变化和心功能变化。

(3)吸氧:急性期持续吸氧 4～6L/min,如发生急性肺水肿,按其处理原则处理。

(4)抗凝治疗:无禁忌证患者嚼服肠溶阿司匹林 150～300mg,连服 3 天,以后改为 75～150mg/d,长期服用。

2.止痛

哌替啶 50～100mg 肌内注射或吗啡 5～10mg 皮下注射,必要时 1～2 小时可重复使用 1 次,以后每 4～6 小时重复使用,用药期间要注意防止呼吸抑制。疼痛轻的患者可应用可待因或罂粟碱 30～60mg 肌内注射或口服。也可用硝酸甘油静脉滴注,但需注意心率、血压变化,防止心率增快、血压下降。

3.心肌再灌注

心肌再灌注是一种积极治疗措施,应在发病 12 小时内,最好在 3～6 小时进行,使冠状动脉再通,心肌再灌注,使濒临坏死的心肌得以存活,坏死范围缩小,减轻梗死后心肌重塑,改善预后。

(1)经皮冠状动脉介入治疗(PCI):实施 PCI 首先要有具备实施介入治疗条件,并建立急性心肌梗死急救的绿色通道,患者到院明确诊断之后,既要对患者给予常规治疗,又要做好术前准备的同时将患者送入心导管室。

1)直接 PCI:适应证为 ST 段抬高和新出现左束支传导阻滞。ST 段抬高性心肌梗死并发休克。非 ST 段抬高性心肌梗死,但梗死的动脉严重狭窄。有溶栓禁忌证,又适宜再灌注治疗患者。

注意事项:发病 12 小时以上患者不宜实施 PCI。对非梗死相关的动脉不宜实施 PCI。心源性休克需先行主动脉球囊反搏术,待血压稳定后方可实施 PCI。

2)补救 PCI:对于溶栓治疗后仍有胸痛,抬高的 ST 段降低不明显,应实施补救 PCI。

3)溶栓治疗再通后 PCI:溶栓治疗再通后,在 7~10 天行冠状动脉造影,对残留的狭窄血管并适宜的行 PCI,可进行 PCI。

(2)溶栓疗法:对因各种原因没有进行介入治疗的患者,在无禁忌证情况下,可尽早行溶栓治疗。

1)适应证:两个以上(包括两个)导联 ST 段抬高或急性心肌梗死伴左束支传导阻滞,发病<12 小时,年龄<75 岁。ST 段抬高明显心肌梗死患者,年龄>75 岁。ST 段抬高性心肌梗死发病已达 12~24 小时,但仍有胸痛、广泛 ST 段抬高者。

2)禁忌证:既往病史中有出血性脑卒中;1 年内有过缺血性脑卒中、脑血管病;颅内肿瘤;近 1 个月有过内脏出血或已知出血倾向;正在使用抗凝药;近 1 个月有创伤史、>10 分钟的心肺复苏;近 3 周来有外科手术史,近 2 周内有在不能压迫部位的大血管穿刺术;未控制高血压>180/110mmHg;未排除主动脉夹层。

3)常用溶栓药物:尿激酶(UK)在 30 分钟内静脉滴注 150 万~200 万 U;链激酶(SK)、重组链激酶(rSK)在 1 小时内静脉滴注 150 万 U,应用链激酶须注意有无过敏反应,如寒战、发热等;重组组织型纤溶酶原激活剂(rt-PA)在 90 分钟内静脉给药 100mg,先静脉注射 15mg,继而在 30 分钟内静脉滴注 50mg,随后 60 分钟内静脉滴注 35mg。另外,在用 rt-PA 前后均需静脉滴注肝素,应用 rt-PA 前需用肝素 5000U,用 rt-PA 后需每小时静脉滴注用肝素 700~1000U,持续使用 2 天。之后 3~5 天,每 12 小时皮下注射肝素 7500U 或使用低分子肝素。

血栓溶解指标:抬高的 ST 段 2 小时内回落 50%;2 小时内胸痛消失;2 小时内出现再灌注性心律失常;血清 CK-MB 酶峰值提前出现。

4.心律失常处理

室性心律失常常可引起猝死,应立即处理,首选给予利多卡因静脉注射,反复出现可使用胺碘酮治疗,发生室颤时立即实施电复律;对房室传导阻滞,可用阿托品、异丙肾上腺素等药物,严重者需安装人工心脏起搏器。

5.控制休克

补充血容量,应用升压药物及血管扩张药,纠正酸碱平衡紊乱。处理无效时,应选用在主动脉内球囊反搏术的支持下,积极行经皮冠状动脉成形术或支架植入术。

6.治疗心力衰竭

主要是治疗急性左心衰竭。急性心肌梗死 24 小时内禁止使用洋地黄制剂。

7.二级预防

预防动脉粥样硬化、冠心病的措施属于一级预防,对于已经患有冠心病、心肌梗死患者预防再梗,防止发生心血管事件的措施属于二级预防。

二级预防措施有:①应用阿司匹林或氯吡格雷等药物,抗血小板集聚;应用硝酸酯类药物,抗心绞痛治疗;②预防心律失常,减轻心脏负荷,控制血压在 140/90mmHg 以下,合并糖尿病或慢性肾功能不全血压应控制在 130/80mmHg 以下;③戒烟,控制血脂;④控制饮食,治疗糖尿病,糖化血红蛋白应低于 7%,体重指数应控制在标准体重之内;⑤对患者及家属要普及冠心病相关知识教育,鼓励患者有计划、适当的运动。

(五)护理措施

1.身心休息

急性期绝对卧床,减少心肌耗氧,避免诱因。保持安静,减少探视避免不良刺激,保证睡眠。陪伴和安慰患者,操作熟练,有条不紊,理解并鼓励患者表达恐惧。

2.改善活动耐力

改善活动耐力,帮助患者制订逐渐活动计划。对于有固定时间和情境出现疼痛的患者,可预防性给药。若患者在活动后出现呼吸加快或困难、脉搏过快或停止后 3 分钟未恢复、血压异常、胸痛、眩晕应停止活动,并以此作为限制最大活动量的指标。

3.病情观察

监护 5～7 天,监测心电图、心率、心律、血压、血流动力学,有并发症应延长监护时间。如心率、心律和血压变化,出现心律失常,特别是室性心律失常和严重的房室传导阻滞、休克,及时报告医生处理。观察尿量、意识改变,以帮助判断休克的情况。

4.给氧

前 3 天给予高流量吸氧 4～6L/min,而后可间断吸氧。如发生急性肺水肿,按其处理原则护理。

5.止痛护理

遵医嘱给予哌替啶、吗啡、硝酸甘油等止痛药物,对于烦躁不安患者可给予地西泮肌内注射。观察疼痛性质及其伴随症状的变化,注意有无呼吸抑制、心率加快等不良反应。

6.防止便秘护理

向患者强调预防便秘的重要性,食用富含纤维食物,注意饮水(1500mL/d),遵医嘱长期服用缓泻药,保证大便通畅。必要时应用润肠药、低压灌肠等。

7.饮食护理

给予低热量、低脂、低胆固醇和高维生素饮食,少量多餐,避免刺激性食物。

8.溶栓治疗护理

溶栓前要建立并保持静脉通道畅通。仔细询问病史,除外溶栓禁忌证;溶栓前需检查血常规、出凝血时间、血型和配血备用。

溶栓治疗中观察患者有无寒战、皮疹、发热等过敏反应。应用抗凝药物如阿司匹林、肝素,使用过程中应严密观察有无出血倾向。应用溶栓治疗时应严密监测出凝血时间和纤溶酶原,防止出血,注意观察有无牙龈、皮肤、穿刺点出血和大小便的颜色。如出现大出血需立即停止溶栓,输鱼精蛋白及输血。

溶栓治疗后应定时记录心电图、检查心肌酶谱,观察胸痛有无缓解。

9.经皮冠状动脉介入治疗后护理

防止出血与血栓形成,停用肝素4小时后,复查全血凝固时间,凝血时间在正常范围之内,拔除动脉鞘管,压迫止血,加压包扎,患者继续卧床24小时,术肢制动。同时,严密观察生命体征,有无胸痛。观察足背动脉搏动情况,鞘管留置部位有无出血、血肿。

10.预防并发症

(1)预防心律失常及护理:急性期要持续心电监护,发现频发室性期前收缩,成对、多源性、呈 RonT 现象的室性期前收缩或发现房室传导阻滞时,应及时通知医生处理,遵医嘱应用利多卡因等抗心律失常药物,同时要警惕发生室颤、猝死。

电解质紊乱、酸碱失衡也是引起心律失常的重要因素,要监测电解质和酸碱平衡状态,准备好急救药物和急救设备如除颤器、起搏器等。

(2)预防休克及护理:遵医嘱给予扩容、纠酸、血管活性药物,避免脑缺血,保护肾功能,安置患者平卧位或头低足高位。

(3)预防心力衰竭及护理:在起病最初几天甚至在心肌梗死演变期内,急性心肌梗死的患者可以发生心力衰竭,多表现左心衰竭。因此要严密观察患者有无咳嗽、咳痰、呼吸困难、尿少等症状,听诊肺部有无湿啰音。避免情绪烦躁、饱餐、用力排便等加重心脏负荷的因素。如发生心力衰竭,应按心力衰竭护理进行。

11.健康教育

(1)养成良好生活习惯:调整生活方式,缓解压力,克服不良情绪,避免饱餐、寒冷刺激。洗澡时应注意:不在饱餐和饥饿时洗,水温和体温相当,时间不要过长,卫生间不上锁,必要时有人陪同。

(2)积极治疗危险因素:积极治疗高血压、高脂血症、糖尿病、控制体重于正常范围,戒除烟酒。自觉落实二级预防措施。

(3)按时服药:了解所服药物作用、不良反应,随身带药物和保健卡。按时服药、定期复查,终身随诊。

(4)合理饮食:食用低热量、低脂、低胆固醇,总热量不宜过高的饮食,以维持正常体重为度。清淡饮食,少量多餐。避免食用刺激性食品。多食含纤维素和果胶的食物。

(梁丽芳)

第五节　急性呼吸道感染

一、急性上呼吸道感染

急性上呼吸道感染简称上感,为鼻孔至颈部环状软骨下缘包括鼻腔、咽或喉部急性炎症的概称。其特点是起病急、病情轻、病程短、可自愈,预后好,但发病率高,并具有一定的传染性。本病是呼吸道最常见的一种感染性疾病,发病不分年龄、性别、职业和地区,免疫功能低下者易感。全年皆可发病,以冬春季节多见,多为散发,但在天气突变时可小规模流行。

主要病原体是病毒,少数是细菌。人体对病毒感染后产生的免疫力较弱、短暂,病毒间也无交叉免疫,故可反复发病。

(一)病因与发病机制

1.病因

本病多由病毒,少数由细菌引起,可单纯发生或继发于病毒感染之后发生。病毒包括鼻病毒、腺病毒、流感和副流感病毒以及呼吸道合胞病毒、埃可病毒和柯萨奇病毒等。细菌以口腔定植菌溶血性链球菌为多见,其次为流感嗜血杆菌、肺炎链球菌和葡萄球菌等,偶见革兰阴性杆菌。

2.发病机制

正常情况下,健康人的鼻咽部有病毒、细菌存在,一般不会发病。接触病原体后是否发病,取决于传播途径和人群易感性。淋雨、受凉、天气突变、过度劳累等可降低呼吸道局部防御功能,致使原存的病毒或细菌迅速繁殖引起发病。老幼体弱,免疫功能低下或有慢性呼吸道疾病如鼻窦炎、扁桃体炎者更易发病。病原体主要通过飞沫传播,也可由于接触患者污染的手和用具而传染。

(二)临床表现

1.临床类型

(1)普通感冒:俗称"伤风",又称急性鼻炎或上呼吸道卡他。以疫情鼻病毒为主要致病病毒。起病较急,主要表现为鼻部症状,如打喷嚏、鼻塞、流清水样鼻涕,早期有咽部干痒或烧灼感。2～3天后鼻涕变稠,可伴咽痛、流泪、味觉迟钝、呼吸不畅、声嘶、咳嗽等,有时由于咽鼓管炎致听力减退。严重者有发热、轻度畏寒和头痛等。体检可见鼻腔黏膜充血、水肿、有分泌物,咽部可轻度充血。若无并发症,一般经5～7天痊愈。

(2)急性病毒性咽炎和喉炎:急性病毒性咽炎常由鼻病毒、腺病毒、流感病毒、副流感病毒以及肠病毒、呼吸道合胞病毒等引起。临床表现为咽痒和灼热感,咽痛不明显,但合并链球菌感染时常有咽痛。体检可见咽部明显充血、水肿。急性喉炎多为流感病毒、副流感病毒及腺病毒等引起,临床表现为明显声嘶、讲话困难、可有发热、咽痛或咳嗽,咳嗽时咽喉疼痛加重。体检可见喉部充血、水肿,颌下淋巴结轻度肿大和触痛,有时可闻及喉部的喘息声。

(3)急性疱疹性咽峡炎:多由柯萨奇病毒A引起,表现为明显咽痛、发热,病程约为1周。查体可见咽部充血,软腭、腭垂、咽及扁桃体表面有灰白色疱疹及浅表溃疡,周围伴红晕。多发于夏季,儿童多见,成人偶见。

(4)急性咽结膜炎:主要由腺病毒、柯萨奇病毒等引起。表现为发热、咽痛、畏光、流泪、咽及结膜明显充血。病程4～6天,多发于夏季,由游泳传播,儿童多见。

(5)急性咽扁桃体炎:病原体多为溶血性链球菌,其次为流感嗜血杆菌、肺炎链球菌、葡萄球菌等。起病急,以咽、扁桃体炎症为主,咽痛明显、伴发热、畏寒,体温可达39℃以上。查体可发现咽部明显充血,扁桃体肿大、充血,表面有黄色脓性分泌物。有时伴有颌下淋巴结肿大、压痛,而肺部查体无异常体征。

2.并发症

一般预后良好,病程常在1周左右。少数患者可并发急性鼻窦炎、中耳炎、气管-支气管炎。以咽炎为表现的上呼吸道感染,部分患者可继发溶血性链球菌引起的风湿热、肾小球肾炎等,少数患者可并发病毒性心肌炎。

(三)辅助检查

1.血常规

病毒感染者,白细胞计数常正常或偏低,伴淋巴细胞比例升高。细菌感染者可有白细胞计数与中性粒细胞增多和核左移现象。

2.病原学检查

因病毒类型繁多,一般无须进行此检查。需要时可用免疫荧光法、酶联免疫吸附法、血清学诊断或病毒分离鉴定等方法确定病毒的类型。细菌培养可判断细菌类型并做药物敏感试验以指导临床用药。

(四)诊断

根据鼻咽部的症状和体征,结合周围血象和阴性胸部X线检查可做出临床诊断。一般无须病因诊断,特殊情况下,可进行细菌培养和病毒分离或病毒血清学检查等确定病原体。但须与初期表现为感冒样症状的其他疾病鉴别,如过敏性鼻炎、流行性感冒、急性气管—支气管炎、急性传染病前驱症状等。

(五)治疗

治疗原则以对症处理为主,以减轻症状,缩短病程和预防并发症。

1.对症治疗

病情较重或发热者或年老体弱者应卧床休息,忌烟,多饮水,室内保持空气流通。如有发热、头痛,可选用解热镇痛药如复方阿司匹林、去痛片等口服。咽痛可用消炎喉片含服,局部雾化治疗。鼻塞、流鼻涕可用1%麻黄素滴鼻。

2.抗菌药物治疗

一般不需用抗生素,除非有白细胞升高、咽部脓苔、咳黄痰和流鼻涕等细菌感染证据,可根据当地流行病学史和经验用药,可选口服青霉素、第一代头孢菌素、大环内酯类或喹诺酮类。

3.抗病毒药物治疗

如无发热,免疫功能正常,发病超过2天一般无须应用。对于免疫缺陷患者,可早期常规使用广谱的抗病毒药,如利巴韦林和奥司他韦,可缩短病程。具有清热解毒和抗病毒作用的中药亦可选,有助于改善症状,缩短病程,如板蓝根冲剂、银翘解毒片等。

(六)护理要点

1.生活护理

症状轻者适当休息,避免过度疲劳;高热患者或年老体弱者应卧床休息。保持室内空气流通,温湿度适宜,定时空气消毒,进行呼吸道隔离,患者咳嗽或打喷嚏时应避免对着他人,防止交叉感染。饮食应给予高热量、高维生素的流质或半流质,鼓励患者多饮水及漱口,保持口腔湿润和舒适。患者使用的餐具、毛巾等可进行煮沸消毒。

2.对症护理

高热者遵医嘱物理降温,如头部冷敷,冰袋置于大血管部位,温水或乙醇擦浴,4℃冷盐水灌肠等。注意30分钟后测量体温并记录。必要时遵医嘱药物降温。咽痛者可用淡盐水漱咽部或含服消炎喉片,声嘶者可行雾化疗法。

3.病情观察

注意观察生命体征,尤其是体温变化及咽痛、咳嗽等症状的变化。警惕并发症,如中耳炎患者可有耳痛、耳鸣、听力减退、外耳道流脓;并发鼻窦炎会出现发热、头痛加重,伴脓涕,鼻窦有压痛。

4.用药护理

遵医嘱用药,注意观察药物不良反应。

5.健康教育

积极体育锻炼,增强机体免疫力。生活饮食规律、改善营养。避免受凉、淋雨、过度疲劳等诱发因素,流行季节减少去公共场所。注意居住、工作环境的通风换气。年老体弱易感者应注意防护,上呼吸道感染流行时应戴口罩。

二、急性气管—支气管炎

急性气管—支气管炎是指感染、物理、化学、过敏等因素引起的气管—支气管黏膜的急性炎症。临床主要表现为咳嗽和咳痰,多见于寒冷季节或气候突变时。

(一)病因

1.感染

感染由病毒、细菌直接感染或上感迁延而来。病原体常为流感嗜血杆菌、肺炎链球菌、腺病毒、流感病毒等,诺卡菌感染有所上升。

2.理化因素

寒冷空气、粉尘、刺激性气体或烟雾(氨气、氯气、二氧化硫、二氧化碳等)可刺激气管、支气管黏膜而引起本病。

3.变态反应

花粉、有机粉尘、真菌孢子等的吸入以及对细菌蛋白质过敏等,均可引起气管—支气管的变态反应。寄生虫(如钩虫、蛔虫的幼虫)移行至肺,也可致病。

(二)临床表现

1.症状

起病较急,常先有鼻塞、流涕、咽痛、声嘶等上感症状,继而出现咳嗽、咳痰,先为干咳,胸骨下有闷痛感,1～2天后咳少量黏液性痰,以后转为黏液脓性痰,痰量增多,咳嗽加剧,偶可见痰中带血;气管受累时,可在深呼吸和咳嗽时感到胸骨后疼痛;伴支气管痉挛时,可有气促、胸部紧缩感。全身症状较轻,有低热、乏力等,一般3～5天后消退。咳嗽、咳痰可持续2～3周,吸烟者则更长。

2.体征

胸部听诊呼吸音正常或增粗,并有散在干、湿啰音。咳嗽后,啰音部位、性质改变或消失。支气管痉挛时可闻及哮鸣音。

(三)实验室及其他检查

病毒感染时,血常规白细胞计数多正常;细菌感染较重时,白细胞计数和中性粒细胞比例增高。痰涂片或培养发现致病菌。胸部X线检查多无异常改变或仅有肺纹理增粗。

（四）诊断要点

根据病史以及咳嗽、咳痰等呼吸道症状,肺部啰音随咳嗽改变等体征,以及血象和胸部 X 线检查,可做出临床诊断。痰涂片和培养有助于病因诊断。

（五）治疗要点

主要是控制感染和止咳、化痰、平喘等对症治疗。

1.对症治疗

（1）止咳:剧烈干咳者,可选用喷托维林、氢溴酸右美沙芬等止咳药;对于有痰患者,不宜给予可待因等强力镇咳药;兼有镇咳和祛痰作用的复方制剂,如复方甘草合剂在临床中应用较广泛。

（2）祛痰:咳嗽伴痰难咳出者,可用溴己新（必嗽平）、复方氯化铵合剂或盐酸氨溴索等祛咳药,也可用雾化吸入法祛痰,也可行超声雾化吸入。一般不用镇咳剂或镇静剂,以免抑制咳嗽反射,影响痰液咳出。

（3）平喘:如有支气管痉挛,可选用支气管舒张药,如茶碱类、β受体激动剂等。

2.抗菌治疗

及时应用抗菌药物控制气管、支气管内炎症,一般选用青霉素、头孢菌素、大环内酯类、喹诺酮类抗菌药物或根据细菌培养和药敏试验结果选择药物。以口服为主,必要时可静滴。

（六）护理诊断

（1）清理呼吸道无效:与呼吸道感染、痰液黏稠有关。

（2）气体交换受损:与过敏引起支气管痉挛有关。

（七）护理措施

1.一般护理

（1）病室环境要保持舒适、洁净,室温维持在 18～20℃,湿度以 50%～60% 为宜。保持空气新鲜,冬季注意保暖,防止受凉。

（2）给予高蛋白、高维生素、足够热量、易消化饮食;少量多餐,避免油腻、刺激性强、易于产气的食物,防止便秘、腹胀影响呼吸。张口呼吸、痰液黏稠者,应补充足够水分,一般每天饮水 1500mL 以上,以保证呼吸道黏膜的湿润和病变黏膜的修复。做好口腔护理。

（3）适当多休息,体位要保持舒适。

2.病情观察

密切观察患者咳、痰、喘的发作,痰液的性质和量,详细记录痰液的颜色、量和性质,正确收集痰标本并及时送检。

3.对症护理

主要是指导、协助患者有效排痰。

4.老年人群

高度重视老年患者,因为随着年龄的增长,老年人各器官的生理功能逐渐发生衰退。其肺泡数量减少,且泡壁变薄,泡腔增大,弹性降低,呼吸功能也不断下降,对缺氧和呼吸系统的调节功能也随之减低,咳嗽反射减弱;免疫力低下,使老年人容易出现呼吸道感染;加之老年人常患有其他慢性病,如脑血管病等,一旦卧床,并发合并症,常可危及生命。其护理要点如下。

(1)保持呼吸道通畅:鼓励咳嗽、咳痰,多应用化痰药物治疗以稀释痰液,便于咳出,禁用或慎用镇咳药,以防抑制呼吸中枢,引起呼吸抑制甚至昏迷。加强体位护理,勤翻身、叩背或使用其他物理排痰法。当出现症状时,应尽量取侧卧位。一般健侧卧位利于引痰,可左右交替卧位。

(2)观察生命体征:注意呼吸、脉搏及节律的改变,注意痰的颜色、性质和量的变化,如发现患者精神不振或嗜睡、懒言、不喜活动或呼吸困难及发绀等出现,应高度重视,急查血气分析。

(3)正确指导老年人用药:按时服药,正确使用吸入药物或雾化吸入器,定时留取痰标本,及时检查痰细菌培养,及时调整抗生素的应用。

(八)健康指导

1.增强体质

积极参加体育锻炼,根据患者情况选择合适的体育活动,如健身操、太极拳、慢跑等;可增加耐寒训练,如凉水洗脸、冬泳等。

2.避免复发

患者咳嗽、咳痰明显时注意休息,避免劳累;多饮水,进食清淡、富有营养的饮食;保持适当的温、湿度;改善劳动生活环境,防止有害气体污染,避免烟雾、化学物质等有害理化因素的刺激,避免吸入环境中的变应原。

(刘　霞)

第六节　胃癌

胃癌是起源于胃黏膜上皮细胞的恶性肿瘤,是最常见的消化道恶性肿瘤。胃癌的发病情况,在不同地区间和同一地区不同时期有明显差异。我国以西北地区发病率最高,其次为华北及华东,中南、西南地区最低。本病多见于男性,可发生于任何年龄,中老年多见。青年人的胃癌细胞多趋于分化不良,生长快,转移机会也多见。

一、病因与发病机制

1.环境与饮食因素

某些环境因素,如火山岩地带、高泥炭土壤、水土含硝酸盐过多、微量元素比例失调或化学污染可直接或间接经饮食途径参与胃癌的发生。流行病学研究显示,多吃新鲜蔬菜、水果、乳制品,可降低胃癌发生的危险性,而霉粮、霉制食品、咸菜、烟熏及腌制鱼肉,以及过多摄入食盐可增加患癌危险。某些不良饮食习惯,如进餐速度过快、饮食不规律、喜烫食、喜硬食、暴饮暴食等都与胃癌的发生有一定关系。

2.幽门螺杆菌(Hp)感染

随着研究的深入,Hp感染被认为和胃癌的发生有一定的关系,1994年世界卫生组织属下的国际癌肿研究机构(IARC)已将其列为人类胃癌的Ⅰ类致癌原。Hp具有黏附性,其分泌的毒素有致病性,导致胃黏膜病变,自活动性浅表性炎症发展为萎缩、肠化生和不典型增生,在此基础上易发生癌变。Hp还是一种硝酸盐还原剂,具有催化亚硝化作用而起致癌作用。

3.遗传因素

胃癌有明显的家族聚集倾向,一般认为致癌物质对有遗传易感性者可能更易致癌。

4.癌前状态

包括癌前疾病和癌前病变。癌前疾病包括慢性萎缩性胃炎、胃息肉、胃溃疡和残胃炎等,癌前病变包括肠型化生和异型增生。

二、临床表现

1.症状

早期胃癌多无症状,有些患者出现轻度非特异性消化不良症状。进展期胃癌最早出现的症状常是上腹痛,同时有食欲缺乏,体重减轻。发生并发症或转移时可出现一些特殊的症状:贲门癌累及食管下端时可出现咽下困难。胃窦癌引起幽门梗阻时可有恶心呕吐,溃疡型癌有出血时可引起黑便甚或呕血。转移至肺并累及胸膜产生积液时可有咳嗽和呼吸困难。转移至肝及腹膜而产生腹水时则有腹胀满不适。转移至骨骼剧痛。剧烈而持续性上腹痛放射至背部时表示肿瘤已穿透胰腺。

2.体征

早期胃癌可无任何体征,中晚期胃癌有的上腹部可触及肿块,有压痛。癌肿转移可出现相应脏器受累的体征。

3.并发症

(1)出血:约5％患者可发生大出血,表现为呕血和(或)黑便,偶为首发症状。

(2)幽门或贲门梗阻:决定于胃癌的部位。

(3)穿孔:比良性溃疡少见,多发生于幽门前区的溃疡型癌。

三、实验室检查

1.胃镜检查

胃镜检查结合黏膜活检,是目前最可靠的诊断手段,更是诊断早期胃癌的最佳方法。胃镜下色素染色、放大内镜、超声内镜的应用进一步提高了早期胃癌的检出率。

2.X线钡剂检查

X线检查对胃癌的诊断依然有较大的价值。近年来随着应用气钡双重对比法、压迫法和低张造影技术,并采用高密度钡粉,能清楚地显示黏膜的精细结构,有利于发现微小的病变。

3.血液检查

常有不同程度的贫血、红细胞沉降率(ESR)增快、白蛋白下降、电解质紊乱等。

4.粪便隐血试验

多呈持续阳性,检测方便,有辅助诊断的意义,有学者将粪便隐血作为胃癌筛检的首选方法。

四、治疗

1.手术治疗

是目前唯一有可能根治胃癌的手段。手术效果取决于胃癌的病期、癌肿侵袭深度及扩散范围,早期发现治愈率很高。

2.内镜下治疗

早期胃癌可行内镜下黏膜切除、激光或微波治疗,特别适用于不能耐受手术的患者。中晚期胃癌患者不能接受手术者可经内镜做激光、微波或局部注射抗癌药等,可暂时缓解。贲门癌所致的食管下段、贲门口狭窄,可行扩张或放置内支架解除梗阻,暂时改善生活质量。

3.化学治疗

常用于辅助手术治疗。在术前、术中及术后使用抗癌药物,可抑制癌细胞的扩散与杀死残存的癌细胞,从而提高手术效果。化学治疗(化疗)也可用于不能施行手术治疗的患者。一般早期癌术后不化疗,中晚期癌能被手术切除者必须化疗。化疗常在术后 2～4 周开始,常用的药物有氟尿嘧啶(5-FU)、丝裂霉素、阿霉素、亚硝脲类、顺铂等,多主张多药联合化疗。

4.其他治疗

高能量静脉营养疗法常用于辅助治疗,术前及术后应用可提高患者体质,使之能耐受手术和化疗。免疫治疗、中医中药治疗可以配合作为辅助治疗使用,但效果不确定。

五、护理评估

1.一般情况

包括患者的年龄、性别、职业、婚姻状况、健康史、既往史、心理、自理能力等。

2.身体状况

(1)疼痛情况:如疼痛位置、性质、时间等情况。

(2)全身情况:如生命体征、神志、精神状态,有无衰弱、消瘦、焦虑、恐惧等表现。

3.评估疾病状况

评估疾病的临床类型、严重程度及病变范围。

六、护理诊断

1.焦虑、恐惧

与对疾病的发展缺乏了解,担忧癌症预后有关。

2.疼痛

与胃及十二指肠黏膜受损、穿孔后胃肠内容物对腹膜的刺激及手术切口有关。

3.营养失调:摄入低于机体需要量

与摄入不足及消耗增加有关。

4.有体液不足的危险

与急性穿孔后禁食、腹膜大量渗出,幽门梗阻患者呕吐导致水、电解质丢失有关。

5.潜在并发症

包括出血、感染、吻合口瘘、消化道梗阻、倾倒综合征和低血糖综合征等。

6.知识缺乏

缺乏与胃癌综合治疗相关的知识。

七、护理措施

胃癌在我国发病率连年上升,手术是目前唯一可治愈胃癌的方法。随着手术治疗的不断进展,护理人员必须提高对患者病情的观察能力和分析能力,对每一位患者的围术期做到主动、有序、规范的护理,是保证患者安全渡过围术期的关键。

(一)术前护理

1.心理护理

胃癌术前的患者面对被诊断为癌症,即将进行手术、化疗等治疗的不确定感,极易产生恐惧、焦虑、抑郁等心理障碍,必要的心理干预能有效减轻胃癌患者焦虑、抑郁等不良情绪。①同患者建立良好的关系,详细向患者介绍病情,利用交谈与观察多角度、多层面了解、评估患者的病情及心理状态,找到患者产生心理问题的关键点,指导患者正确认识疾病,树立战胜疾病的信心。②介绍治疗成功的病例,有针对性地鼓励和引导患者积极面对,鼓励患者宣泄并帮助其认识负性情绪,逐步改变其不良认知。③取得患者家属的配合,向患者家属讲解疾病的发病机制及预后,使家属了解心理因素对疾病的重要影响,多给患者以积极的信息和支持,解除患者的不良情绪,使者在愉快、平和的心理状态下接受治疗,以达到促进康复的目的。④加强心理健康教育,通过发放心理知识手册,举办集体讲座等形式,使患者学会日常的心理保健、自我调整,配合治疗,提高预后效果。

2.改善营养状况

胃癌患者尤其伴有幽门梗阻和出血者,术前可由于食欲减退、消耗增加、恶心呕吐等导致营养欠佳,主要表现为体重减轻、低蛋白血症、贫血等。所以在患者入院时,必须科学地评估患者的营养状况,以及是否伴有糖尿病、高血压等疾病,为患者制定合理的食谱,并指导患者遵照执行。

一般患者营养状况良好,无进食障碍者可进清淡易消化的高蛋白、高热量饮食(如口服肠内营养制剂);对于营养失调甚至完全不能进食者,应及早遵医嘱静脉补充营养物质,纠正水、电解质紊乱;对于胃癌伴急性或慢性失血等原因造成贫血者,应及时纠正患者的贫血状况,必要时输红细胞或全血;对于幽门梗阻且伴有胃潴留的患者,遵医嘱行胃肠外营养外,还应给予留置胃管行胃肠减压,清除胃内容物,术前3天开始给予温生理盐水洗胃,以保证手术的顺利进行。

3.呼吸道管理

肺部并发症是腹部手术后最常见的并发症,有资料显示上腹部手术后肺部并发症的发生率为 $17\%\sim76\%$。胃癌手术后肺部并发症明显高于其他腹部手术,所以术前做好呼吸道管理越来越受到重视。

(1)首先入院时对患者做好全身状况及生活习惯的评估,对吸烟者告知吸烟对疾病的危害及吸烟对术后康复的影响,劝其戒烟。并向患者讲解预防感冒,减少呼吸道感染的重要性。

(2)对于术前有肺部疾病,或合并肺功能受损的患者遵医嘱给予雾化吸入,并给予蛋白溶解药、支气管扩张药等进行治疗。

(3)呼吸功能锻炼,采取束腹胸式深呼吸训练方法。具体操作为使用腹带绑住患者腹部,松紧适宜,以制造术后生理状态,进行呼吸功能锻炼。同时训练患者学会双手保护切口以减轻咳嗽引起的疼痛。嘱患者反复练习,直至掌握以保证手术后做到有效的排痰以预防肺部并发症。

4.术前准备

贫血患者血红蛋白<(70~80)g/L时可遵医嘱予以输血,以提高对手术的耐受性;伴幽门梗阻者术前3天应以3‰高渗盐水洗胃,以减轻局部水肿。一般不常规肠道准备,可于术前一日服用缓泻剂清洁肠道。术日晨禁食12小时,禁饮4小时,术前30分钟留置胃管、营养管,遵医嘱静脉滴注预防性抗生素。

(二)术后护理

1.一般护理

(1)生命体征的监测:持续心电监护,观察体温、脉搏、呼吸、血压和血氧饱和度的变化。保持呼吸道通畅,有效吸氧,使血氧饱和度保持在90%以上。术后每30分钟测量生命体征一次,平稳后改为1~2小时一次。术后2天内,出现低热,属于"外科手术热",它是腹腔内少量渗液通过腹膜吸收后出现的一过性发热,但如果持续发热,甚至超过38.5℃,应及时报告医生,明确是切口感染、肺部感染,还是吻合口瘘等引起,及时进行处理。对年老、体弱、有心脏病病史的患者,尤其加强心电图的观察,发现心房颤动、期前收缩、心率加快、心律失常时,应立即报告医生进行有效处理;对血压不稳定的患者,除了及时报告医生遵医嘱用药外,还应注意用药效果,要严格根据血压来调节多巴胺或硝酸甘油等药物的滴速。对麻醉未清醒躁动的患者可用约束带保护性约束,防止意外受伤。

(2)患者体位:全身麻醉未清醒者取平卧位,头偏向一侧,麻醉清醒、生命体征平稳后取半卧位,以减轻腹壁张力,减轻伤口疼痛,利于正常呼吸和血液循环。术后6小时始协助患者活动下肢,做屈伸运动,每天4~6次,每次2~3分钟,也可用间歇充气压力泵增加下肢的血液循环,预防下肢静脉血栓的发生。生命体征稳定的患者,术后及早下床活动,活动时间根据患者情况而定,早期活动可促进肠蠕动恢复,防止腹胀、便秘及肠粘连,有利于患者的康复。

(3)疼痛护理:术后患者常有不同程度的疼痛,以术后当天疼痛最为剧烈,24~48小时后疼痛会逐渐减轻。因为疼痛与伤口的大小、伤口的部位、体位和情绪及应用止痛泵等因素有关,所以控制疼痛的措施应包括取合适的体位、药物止痛和减轻焦虑,对执行的各种处理和操作要向患者进行解释,教导患者自我处理疼痛的方法等来缓解疼痛。

(4)保持胃管通畅:根据快速康复外科的理念,护士应认真评估患者的手术情况,尽量早期拔除胃管;对于需保留胃管的患者,应保持胃管的通畅,给予合理的胃肠减压(通常给予自然引流即可,对于引流量较多的患者给予负压引流),预防吻合口水肿及吻合口瘘。保持胃管通畅,用生理盐水定时冲洗胃管,每天 2 次,每次不得超过 20mL,并相应抽出。冲洗胃管时避免压力过大、冲洗液过多,以免引起吻合口出血。注意胃液颜色、性质及量,详细记录,如有鲜红色血性液体流出应及时报告医生,胃管要固定牢固,防止滑出脱落。

(5)保留腹腔引流管通畅:腹腔引流的目的是引流腹腔内渗血、渗液,避免腹腔内液体积聚致继发感染和脓肿形成。护理时注意:麻醉清醒、血压平稳后,协助患者取半卧位,有利于腹腔引流;妥善固定引流管,避免引流管脱落;避免引流管受压、扭曲和折叠,确保有效自然引流或负压吸引,防止引流管堵塞;认真观察并记录引流液的量、颜色和性质;严格无菌操作,每日更换引流袋,防止感染。若术后数日腹腔引流液变浑浊并带有异味,同时伴有腹痛和体温升高,白细胞计数升高,应疑为腹腔内感染,需及时通知医生并配合给予引流液细菌培养及抗感染治疗等措施。

2.预防感染

(1)防治肺部感染:由于患者术前可能伴有慢性肺部疾病、肺功能减退等,手术可引起呼吸容量减少、呼吸增快变浅,再加上气管插管对呼吸道的刺激、术后患者由于惧怕切口疼痛而不敢咳嗽,均易导致肺部并发症的发生。术后 1～2 天开始每日定时协助患者翻身、叩背,指导患者咳嗽、咳痰。如痰液浓稠不易咳出,应遵医嘱应用化痰药以促使痰液的排出。同时做好口腔护理,保持口腔清洁卫生,减少口腔内细菌的生长繁殖,以预防肺部并发症。

(2)预防腹腔感染:胃癌根治术创面大,渗出多,如果引流不通畅,腹腔积液量较多时可引起腹腔积液感染,妥善固定腹腔引流管并注意保持通畅,确保有效自然引流或负压吸引;密切观察并记录引流液的量、颜色和性质;每日更换引流袋并严格无菌操作,防止感染。

(3)预防导管的相关血流感染:因手术后几乎所有患者均需留置深静脉导管给予静脉高营养,加之肿瘤患者免疫力低和手术创伤,极易造成相关血流感染,因此护士在使用导管时应严格执行操作规程,预防感染。

(4)预防尿路感染:胃癌手术时间一般较长,术中为监测尿量需留置尿管。对留置导尿管的患者应注意观察排尿情况,每日清洁、消毒尿道口 1～2 次,操作时严格遵循无菌操作原则。术后尽早训练膀胱功能,在膀胱功能恢复的情况下尽早拔除尿管,防止尿路感染的发生。

3.合理的营养支持

(1)肠外营养支持:因胃肠减压期间引流出大量含有各种电解质,如钾、钠、氯、碳酸盐等的胃肠液,加之患者禁食,易造成水、电解质和酸碱失衡和营养缺乏。因此术后需及时输液补充患者所需的水、电解质和营养物质,或静脉输入 TPN,以改善患者的营养状况促进切口的愈合。同时应详细记录 24 小时出入液量,为合理输液提供依据。

(2)早期肠内营养支持:根据患者的个体状况,合理制定营养支持方案。对术中放置空肠喂养管的胃癌根治术患者,术后早期经喂养管,实施肠内营养支持,对改善患者的全身营养状况、维护肠道屏障结构和功能、促进肠功能早期恢复、增强机体的免疫功能、促进伤口和肠吻合口的愈合等都有益处。护理时应注意以下事项。①喂养管的护理:妥善固定喂养管,防止滑脱、移动、扭曲、受压;保持喂养管的通畅,防止营养液的沉积堵塞导管,每次输入营养液前后用生理盐水或温开水 20～30mL 冲管,肠内营养输注过程中每 4 小时冲管一次。②控制输入营养液的温度、浓度和速度,营养液温度以接近体温为宜,温度偏低会刺激肠道引起肠痉挛,导致腹痛、腹泻;温度过高可灼伤肠道黏膜,甚至引起溃疡或出血;营养液浓度过高易诱发倾倒综合征。③观察有无恶心、呕吐、腹泻、腹胀、腹痛和水电解质紊乱等并发症的发生。

(3)饮食护理:胃癌手术对胃肠道造成了较大的创伤,消化道的重建改变了原有食物储存、走行的通道,胃肠道生理功能受到较大的影响,因此饮食护理是胃癌术后一项极为重要的护理内容。有效的饮食护理可为胃癌术后患者增加营养,提高机体免疫力,利于患者康复,提高生活质量。术后 4～6 天肠蠕动基本恢复,吻合口基本吻合,如患者无腹痛、腹胀,肛门已排气,可拔除胃管给予患者饮水、进食流质,流质饮食以米汤、藕粉为宜;如无不适,3 天后可改为半流食,如稀饭、面汤等,之后逐渐过渡到普食,进普食时,应少食产气食物,忌生、冷、硬和刺激性食物。注意少量多餐,开始时每日 5～6 餐,以后逐渐减少进餐次数并增加每次进餐量,逐步恢复正常饮食。全胃切除术后,肠管代胃容量较小,饮食过度应更加缓慢,开始全流质饮食时宜少量、清淡;每次饮食后需观察患者有无腹部不适,以便随时协助患者调整饮食计划。

4.术后常见并发症的观察及护理

(1)术后出血:胃大部切除术后,可有少许黯红色或咖啡色胃液自胃管抽出,一般 24 小时内不超过 300mL,且颜色逐渐变浅变清。若术后短期内从胃管不断引流出新鲜血液,24 小时后仍未停止,甚至出现呕血和黑便,则系术后出血。发生在术后 24 小时以内的出血,多属于术中止血不确切;术后 4～6 天发生的出血,常为吻合口黏膜坏死脱落所致;术后 10～20 天发生的出血,与吻合口缝线处感染、腐蚀出血有关。患者手术后也可表现为腹腔出血,可见腹腔引流管引出新鲜血性液体。出血后的临床表现与出血量的多少密切相关,出血较少时,患者生命体征及实验室检查常没有较大的改变,通过静脉输注止血药物、生长抑素等可有效止血;出血量大且伴有生命体征的改变,心率增快大于 120 次/分,收缩压低于 90mmHg(12.0kPa),中心静脉压低于 5cmH$_2$O(0.49kPa),甚至伴有伴面色苍白、四肢湿冷、烦躁不安或神志不清,则已达到休克状态,需立即进行抢救。术后一旦出现出血先兆,应立即通知医生,建立静脉通道并确保畅通,必要时可双路或三路输入。遵医嘱及时补充血容量纠正水电解质酸碱失衡,及时输血,准确及时使用止血药及血管活性药物。嘱患者禁食,如果判定为胃出血,应行胃肠减压,可从胃管注入冰生理盐水。若经非手术疗法止血无效时,应积极配合医生完善术前准备。由于术后再出血往往容易造成患者恐慌,护士首先应保持镇静,同时安慰、鼓励患者,讲解配合治疗的方法和注意事项,尽量提高患者的认知和行为能力,稳定患者情绪,促使患者积极配合治疗。

(2)吻合口瘘/十二指肠残端破裂:吻合口瘘、十二指肠残端破裂,均是胃癌手术后早期最严重的并发症之一。其原因与以下因素相关:①术前营养状态欠佳;②手术操作缺陷;③吻合口张力过大致血运不佳;④吻合口周围引流不畅合并感染;⑤术后进食过早使无临床症状的微小渗漏发展扩大。通常发生于术后 1 周左右,其表现为上腹忽然剧烈疼痛及腹膜刺激征、高热、白细胞计数增加;自引流管排出胆汁样液体、浑浊脓性液或混有肠液的恶臭浓稠液。护士应遵医嘱给予合理的抗感染治疗,对高热的患者给予物理或化学降温,严密观察引流液的性质与量,定时挤压引流管以保持引流管的通畅。尽量为患者取斜坡位(15°~30°)或半卧位,利于呼吸和引流。禁食水,胃肠减压,遵医嘱予以合理的营养支持,局部瘘口因肠液的侵蚀易致皮炎、过敏,应及时清理并保持清洁干燥,可用氧化锌软膏涂抹或使用保护贴、保护粉等保护瘘口周围皮肤防止皮肤破损。

(3)吻合口梗阻:分为机械性梗阻和胃吻合口排空障碍两种。

1)机械性梗阻:表现为进食后上腹饱胀,呕吐,呕吐物为食物,不含胆汁,X 线吞钡检查可见钡剂完全停留在胃内,需再次手术解除梗阻。

2)胃吻合口排空障碍:多因自主神经功能紊乱而使残胃处于无张力状态。临床较多见,在术后 7~10 天,已进流食、情况良好的患者,在改进半流食或后突然发生呕吐,经禁食后轻者 3~4 天自愈,严重者呕吐频繁,可持续 20~30 天,应禁食、胃肠减压、输液、输血和 TPN 等治疗。5%高渗温盐水洗胃,有助于吻合口水肿的消退。

(4)胃瘫:术后胃瘫综合征是一种比较严重的并发症,发病机制不清,目前认为与胃去神经化、消化道的重建、手术创伤、麻醉及镇痛、手术前基础疾病、术后进食、精神神经因素、胃肠激素的分泌及其功能的改变等多种因素有关。一般多发生在手术后 6~8 天开始进流食后,或术后 10~12 天进半流食后。发生胃瘫应给予禁食,持续有效地胃肠减压。保持胃管通畅,准确记录引流液的颜色、性质及量。待患者胃管引流液逐渐减少,经残胃造影证实胃蠕动功能好转,残胃功能恢复后,可带管进食少量流质 2～3 天,观察患者无上腹部饱胀感、恶心、呕吐等症状后,方可拔除胃管。由于需长期禁食、胃肠减压,大量消化液丢失加上手术对机体的创伤,使机体对能量、蛋白质、水分及无机盐的需求明显增加,患者处于高代谢状态,营养支持不当可迅速出现酸碱平衡紊乱及重要脏器功能障碍,因此应 24 小时持续输注营养液,以纠正营养不良。同时加强心理护理,因本病是术后难以预料的一种并发症,且病程较长,患者及家属易出现焦虑及恐惧情绪,甚至会对医护人员产生怀疑和责备。因此医护人员应向患者及家属解释本病的特点,介绍治疗的目的、方法及注意事项,以取得患者的积极配合,使患者早日恢复健康。

(5)倾倒综合征:远端胃切除术后,由于幽门被切除,未消化的高渗性食物快速、大量进入小肠内,引起血管内细胞外液向肠管内移动,致使上端小肠扩张伸展。小肠黏膜内的嗜铬细胞向血中释放 5-羟色胺与其他体液因素和消化道激素等共同作用而出现一系列症状。多发生在进食后半小时内,患者循环系统症状主要表现为心悸、心动过速、出汗、全身无力、面色苍白和头晕等;胃肠道症状主要表现为腹部绞痛、腹胀、腹泻、恶心、呕吐等。出现上述情况后立即协助患者卧床休息 10～20 分钟后可自行缓解。护士应指导患者少食多餐,尽量摄取高蛋白、高脂肪、低糖食物,减少液体成分,以稠、固体食物为主。进餐后平卧 10～20 分钟,多数患者经饮食调整后,症状可以减轻或消失。

5.心理支持

胃癌的手术可导致患者生理及心理上产生较强烈的应激反应,尤其术后出现严重并发症、住院时间长、社会支持系统不良时,患者常常出现的各种负性情绪状态,包括焦虑、抑郁、孤独等,其中严重的焦虑可表现为长吁短叹、愁眉不展、烦躁不安、失眠等,孤独、抑郁可表现为疲劳、不愿与人交流等。因此,护理人员应做好病房的管理,为患者创造一个安静、优美的住院环境,在建立良好护患关系的基础上,评估患者的心理状况,积极同患者沟通,主动为患者提供关心及帮助,多应用倾听的技巧,即同感、理解、真诚、接纳、尊重患者,鼓励其表达自己的主观感受,并教给其放松的方式,例如深呼吸、放松训练等;术后尽量让患者自理,增加其自我效能感,对患者微小的进步进行鼓励,以增加患者的自信。同时鼓励家属为患者提供更多的支持,增强其战胜疾病的信心,还可鼓励病室内患者之间的沟通与交流,消除患者住院期间的孤独和寂寞感。

6.健康教育

(1)合理饮食:养成定时、定量、细嚼慢咽的饮食卫生习惯,多食蔬菜及水果,少食过冷、过烫、过辣及油煎炸食物,同时应注意如下 5 点。①少食多餐:胃大部切除的患者宜少食多餐,每天进餐6～7 次,定时进餐可以使胃内不空不充,也可以逐步适宜残胃的消化功能,少食多餐是胃癌切除术后患者的重要饮食原则。②干稀分食:为使食物在胃内停留时间延长,进食时只吃较干食物,不喝水,可以在进餐30分钟以后喝水,从而避免食物被快速冲入小肠,引起早期倾倒综合征,促进食物进一步吸收。③限制碳水化合物摄入,预防晚期倾倒综合征的发生。④逐步增加进食量和食物种类,患者应从术后的流食、半流食逐步转为普食,并根据患者的饮食习惯增多花样,提高患者的食欲,有助于患者的康复。⑤远端胃切术术后患者进食后30分钟内应采取平卧位,以免食物快速进入小肠内,引起早期倾倒综合征,近端胃切除术后的患者,进食后30分钟内应采取半坐卧位,以减轻食物的反流。

(2)告知患者切勿酗酒、吸烟:注意养成劳逸结合、行为规律的健康生活方式。调整自我情绪,保持乐观进取的心态,积极参与社会活动,提高生活质量。

(3)胃癌手术后化疗患者应注意饮食,定期门诊随访检查血常规、肝功能等,并注意预防感染。

(4)指导患者定期随诊,病史、体检、血常规、生化检查、肿瘤标志物每3个月一次,共2年,以后每6个月一次,共3年。CT和(或)超声检查每6个月一次,并应于第1、第3、第5年行胃镜钡餐造影、PET等检查。

(三)居家护理

胃癌患者在达到临床路径的出院标准后仍有较高的护理照护需求,以促进康复、提高生活质量。护理人员对患者的情况做充分的评估,包括:患者自身情况,心理状况、社会支持、饮食情况、自理能力、生活质量;治疗情况,如手术方式、化疗与否及预后,并与所在医院护士做好接洽、衔接,建立居家护理病历,全面掌握患者情况,针对不同的患者采取不同的护理措施。

1.根治性切除术后的患者

(1)饮食指导:胃癌根治性切除术后,大部分乃至整个胃的结构和功能丧失,消化道重建对机体的消化和吸收食物的功能产生较大的影响;患者在较长时间内,消化功能难以恢复正常,往往因缺乏饥饿感或进食后腹胀等原因,而出现食欲下降,因此应指导患者遵循少食多餐,由稀到稠、由少到多、循序渐进的进食原则;食物要新鲜、营养丰富、搭配均衡,选择易消化、高蛋白、低糖、适量脂肪;避免一次性摄入大量甜食,以防止倾倒综合征的发生;忌食生冷、油炸、酸辣等刺激性食物以及容易引起胀气的食物。

对于反流性食管炎症状较轻者,指导患者饮食勿过酸过碱,忌辛辣刺激性食物,不饮用浓茶、咖啡,细嚼慢咽,少食多餐;餐后保持直立位或半卧位,避免平卧;晚餐和睡眠间隔时间尽量拉长,睡前3小时内不再进食,采取床头抬高的半坐卧位,减轻夜间反流的情况。必要时遵医嘱合理使用抑制胃酸分泌药物、胃黏膜保护剂、促胃动力药等;经药物治疗不缓解者,应及时就医。

对于幽门部被切除出现早期倾倒综合征的患者,应指导其通过饮食加以调整,包括少食多餐,避免过甜、过咸、过浓的流食;进食低碳水化合物、高蛋白饮食;餐后限制饮水喝汤;进餐后平卧 20～30 分钟。多数患者经调整饮食后,症状可以减轻或消失,术后半年到 1 年内能逐渐自愈,症状严重而持久者应及时就医。对于出现晚期倾倒综合征者,少食多餐可防止其发生。饮食中减少碳水化合物尤其是糖类,增加蛋白质的比例即可缓解。

(2)休息与活动:适当运动可使全身各系统代谢增加,加速胃肠道功能的恢复,促进肠蠕动,减轻腹胀,同时可缓解患者紧张、焦虑的不良情绪,使患者精神和心理上得到调试,促进全身各系统功能的恢复。指导患者定期进行轻体力活动,如散步、打太极等,活动量以不感到疲劳为宜。日常生活中避免增加腹压的活动,如抬举重物、慢性咳嗽、长期便秘等,以免造成切口疝的发生。对于一些须回归工作的患者,评估患者的活动情况,对于办公室工作等轻度的工作可早期恢复,但需要体力劳动的工作至少要在 3 个月以后恢复,最初要从半天的工作开始,慢慢增加为全天的工作。

(3)合理使用药物:遵医嘱合理使用药物,如多潘立酮、甲氧氯普胺等促胃动力药,金双歧等调节肠道菌群的药物、洛哌丁胺止泻剂等。

(4)定期复查:胃癌手术后发生复发和转移比较常见,患者应遵照医嘱定期复查,以及发现肿瘤的进展、及时确立治疗方案。

2.胃癌化疗的患者

(1)饮食指导:胃癌化疗的患者化疗同一般化疗患者的饮食,但应注意选择易消化、高蛋白、低糖、适量脂肪,坚持少量多餐,进食温和食物的原则。做到合理搭配,避免刺激、高渗、过冷过热及产气性食物。多食用新鲜的绿色蔬菜补充膳食纤维;食物中多添加红枣、花生、动物血等升高红细胞的食物。此外,还应多吃枸杞子、香菇等提高免疫力的食物,难以进食者应及时就医,采取措施保证营养支持。

(2)化疗毒副作用的应对:居家期间虽然停用化疗药,但药物的某些毒副作用可持续存在。间歇期也是机体修复正常组织的有利时机,做好化疗间歇期居家护理工作,可迅速调整机体状况,有利于下一次化疗药物的按时应用。常见的反应为胃肠道反应,如恶心、呕吐及食欲缺乏等,做好相应的饮食指导,必要时遵医嘱使用止吐药、镇静剂或健脾胃的中药;口腔溃疡做好口腔卫生,严重时可局部点滴或喷雾利多卡因,涂以冰硼散、溃疡散等;骨髓抑制,定期检测体温,少去人群密集的场所,出门戴口罩,避免接触传染期的传染病患者及病原携带者,使用柔软的牙刷,避免使用锐器,以免引起机体损伤,可服用生白细胞、血小板的药物或中药益气养血类制剂,定期监测血常规等,一旦出现发热等症状应立即就诊。

（3）PICC 导管的维护：一些化疗患者在化疗间歇期保留 PICC 导管，针对此类患者，应指导患者密切评估导管的情况，定期到导管维护场所进行换药和更换接头；指导患者从事日常轻体力活动，置管侧手臂避免抬举重物；洗澡时应用保鲜膜完全包裹，避免浸水；睡觉时避免压迫，以免影响血流速度；穿衣宜选择袖口宽松的服饰，勿过分保暖，以免出汗导致贴膜松脱；指导患者穿刺点或穿刺侧手臂出现红、肿、热、痛、活动障碍等不适，或敷料污染、潮湿、卷边、脱落，导管回血、脱出、折断等异常情况时，及时就诊处理。

（王美玉）

第七节　消化性溃疡

消化性溃疡主要指发生于胃和十二指肠的慢性溃疡，是一种多发病、常见病。溃疡的形成有各种因素，其中酸性胃液对黏膜的消化作用是溃疡形成的基本因素，因此得名。酸性胃液接触的任何部位，如食管下段、胃肠吻合术后吻合口、空肠以及具有异位胃黏膜的 Meckel 憩室都可能发生溃疡，绝大多数的溃疡发生于十二指肠和胃故又称胃、十二指肠溃疡。

一、病因及发病机制

近年来的实验与临床研究表明，胃酸分泌过多、幽门螺杆菌（HP）感染和胃黏膜保护作用减弱等因素是引起消化性溃疡的主要环节。胃排空延缓和胆汁反流、胃肠肽的作用、遗传因素、药物因素、环境因素和精神因素等，都和消化性溃疡的发生有关。

二、临床表现

1.疼痛

（1）长期性：由于溃疡发生后可自行愈合，但每于愈合后又好复发，故常有上腹疼痛长期反复发作的特点。整个病程平均 6～7 年，有的可长达一二十年，甚至更长。

（2）周期性：上腹疼痛呈反复周期性发作，为此种溃疡的特征之一，尤以十二指肠溃疡更为突出。中上腹疼痛发作可持续几天、几周或更长，继以较长时间的缓解。春、秋季节发作多见。

（3）节律性：溃疡疼痛与饮食之间的关系具有明显的相关性和节律性。在一天中，凌晨 3 点至早餐的一段时间，胃酸分泌最低，故在此时间内很少发生疼痛。十二指肠溃疡的疼痛好发生于两餐之间，疼痛持续不减直至下餐进食或服制酸药物后缓解。一部分十二指肠溃疡患者,由于夜间的胃酸较高,尤其在睡前曾进餐者,可发生半夜疼痛。胃溃疡疼痛的发生较不规则,常在餐后1小时内发生,经1～2小时后逐渐缓解,直至下餐进食后再次出现上述节律。

(4)疼痛部位:十二指肠溃疡的疼痛多出现于中上腹部或在脐上方、脐上方偏右处;胃溃疡疼痛的位置也多在中上腹,但稍偏高处或在剑突下和剑突下偏左处。疼痛范围约数厘米直径大小。因为空腔内脏的疼痛在体表上的定位一般不十分确切,所以,疼痛的部位也不一定准确反映溃疡所在解剖部位。

(5)疼痛性质:多呈钝痛、灼痛或饥饿样痛,一般较轻能耐受,持续性剧痛提示溃疡穿透或穿孔。

(6)影响因素:疼痛常因精神刺激、过度疲劳、饮食不慎、药物影响、气候变化等因素诱发或加重,可因休息、进食、服抑酸药、以手按压疼痛部位、呕吐等方法而减轻或缓解。

2.消化性溃疡其他症状与体征

(1)其他症状:本病除中上腹疼痛外,尚可有唾液分泌增多、烧心、反酸、嗳气、恶心、呕吐等其他胃肠道症状。食欲多保持正常,但偶可因进食后疼痛发作而惧食,引起体重减轻。全身症状可有失眠等神经症的表现,或有缓脉、多汗等自主神经系统不平衡的症状。

(2)体征:溃疡发作期,中上腹部可有局限性压痛,程度不重,其压痛部位多与溃疡的位置基本相符。

三、辅助检查

1.内镜检查

纤维胃镜或电子胃镜,均可作为确诊消化性溃疡的主要方法。在内镜直视下,消化性溃疡通常呈圆形、椭圆形或线形,边缘锐利,基本光滑,为灰白色或灰黄色苔膜所覆盖,周围黏膜充血、水肿,略隆起。

2.X线钡餐检查

消化性溃疡的主要X线下影像是壁龛或龛影,为钡悬液填充溃疡的凹陷部分所造成。在正面观,龛影呈圆形或椭圆形,边缘整齐,因溃疡周围的炎性水肿而形成环形透亮区。

3.Hp感染的检测

Hp感染的检测方法大致分为4类:①直接从胃黏膜组织中检查Hp,包括细菌培养、组织涂片或切片染色镜检细菌;②用尿素酶试验、呼吸试验、胃液尿素氮检测等方法测定胃内尿素酶的活性;③血清学检查抗Hp抗体;④应用聚合酶链反应(PCR)技术测定Hp-DNA。细菌培养是诊断Hp感染最可靠的方法。

4. 胃液分析

正常男性和女性的基础酸排出量(BAO)平均分别为 2.5mmol/h 和 1.3mmol/h (0~6mmol/h),男性和女性十二指肠溃疡患者的 BAO 平均分别为 5.0mmol/h 和 3.0mmol/h。当 BAO＞10mmol/h,常提示胃泌素瘤的可能。五肽胃泌素按 6μg/kg注射后,最大酸排出量(MAO),十二指肠溃疡者常超过 40mmol/h。由于各种胃病的胃液分析结果中,胃酸幅度与正常人有重叠,对溃疡病的诊断仅作参考。

四、治疗

1. 上腹痛

内镜或 X 线检查＋活检＋Hp 检查,超声检查、血生化除外肝胆胰疾患→胃溃疡(GU)疑似胃癌者 2~4 周治疗后复查内镜或 X 线检查。

2. 出血

查血常规,判断出血量,监护,静脉输液＋抗酸药→内镜(在休克纠正后进行)明确出血部位、病因及镜下止血治疗→诊断不明确者近日内复查内镜。

3. 幽门梗阻

禁食、胃管减压、输液＋抗酸药→内镜、泛影葡胺造影→2~4 周治疗后复查内镜→外科手术。

4. 良、恶性胃溃疡诊断无法明确时

正规 PPI 治疗 2~4 周后复查胃镜取活检或 EUS 明确病变来源。

消化性溃疡药物治疗的目的是迅速缓解症状,促进溃疡面愈合,并预防复发和并发症的出现。治疗药物主要包括抗酸剂、抑酸剂和胃黏膜保护剂。

内镜检查确诊为消化性溃疡进行如下治疗。

(1)Hp(＋)者质子泵抑制剂(PPI)＋2 种抗生素三联或再加铋剂四联 1~2 周治疗,此后继续用抑酸剂保证溃疡愈合(胃溃疡 6~8 周,十二指肠溃疡 4 周),停药 4 周后复查胃镜或 13C 尿素呼气试验看 Hp 是否根除,不必用抗酸药维持治疗。

(2)Hp(－)者寻找并去除溃疡诱因(如服用非甾体类药物史),用 H$_2$ 受体拮抗剂或 PPI 治疗(胃溃疡 6~8 周,十二指肠溃疡 4 周)后,维持治疗 12~18 周。

(3)胃溃疡可加用胃黏膜保护剂或促动力药。

(4)幽门梗阻时禁食、胃管减压,静脉给予抗酸药,若 4 周后幽门梗阻依然存在,应考虑外科手术。

(5)伴有消化道出血者,应在 24 小时内行急诊内镜检查明确诊断,与静脉曲张、血管畸形、贲门黏膜撕裂、出血性胃炎及肿瘤等引起的出血相鉴别。内镜下喷洒药物、电凝、微波、激光、注射硬化剂、钛夹等是止血治疗的重要部分,此外,必要时行可行选择性血管造影加栓塞及外科手术治疗。

(6)对可疑癌变的患者,正规抗溃疡治疗 2~4 周内复查胃镜或行超声胃镜明确病变性质,必要时行外科手术治疗。

五、护理措施

(一)常规护理

1.基础生命体征观察

(1)大量出血后,多数患者在 24 小时内出现低热,一般不超过 38.5℃,持续 3~5 天。

(2)出血时先出现脉搏加快,再出现血压下降。

(3)注意测量坐卧位血压和脉搏(如果患者卧位改坐位血压下降>20mmHg,心率上升>10 次/分钟,提示血容量明显不足,是紧急输血的指征)。

2.活动与体位

病室环境应安静、舒适:疼痛剧烈者应给予卧床休息,避免头晕跌倒;有大出血时应绝对卧床休息,并取平卧位,下肢稍抬高,出现休克时应注意保暖,并给予氧气吸入;呕吐时头偏向一侧;床边悬挂防跌倒牌,休克患者平卧位拉起床挡。做好禁食患者的口腔护理,解释禁食的目的。

3.饮食护理

出血期禁食。关注补液量是否恰当,防止血容量不足。恢复期根据医嘱给予适当饮食,如流食、无渣半流食等。饮食从流食、无渣(低纤维)半流食到低纤维普食。

4.心理指导

教育患者及家属保持良好的心态,正确对待疾病,安慰鼓励患者,出血患者急需心理支持,保持情绪稳定。

(二)专科护理

1.对症护理

(1)帮助患者减少或去除加重或诱发疼痛的因素,停服非甾体抗炎药;避免食用刺激性食物;戒除烟酒。因酒精可刺激黏膜引起损伤,烟中的尼古丁不仅能损伤黏膜,刺激壁细胞增生和胃酸分泌,还可降低幽门括约肌张力,使胆汁易反流入胃,并抑制胰腺分泌,削弱十二指肠腔内对胃酸的中和能力。

(2)如十二指肠溃疡表现空腹痛或午夜痛,指导患者在疼痛前进食制酸性食物,如苏打饼干或服用制酸药物,以防疼痛发生,也可采用局部热敷或针灸镇痛。

(3)发生并发症时应有针对性地采取相关护理措施,并通知医生,协助救治。

(4)确定有急性穿孔时,应立即禁食、禁水,留置胃管抽吸胃内容物并做胃肠减压。

(5)患者若无休克症状可将床头抬高 35°~45°,以利于将胃肠漏出物向下腹部及盆腔引流,并可松弛腹肌,减轻腹痛及有毒物的吸收。

(6)迅速建立静脉通道,做好备血等各项术前准备工作。

(7)幽门梗阻频繁呕吐者需禁食、置胃管进行连续的胃肠减压。

(8)每天清晨和睡前可给3%氯化钠溶液或2%碳酸氢钠溶液洗胃,加强支持疗法,静脉补液,2000~3000mL/d,以保证机体能量供给。

2.药物治疗护理

遵医嘱给患者进行药物治疗,并注意观察药效及不良反应。

(1)生长抑素及其类似物:善宁和思他宁静脉推注时需注意药物的连续性及推注速度,注意有无不良反应,如恶心、呕吐等。静脉推注生长抑素前需先缓慢手推250μg,停止用药>5分钟应重新手推25μg。

(2)根除幽门螺杆菌治疗:幽门螺杆菌阳性患者,常服用杀幽门螺杆菌的三联用药,质子泵抑制药+阿莫西林(需做青霉素皮试)+克拉霉素。疗程一般为7天。

(3)保护胃黏膜治疗:胃黏膜保护药主要有硫糖铝、达喜等,达喜一般餐后2小时嚼服。硫糖铝片只在酸性条件下有效,故对十二指肠溃疡疗效好;应在餐后2~3小时给药,也可与抗胆碱药同服,不能与多酶片同服,以免降低二者的效价;可有口干、恶心、便秘等不良反应。铋剂在酸性环境中才能起作用,故应餐前服用,并向患者说明服药期间粪便可呈黑色。

(4)抗酸分泌治疗:临床常用抑制胃酸分泌药物有H_2受体拮抗剂(如雷尼替丁、西咪替丁等)和质子泵抑制剂(如奥美拉唑、泮托拉唑、雷贝拉唑等),胃溃疡质子泵抑制剂的疗程一般为6~8周,十二指肠溃疡质子泵抑制剂的服药疗程4~6周,质子泵抑制剂需餐前30分钟服用;抗酸药乳剂给药前要充分摇匀,服用片剂时应嚼服;抗酸药与奶制品相互作用可形成络合物,要避免同时服用。酸性的食物及饮料不宜与抗酸药同服。氢氧化铝凝胶能阻碍磷的吸收,老年人长期服用应警惕引起骨质疏松。H_2受体拮抗剂长期使用可导致乏力、腹泻、粒细胞减少、皮疹,部分男性患者可有乳房轻度发育等不良反应,也可能出现头痛、头晕、疲倦等反应,治疗过程中应向患者解释并注意观察,出现不良反应时应及时告知医生。另外,这类药物口服给药,空腹吸收快,药物应在餐中或餐后即刻服用,也可将一天剂量一次在夜间服用,但不能与抗酸药同时服用;静脉给药时注意控制速度,速度过快可引起低血压和心律失常。质子泵抑制剂可引起头晕,特别是用药初期,应嘱患者避免开车或做其他必须注意力高度集中的事。

3.输血护理

(1)交叉配血,建立静脉通道,配合医生迅速、准确地实施输血、输液,输注速度根据病情需要而定,也可测定中心静脉压,调整输液量和速度;输血输液过程中应加强观察,防止发生急性肺水肿。

(2)遵医嘱应用止血药物和其他抢救药物,并观察其疗效和不良反应,如去甲肾上腺素可引起高血压,故有高血压的患者应慎用。

(3)向患者和家属说明安静休息有利于止血,躁动会加重出血;要关心、体贴和安慰患者,抢救工作要忙而不乱,以减轻患者的紧张情绪;要经常巡视病房,大出血和有休克时应陪伴患者,使之有一种安全感;解释各项检查、治疗措施,听取和解答患者及家属的提问,以消除他们的疑问;患者呕血和黑粪后要及时清除血迹和污物,以减少对患者的不良刺激。

4.其他应急措施及护理

(1)消化道出血。

1)凡年龄在 45 岁以上、有长期溃疡病史且反复发作者,8 小时内输血 400~800mL,血压仍不见好转者或大出血合并幽门梗阻或穿孔时,需做好术前准备。

2)冰生理盐水洗胃法:其作用主要是利用冰生理盐水来降低胃黏膜的温度,使血管收缩,血流量减少,以达止血目的。洗胃过程中要密切观察患者腹部情况,有无急性腹痛、腹膜炎,并观察心跳、呼吸和血压的变化。

(2)活动无耐力:活动后乏力、虚弱、气喘、出汗、头晕、黑矇、耳鸣。注意休息,适量活动,贫血程度轻者可参加日常活动,无须卧床休息。对严重贫血者,应根据其活动耐力下降程度制订休息方式、活动强度及每次活动持续时间。增加患者的营养,提供高蛋白、高维生素、易消化饮食,必要时静脉输血、血浆、白蛋白。

(3)溃疡穿孔:应早期发现,立即禁食,补血,补液,迅速做好术前准备,置胃管给予胃肠减压,争取 6~12 小时紧急手术。

(4)幽门梗阻:轻症患者可进流质饮食,重症患者需禁食、静脉补液,每天清晨和睡前准备 3％氯化钠溶液或 2％碳酸氢钠溶液洗胃,保留 1 小时后排出。必要时行胃肠减压,一般连续吸引 72 小时,使胃得到休息,幽门部水肿消退,梗阻松解,准确记录出入量,定期复查血电解质。

(三)健康教育

1.休息与活动

指导保持乐观情绪,有规律生活,避免过度紧张、劳累,选择适当的锻炼方式,提高机体抵抗力。向患者及家属讲解引起及加重溃疡的相关因素。

2.用药指导

教育患者按医嘱正确服药,学会观察药物疗效及不良反应,不随便停药、减量,防止溃疡复发。指导患者慎用或勿用致溃疡药物,如阿司匹林、咖啡因、泼尼松等。若出现呕血、黑便应立即就医。

3.饮食指导

协助患者建立合理的饮食习惯和结构。

(1)进餐和少量多餐,让患者养成定时进餐的习惯,每餐不宜过饱,以免胃窦部过度扩张而刺激胃酸分泌。在病变活动期还应少量多餐,每天4～6餐,使胃酸分泌有规律。症状缓解后应及时恢复正常餐次饮食。

(2)忌食刺激性强的食物。机械性刺激较强的食物包括生、冷、粗、硬(如水果、蔬菜等)以及产气性食物(如洋葱、芹菜、玉米、干果等);化学性刺激强的食物多可产酸或刺激胃酸大量分泌,如浓肉汤、咖啡、油炸食物、酸辣、香料等调味品及碳酸饮料类等。应戒除烟、酒。

(3)选择营养丰富、易消化的食物。主食以面食为主,因面食较柔软、含碱、易消化,不习惯面食者可以用软饭、米粥代替。蛋白质类食物具有中和胃酸作用,适量饮用脱脂淡牛奶能稀释胃酸,宜安排在两餐之间饮用,因其钙质吸收可刺激胃酸分泌,故不宜多饮。脂肪到达十二指肠时可使小肠分泌肠抑促胃液素,抑制胃酸分泌,但又因其可使胃排空延缓而促进胃酸分泌,故应摄入适量的脂肪。

4.心理指导

(1)不良的心理因素可诱发和加重病情,而消化性溃疡的患者因疼痛刺激或并发出血,易产生紧张、焦虑等不良情绪,使胃黏膜保护因素减弱、损害因素增加,导致病情加重。

(2)应为患者创造安静、舒适的环境,减少不良刺激。

(3)多与患者交谈,使患者了解疾病的诱发因素、疾病过程和治疗效果,增强治疗信心,克服焦虑、紧张心理。

(4)针对患者临床心理特点,心理护理工作首先要重视患者的情绪变化。

(5)除了通过解释、支持、暗示等基本心理护理技术以外,应选择认知调整指导模式。

(6)要耐心倾听患者的痛苦与忧伤,了解患者的不良精神因素及各种应激反应。

(7)在取得患者绝对信任的基础上,指导患者调整各种不良的生活方式与饮食习惯,消除各种心理社会压力。例如,帮助患者建立正确的自我观念,不苛求自己,不给自己造成过重的压力;要学会自我放松,做到接受和喜欢自己;学会表达自己的内心感受,让别人理解自己;应适当处理自己的不良情绪,不过分压抑自己。在人际关系处理上学会顺其自然,不过分关注自己,克服以自我为中心;也不要过分地迎合别人,甚至委曲求全。

5.出院指导

(1)向患者及家属讲解引起溃疡的主要病因以及加重和诱发溃疡的有关因素。

（2）本病治愈率较高，但易复发，病程迁延，易出现相应并发症，故积极消除诱因、合理饮食、按时服药，对预防复发十分重要。

（3）指导患者合理安排休息时间，保证充足的睡眠，生活要有规律，避免精神过度紧张，长时间脑力劳动后要适当活动，保持良好的心态。

（4）指导患者规律进食，少量多餐，强调正确饮食的重要性。

（5）嘱患者按医嘱服药，指导患者正确服药的方法，学会观察药效及不良反应，不随便停用药物，以减少复发，尤其在季节转换时更应注意。

（6）嘱患者注意病情变化，定期复诊，及早发现和处理并发症，如上腹疼痛节律发生变化并加剧或出现呕血、黑便应立即就医。

（7）养成排便后观察粪便的习惯。

6.随访指导

定期复诊（规则治疗1个月应复查）。若出现上腹疼痛节律发生变化或加剧等症状应及时就诊。

（孙巧玲）

第八节　急性胰腺炎

急性胰腺炎（AP）是指胰腺分泌的消化酶被激活后对胰腺及其周围组织自身消化所引起的急性化学性炎症。临床以急性上腹痛、恶心、呕吐、发热，以及血、尿淀粉酶增高为特点，是常见的消化系统急症之一。本病多见于青壮年，女性多于男性。

一、病因及发病机制

急性胰腺炎的病因很多，但多数与胆道疾病和饮酒有关。在我国，胆道疾病是主要病因，占50％以上；在西方国家，大量饮酒是主要病因。

1.胆道疾病

包括胆石症、胆系感染和胆道蛔虫等，约2/3的急性胰腺炎患者有胆石症，以女性多见，又称为胆源性急性胰腺炎。

2.暴饮暴食和大量饮酒

急性胰腺炎患者在发病前常有饮食过度或同时饮酒的情况。

3.胰管阻塞

各种原因（如胰管结石、炎症、肿瘤、狭窄等）引起的胰管阻塞造成胰液排泄障碍，胰管内压力增高，可使胰腺泡破裂，胰液溢入间质，引起急性胰腺炎。

4.手术与创伤

腹腔手术特别是胰胆或胃手术、腹部钝挫伤等可直接或间接损伤胰腺组织与胰腺的血液供应而引起胰腺炎。ERCP 检查后,少数可因重复注射造影剂或注射压力过高而发生胰腺炎。

5.其他

十二指肠乳头邻近部位的病变,某些内分泌和代谢疾病(如高脂血症、高钙血症等),感染(如流行性腮腺炎、巨细胞病毒等),某些药物(如硫唑嘌呤、噻嗪类利尿药、四环素、肾上腺皮质激素等)均与急性胰腺发病有关。

引起急性胰腺炎的病因虽有不同,但却具有共同的发病过程,即各种消化酶被激活所致的胰腺自身消化。

二、临床表现

根据临床表现、有无并发症及临床转归,将急性胰腺炎分为轻型和重症两种类型。轻型急性胰腺炎(MAP)是指仅有很轻微的脏器功能紊乱,临床恢复顺利,没有明显腹膜炎体征及严重代谢紊乱等临床表现者;重症急性胰腺炎(SAP)是指急性胰腺炎伴有脏器功能障碍或出现坏死、脓肿或假性囊肿等局部并发症或两者兼有。

1.症状

(1)腹痛:腹痛是急性胰腺炎的主要症状,多数为急性腹痛,常在胆石症发作不久、大量饮酒或饱餐后发生。腹痛常位于中上腹部,也可偏左或偏右,常向腰背部呈带状放射。疼痛性质、程度轻重不一,轻者上腹钝痛,多能忍受;重者呈绞痛、钻痛或刀割样痛,疼痛剧烈而持续,可有阵发性加剧。进食后疼痛加重且不易被解痉药缓解,弯腰或上身前倾体位可减轻疼痛。

(2)恶心、呕吐与腹胀:多数患者有恶心、呕吐,有时颇为频繁,常在进食后发生。呕吐物常为胃内容物,剧烈呕吐者可吐出胆汁或咖啡渣样液体,呕吐后腹痛无缓解。

(3)发热:轻型急性胰腺炎可有中度发热,一般持续 3~5 天。重症急性胰腺炎发热较高且持续不退,尤其在胰腺或腹腔有继发感染时,常呈弛张高热。

(4)低血压或休克:重症胰腺炎常发生低血压或休克,可在起病数小时突然发生,表现为烦躁不安、脉搏加快、血压下降、皮肤厥冷、面色发绀等,甚至可因突然发生的休克而导致死亡,提示胰腺有大片坏死。

(5)水、电解质、酸碱平衡失调及代谢紊乱:轻型患者多有程度不等的脱水,呕吐频繁者可有代谢性碱中毒。重症胰腺炎常有明显脱水和代谢性酸中毒。30%～60%的重症胰腺炎患者可出现低钙血症,当血钙<1.75mmol/L且持续数天,多提

示预后不良。

2.体征

(1)急性轻型胰腺炎:一般情况尚好,腹部体征轻微,往往与主诉腹痛程度不相称。表现为上腹轻度压痛,无腹紧张与反跳痛,可有不同程度的腹胀和肠鸣音减少。

(2)急性重症胰腺炎:患者表情痛苦、烦躁不安、皮肤湿冷、脉细速、血压降低,甚至呼吸加快。上腹压痛明显,并有肌紧张和反跳痛。胰腺与胰周大片坏死渗出或并发脓肿时,上腹可扪及明显压痛的肿块,肠鸣音减弱甚至消失,呈现麻痹性肠梗阻的表现,可出现移动性浊音。少数患者因血液、胰酶及坏死组织液穿过筋膜与肌层渗入腹壁下可在脐周或两侧腹部皮肤出现灰紫色斑,分别称为卡伦(Cullen)征和格雷·特纳(Grey-Turner)征。黄疸可于发病后 1～2 天出现,常为暂时性阻塞性黄疸,主要由于肿大的胰头部压迫胆总管所致,多在几天内消退;如黄疸持续不退且加深者,则多由于胆总管或壶腹部嵌顿性结石所致。

3.并发症

急性轻型胰腺炎很少有并发症发生,而急性重症胰腺炎则常出现多种并发症。

(1)局部并发症:包括胰腺脓肿和假性囊肿。胰腺脓肿多于起病后 4～6 周发生,因胰腺及胰周坏死继发感染而形成脓肿,常表现为高热不退、持续腹痛,伴白细胞计数持续升高,出现上腹肿块和中毒症状。假性囊肿常在起病 3～4 周后形成,为由纤维组织或肉芽组织囊壁包裹的胰液积聚,腹部检查常可扪及肿块,并有压痛。

(2)全身并发症:坏死性胰腺炎可并发多种并发症和多脏器功能衰竭,如急性呼吸窘迫综合征、急性肾功能衰竭、心律失常和心力衰竭、消化道出血、败血症、胰性脑病、弥散性血管内凝血、高血糖和多脏器功能衰竭等,常危及生命。

三、实验室检查

1.白细胞计数

几乎所有急性胰腺炎的患者在早期均可出现血白细胞计数增多,中性粒细胞占比明显增多。

2.血、尿淀粉酶测定

血、尿淀粉酶测定是诊断急性胰腺炎最常用的实验室指标。血清淀粉酶于起病后 6～12 小时开始升高,48 小时开始下降,持续 3～5 天。血清淀粉酶超过正常值的 3 倍可确诊为本病。尿淀粉酶一般在发病后12～24 小时开始升高,3～4 天达高峰,下降较慢,持续 1～2 周。

3.血清脂肪酶测定

发病后 24～72 小时开始上升,持续 7～10 天,特异性较高。对发病后就诊较晚的急性胰腺炎患者有诊断价值。

4.血生化检查

部分患者有暂时性血糖升高,血清钙常轻度下降,低血钙的程度与临床严重程度平行,血钙低于 2.0mmol/L,常提示重症胰腺炎。少数患者可有血脂增高及高胆红素血症,血清转氨酶、乳酸脱氢酶和碱性磷酸酶也可有一过性增高。严重病例血清蛋白降低,血尿素氮升高,均提示预后不良。

5.腹部 B 超检查

应作为常规初筛检查,一般在入院 24 小时内进行。

6.CT 检查

CT 检查对急性胰腺炎的诊断和鉴别诊断、评估胰腺炎的严重程度具有重要价值。检查可见胰腺增大、边缘不规则、胰内低密度区、胰周脂肪炎症改变、胰内及胰周积液乃至有气体出现等改变。增强 CT 是目前诊断胰腺坏死的最佳方法。

四、治疗

急性胰腺炎治疗目标是抑制胰液分泌、抑制胰酶活性及减少其并发症的发生。

1.轻症急性胰腺炎

(1)禁食及胃肠减压以减少胃酸与食物刺激胰液分泌,减轻呕吐与腹胀。

(2)静脉输液,积极补足血容量,维持水、电解质及酸碱平衡。

(3)解痉镇痛,疼痛剧烈者可用哌替啶。

(4)应用抗生素。

(5)抑酸治疗:以往强调常规使用 H_2 受体拮抗剂或质子泵抑制剂以抑制胃酸的分泌,进而减少促胰液素和胆囊收缩素的分泌,减少胰液的分泌,现在认为作用不大,并非必要。

2.重症急性胰腺炎

重症胰腺炎必须采取综合性措施,积极抢救治疗,除上述措施外,还包括以下治疗。

(1)内科治疗。

1)监护:所有急性胰腺炎患者都应加强护理与观察。中型或重型胰腺炎则要重点护理,必要时进入重症监护病房(ICU),针对器官功能衰竭及代谢紊乱采取相应的措施。

2)抗休克与维持水、电解质及酸碱平衡:对所有患者都应给予静脉补液并酌情补充血浆、人血白蛋白及全血。补液速度及量视中心静脉压与治疗反应加以调整。一般为每 24 小时补充 2500~3500mL。同时每日应补氯化钾 3.0g,以满足正常的生理需要。血钙低时可给予 10%葡萄糖酸钙注射液 10~30mL/d 加入适量葡萄糖注射液静脉推注或静脉滴注。有代谢性酸中毒时,应酌情应用5%碳酸氢钠溶液予以纠正。在纠正水、电解质紊乱时,最初补液不能过分强调热量的供应,以免造成高渗性脱水。

3)镇痛、解痉:一般首选抗胆碱能药,具有解痉镇痛、抑制胰腺分泌的作用。常用的镇痛药如山莨菪碱、阿托品。疼痛剧烈者可给予哌替啶50mg肌内注射,同时加用阿托品1mg肌内注射,以免引起奥迪括约肌痉挛。

4)营养支持:早期多选用全胃肠外营养(TPN),以减少胰腺分泌、减轻胃肠负担并达到补充代谢的需要。在营养素底物的搭配上,可让脂肪乳供应总热量的60%,氨基酸供应10%,葡萄糖供应30%。如无肠梗阻情况,宜尽早过渡到空肠插管进行肠内营养(EN),以维持肠道黏膜功能,防止肠内细菌移位引起的胰腺坏死合并感染。

5)减少胰液分泌:生长抑素类具有抑制胰液及胰酶分泌,抑制胰酶合成的作用,并能减轻腹痛、减少局部并发症,缩短住院时间。常用药物有奥曲肽、施他宁等,该药半衰期短,需持续静脉维持。

6)抑制胰酶活性:如用抑肽酶或加贝酯静脉滴注,目前用于重症急性胰腺炎的早期,持续大剂量静脉滴注疗效较好,但其不良反应较大,而且该药不能减少急性胰腺炎的并发症和病死率。

7)控制感染:对伴有感染的胆源性急性胰腺炎和胰腺脓肿等,应及时应用抗生素,因为这种感染常导致多器官衰竭,病死率占重症急性胰腺炎的80%。

(2)内镜下奥迪(Oddi)括约肌切开术(EST):对胆源性胰腺炎,可用于胆道紧急减压、引流和去除胆石梗阻,作为一种非手术疗法,起到治疗和预防胰腺炎发展的作用。

(3)中医中药治疗:单味中药,如生大黄;复方制剂如清胰汤、大承气汤等被临床实践证明有效。

(4)外科治疗:内科治疗无效、壶腹部有结石嵌顿或胆总管有结石梗阻以及胰腺炎并发脓肿、假性囊肿或肠麻痹时可考虑手术治疗。

五、护理评估

1.健康史
(1)是否喜油腻饮食,是否有长期大量饮酒习惯。
(2)发病前有无暴饮暴食。
(3)既往有无胆道病史和慢性胰腺炎病史。
(4)近期有无腮腺炎、肝炎、伤寒等疾病发生。

(5)近期有无腹部外伤或手术史。

(6)是否使用过诱发胰腺炎的药物。

2.身体状况

(1)并发休克和感染。

(2)急性肾功能衰竭。

(3)急性呼吸窘迫综合征。

(4)中毒性脑病。

(5)呼吸困难、发绀、焦虑、心律失常、尿少或无尿、定向力障碍、谵妄等。

3.心理状况

(1)评估患者是否了解疾病发生的原因以及治疗方法。

(2)评估患者对疾病的反应,有无焦虑、恐惧等不良的心理状态。

(3)评估患者家属的反应,是否能为患者提供精神上和物质上的支持;评估能够为患者提供支持的关键人物对患者病情、治疗方案、预后的了解程度及其反应。

(4)评估患者的社会地位、工作职务、经济状况等。

六、护理诊断

1.体温过高

与急性胰腺炎组织坏死或感染有关。

2.潜在并发症

水、电解质及酸碱平衡紊乱,休克,低血糖、高血糖。

3.生活自理能力缺陷

与患者禁食水、发热或腹痛等导致的体质虚弱有关。

七、护理措施

1.一般护理

(1)嘱患者卧床休息,保持睡眠及环境安静,以降低代谢率及减少胰腺、胃肠消化液分泌,增加脏器血流量,促进组织修复和体力恢复,改善病情。

(2)协助患者选择舒适卧位,如弯腰、屈膝仰卧,鼓励患者翻身。因剧痛在床上辗转不宁者,要防止坠床。

(3)严密监测患者生命体征变化、尿量变化,观察神志变化。

(4)观察患者腹痛的程度和性质,轻者呈上腹钝痛,能耐受;重者呈绞痛、钻痛或刀割样痛,常呈持续性伴阵发性加剧。疼痛部位通常在中上腹部,如果以胰头部炎症为主,疼痛部位常在中上腹偏右;如以胰体尾炎症为主,疼痛部位常在中上腹及左上腹,并向腰背放射,疼痛在弯腰或坐起前倾时减轻。出血坏死性胰腺炎可出现全腹痛、压痛和反跳痛。可用地西泮与哌替啶肌内注射镇痛,一般镇痛剂多无效,吗啡不宜应用。

2.专科护理

(1)胃肠减压的护理:胃肠减压可以引流出胃液,从而减少了胰液的分泌,并可减轻呕吐和腹胀。因此急性胰腺炎发作期间,应给予禁食,并留置胃肠减压。留置胃肠减压期间,应保持负压吸引的有效状态。负压一般是$-15\sim-12cmH_2O$;各连接部位不能有漏气;妥善固定,防止患者在活动时将胃管拔出;保持胃管通畅,每天应用生理盐水冲洗胃管,每次30~50mL;观察胃液的颜色、性质和量并准确记录,急性胰腺炎患者胃液一般呈黄绿色,如合并有应激性溃疡,则呈红色或咖啡色,如果每日引出的胃液量少于100mL且患者呕吐、腹痛或腹胀症状不缓解,应怀疑胃管是否堵塞、插入是否太浅等;如果胃液量多,应注意患者电解质变化,过多的胃酸被吸出,可能会出现代谢性碱中毒。此外,每日应给予2次雾化吸入和口腔护理。

(2)饮食护理:急性胰腺炎发作期间,应禁食以减少胰酶的分泌。由于禁食、呕吐、胃肠减压和疾病消耗,患者会出现营养状况差,水、电解质紊乱等。因此,护士应观察患者营养状况和水、电解质水平,如每周测体重,观察患者皮肤弹性,准确记录每日出入量,了解电解质检查结果。根据患者的出入量、营养状况和电解质检查的结果,给予静脉营养支持,补充水、电解质、葡萄糖、各种氨基酸、脂肪乳、维生素等。当急性胰腺炎症状消退,可进无脂、低蛋白流食如果汁、藕粉、米汤、面汤等;病情进一步好转,进低脂流食,如鸡汤、豆浆、蛋汤等;以后逐渐进低脂半流食,每日5~6餐;痊愈后,还应严禁暴饮暴食,禁烟酒,忌辛辣食物,脂肪摄入不超过50g/d,以免复发。护士应向患者及家属讲解各阶段饮食的内容和意义,并观察患者进食情况;要了解患者家属为患者提供的食物,及时纠正他们对饮食的错误认识。

3.用药护理

(1)解痉镇痛药:可给予阿托品或山莨菪碱肌内注射每天2~3次,疼痛剧烈者,可同时加用哌替啶(50~100mg)肌内注射。避免使用吗啡,因吗啡可引起奥迪括约肌痉挛。

(2)减少胰腺外分泌药物。

1)抗胆碱药如阿托品、山莨菪碱等:抗胆碱药能够起到减少胰腺分泌的作用,但能引起口干、心率加快等不良反应。青光眼、前列腺肥大和肠麻痹者不宜使用阿托品,因阿托品可加重青光眼和排尿困难的症状,有松弛胃肠道平滑肌的作用。

2)H_2受体拮抗剂(如西咪替丁)或质子泵抑制剂(如奥美拉唑)可以抑制胃酸分泌,使胰液减少;还可预防应激性溃疡的发生。西咪替丁每次200~600mg,静脉注射,每日 2 次;奥美拉唑 40mg 静脉注射,每日 2 次。西咪替丁的不良反应主要表现在消化系统、造血系统、心血管系统、内分泌系统和中枢神经系统等,出现腹胀、腹泻、口干、白细胞减少、血小板减少、男性乳房发育、女性溢乳、性欲减退、面色潮红、心率减慢、心律不齐、头晕、头痛等。在治疗急性胰腺炎过程中,用药并非长期大量,因此,很少有上述不良反应发生,但在静脉给药时,偶有血压下降、心跳呼吸停止等。因此,在给药时,速度不宜过快,观察患者的反应,注意有无异常表现和不适主诉等。

3)生长抑素类似物奥曲肽能抑制各种因素引起的胰酶分泌,减轻奥迪括约肌痉挛。首次剂量 100μg 静脉注射,以后每小时用 250μg 持续静脉滴注,持续 3～7 天,并应尽早使用。

(3)抗菌药物:大多数急性胰腺炎常合并细菌感染,如大肠埃希菌、变形杆菌、肠杆菌、肠球菌感染等,合理使用抗生素可以有效地防止或控制感染。常用的药物有氧氟沙星、环丙沙星、克林霉素、亚胺培南、头孢噻肟钠,并联合使用甲硝唑和替硝唑,两者对各种厌氧菌均有强大的杀菌作用。

(4)抑制胰酶活性药物:常用的有抗胰蛋白酶类药物如抑肽酶,20 万～50 万 U/d,分 2 次溶于葡萄糖注射液中静脉滴注;爱普尔有抑制蛋白酶的作用。用量为 2 万～4 万 U,每日 2 次静脉滴注。该药物可产生抗体,有过敏可能;氟尿嘧啶可抑制 DNA 和 RNA 的合成,减少胰液分泌。用法是 5-氟尿嘧啶 250～500mg 加入葡萄糖注射液中,每日 1 次,静脉滴注。

4.心理护理

急性胰腺炎发病急、病情重、并发症多,患者往往没有足够的思想准备,因此,容易产生焦虑和恐惧心理;胰腺炎恢复较慢,尤其是重症患者,需要较长的治疗时间,患者会出现烦躁情绪,甚至不配合治疗。因此,对急性胰腺炎患者在解除其病痛的同时,应多与患者沟通,了解患者的心理需求;向患者介绍治疗方案及其意义,增加患者对预后的信心,使之积极配合治疗;加强与患者家属的沟通,鼓励家属多与患者交谈,解除患者的不良情绪;对于患者及家属提出的疑问,给予恰当的解答。

(陈美玲)

第二章

外科及口腔科疾病的护理

第一节　甲状腺功能亢进症

甲状腺功能亢进症简称甲亢,是由各种原因导致正常的甲状腺素分泌的反馈机制丧失,引起循环中甲状腺素异常分泌增多而出现的以全身代谢亢进为主要特征的疾病总称。

一、病因及发病机制

目前认为原发性甲亢是一种自身免疫性疾病,患者淋巴细胞产生的两类 G 类免疫球蛋白,即长效甲状腺激素(LATS)和甲状腺刺激免疫球蛋白(TSI)能抑制垂体前叶分泌促甲状腺激素(TSH),并与甲状腺滤泡壁细胞膜上的 TSH 受体结合,导致甲状腺分泌大量甲状腺素。继发性甲亢和高功能腺瘤的发病原因不完全明确,患者血中长效甲状腺刺激激素等的浓度不高,可能与结节本身自主性分泌紊乱有关。

二、临床表现

甲亢临床表现轻重不一,典型表现有甲状腺激素分泌过多综合征、甲状腺肿大及眼征。

(一)甲状腺激素分泌过多综合征

甲状腺激素分泌过多综合征由于甲状腺激素分泌增多和交感神经兴奋,患者可出现高代谢综合征和各系统功能受累,表现为性情急躁、易激惹、失眠、双手颤动、疲乏无力、怕热多汗、皮肤潮湿;食欲亢进但体重减轻,肠蠕动亢进和腹泻;月经失调和阳痿;心悸,脉快有力(脉率常在 100 次/分以上,休息与睡眠时仍快)、脉压增大。其中脉率增快及脉压增大常作为判断病情程度和治疗效果的重要指标。合并甲状腺功能亢进性心脏病时,出现心律失常、心脏增大和心力衰竭。少数患者伴有胫前黏液性水肿。

(二)甲状腺肿大

甲状腺肿大呈弥散性、对称性,质地不等,无压痛,多无局部压迫症状。甲状腺扣诊可触及震颤,听诊时闻及血管杂音。

(三)眼征

眼征可分为单纯性突眼(与甲亢时交感神经兴奋性增高有关)和浸润性突眼(与眶后组织的自身免疫炎症有关)。典型者双侧眼球突出、眼裂增宽,严重者上下眼睑难以闭合,甚至不能盖住角膜;瞬目减少;眼向下看时上眼睑不随眼球下闭;上视时无额纹出现;两眼内聚能力差;甚至伴眼睑肿胀、结膜充血水肿等。

三、辅助检查

(一)实验室检查

1.血清 T_4 检测

T_4 增高可以诊断甲亢,游离 T_4 较总 T_4 更有意义。

2.血清 T_3 检测

甲亢早期或复发性甲亢 T_3 增高,游离 T_3 比 T_4 敏感。

3.TRH 刺激试验

血清 T_3、T_4 不增高而疑有甲亢的患者进行 TRH 刺激试验,无反应者多为甲亢。

(二)特殊检查

1.甲状腺摄[131]I 率测定

摄[131]I 率增高伴有高峰前移者可诊断为甲亢。

2.甲状腺扫描

甲状腺扫描能区分甲亢类型,原发性甲亢表现为甲状腺两叶碘均匀分布,而继发性甲亢或高功能腺瘤则表现为"热结节"。

四、诊断

甲亢根据典型临床表现,结合实验室检查、特殊检查可以确定诊断。

五、治疗

确诊甲亢后应注意低碘饮食,并补充营养物质,以适应机体高代谢的需求。同时注意休息,放松心情,避免过量的体力活动。

目前甲亢的主要治疗方式有药物、[131]I、手术 3 种。其目的在于减少甲状腺激素的合成,改善临床症状与体征。3 种方案各有其适应证和禁忌证,但多数患者在治疗方式的选择上并无绝对的界线,应综合多方面因素选择适当的治疗方案。

(一)药物治疗

根据 ATA/AACE《甲亢和其他病因甲状腺毒症诊治指南》的推荐,下列患者应优先考虑抗甲状腺药物（ATD）治疗：女性、病情轻度、甲状腺轻度肿大、TRAb阴性或滴度低下的甲亢患者，此类患者通过 ATD 治疗出现缓解的可能性较大。以下患者也应考虑 ATD 治疗：老年或存在增加手术风险的合并症或生存期有限的患者，无法遵守辐射安全规定的患者，有手术或颈部外照射史的患者，缺乏经验的甲状腺外科医生，有中重度活动性 Graves 病（GD）患者。ATD 治疗的禁忌证主要是粒细胞缺乏或肝功能损害者。选择该治疗手段的患者较为关注 ATD 治疗后 GD 的缓解，并可避免甲状腺素替代、手术和辐射，但对 ATD 的潜在不良反应、治疗后需持续监测甲状腺各指标以及 GD 复发等顾虑较少。

抗甲状腺药物治疗甲亢已有 60 年的历史，常用的抗甲状腺药物有丙硫氧嘧啶（PTU）、甲巯咪唑（MMI）。

1.抗甲状腺药物

硫脲类药物主要有丙硫氧嘧啶（PTU）和甲硫氧嘧啶（MTU）。咪唑类药物主要有甲巯咪唑（MMI），二者抗甲状腺机制相似，主要通过抑制甲状腺内碘的氧化及氨酸残基的碘化来阻断甲状腺激素的合成。而 PTU 还具有阻断 T_4 向 T_3 转化的作用，故可用于严重病例、甲亢危象等的治疗。但两类药物是否具有免疫抑制作用尚不能肯定。二者均可被胃肠道迅速吸收，1～2 小时达峰浓度，PTU 的血浆半衰期为 1～2 小时，每天需给药 2～3 次。而 MMI 的血清半衰期则为 4～6 小时，一般每日给药 1 次即可。目前除甲亢危象或合并妊娠以外，都首选 MMI 治疗。

2.适应证和指征

药物治疗甲亢的优点如下：①疗效较肯定，对大多数患者有效；②不损害甲状腺及其周围组织，不引起永久性甲减；③某些特殊情况，如妊娠时可以使用；④严重并发症的发生率不高，且可以监测并发症的发生情况；⑤方便、廉价。

其缺点主要为：①疗程长，通常需半年至两年；②停药后复发率较高；③某些并发症如粒细胞减少、肝损害、ANCA 相关血管炎较严重。

应用范围：①青少年及儿童甲亢患者；②病情较轻，病程较短，甲状腺肿大程度较轻者；③患甲亢的孕妇（妊娠第一阶段宜使用 PTU 而非 MMI）；④甲状腺次全切除术的术前准备，常与碘剂合用；⑤甲状腺次全切除术后复发且不适合放射性碘治疗者；⑥甲亢伴严重突眼者，可先试用小剂量抗甲状腺药物；⑦甲亢伴心脏病、出血性疾病，不适于放射性碘治疗者；⑧作为放射性碘治疗的辅助治疗。

不宜使用抗甲状腺药物治疗的情况：①对药物有过敏反应者；②甲状腺肿大特别明显，尤其是有结节者，使用药物往往难以得到持久缓解，有时还可造成结节增大，加重压迫症状；③患者难以长期服药、随诊观察者；④单一毒性腺瘤引起的甲亢。

3.剂量和疗程

药物治疗甲亢一般分 3 个阶段：初治阶段、减量阶段、维持阶段。

(1)初治阶段:甲巯咪唑的一般起始剂量为每日 15～30mg,丙硫氧嘧啶的一般起始剂量为 200～300mg。最新指南推荐剂量为:甲巯咪唑每日 10～20mg,丙硫氧嘧啶每日 150～450mg,分 3 次服用。

抗甲状腺药物主要通过部分抑制甲状腺激素的合成而起到作用,初治阶段,甲状腺中尚存留的大量甲状腺激素仍能不断释放入血,故药物起效一般需要 2～4 周时间,症状控制往往需要 4～8 周甚至更久。用药治疗之后应每 4～6 周随访检查甲状腺功能。一般患者会在 4～12 周后,甲状腺功能得到相当程度的改善或恢复正常。此后应逐渐减少用药量。

影响由开始治疗到症状得到控制所需时间的因素包括原有甲亢的严重程度及甲状腺激素的存储量、抗甲状腺药物的剂量、TSH 受体兴奋性抗体的水平。TSH兴奋性抗体水平高者往往提示预后不良,需加大抗甲状腺药物的剂量。PTU 可加至每日 600mg 或更多,MMI 则可加至 40mg/d。

(2)减量阶段和维持阶段:每 2～4 周减量 1 次,PTU 每次减 50～100mg,MMI每次减 5～10mg。待症状完全消除、体征明显好转后再进入维持期。最新指南推荐,PTU 的维持剂量为 50mg,每天 2～3 次,MMI 则为每日 5～10mg。

维持治疗期间,如无严重并发症,应持续治疗,不应随意停药。治疗期间应注意观察甲状腺的变化,相当一部分患者甲状腺经过一段时间治疗后可逐渐缩小,血管杂音逐渐减轻,症状逐渐控制。对于部分甲状腺持续增大的患者,应注意判断原因。其中一部分患者可因用药剂量过大导致甲减,TSH 分泌增多从而引起甲状腺的增大,对此类患者应酌情减少抗甲状腺药物的剂量,必要时可合用甲状腺素制剂。另一部分患者因甲亢控制不佳,而致甲状腺未能缩小甚至持续增大,对于此类患者应当加大抗甲状腺药物的剂量。

维持治疗 6～12 个月后,可根据患者对治疗的反应,判断其在长期服药后能否得到持久缓解。提示患者预后好的指标有:①疗效好,奏效快,6 个月已完全缓解,且小剂量药物维持治疗效果满意;②甲状腺缩小,血管杂音消失;③突眼逐渐减轻;④TSH 水平恢复正常;⑤TSH 受体抗体水平逐渐降低。抗甲状腺药物治疗满1.5～2年后,如符合上述情况,可实行停药,之后每 6～8 周复查,若不复发,则可降低随访频率。复发多发生在停药后的 3～6 个月,此时患者有使用[131]I 或手术治疗的指征。对长期随诊提示病情缓解的患者仍需终身随访,因部分患者可在数十年后发生自发性甲状腺功能减退症。

相反,若在服药 6～12 个月后,患者对抗甲状腺药物的需要量仍然较大,甲状腺体积变小不明显,TSH 持续低下或 TSH 受体抗体水平仍然高于正常则提示预后不良,停药后复发的可能性大。此时可予[131]I 或手术治疗。

4.药物治疗的不良反应

抗甲状腺药物治疗的常见不良反应有粒细胞减少和药物性甲减,多较轻微。

但少数患者可发生粒细胞缺乏或抗中性粒细胞胞浆抗体（ANCA）相关血管炎，此为抗甲状腺药物治疗的严重并发症，预后较差。

（1）粒细胞减少：是指粒细胞计数低于 1.5×10^9/L，MTU 多见，MMI 次之，PTU 最少，多发生在用药后的 2～3 个月。但应注意的是，未经治疗的 Gtraves 病（GD）患者同样可出现粒细胞计数的减少，故在使用抗甲状腺药物治疗之前应测定粒细胞的基线值，以判断细胞减少的原因。粒细胞缺乏则指其绝对计数低于 0.5×10^9/L，是抗甲状腺药物治疗的最严重不良反应，发生率为 0.3%～0.7%。多于用药后的最初 90 天发生，但也可发生在用药治疗的任何时间。抗甲状腺治疗的初期要密切监测血细胞计数，并警惕发热、咽痛等粒细胞减少的最常见症状。

一旦有粒细胞减少的发生，应使用升白细胞药物，如维生素 B_4、鲨肝醇、利血生等，必要时可使用粒细胞集落刺激因子。白细胞正常后停用。若粒细胞减少合并药疹，可加用抗组胺类药物治疗，但若皮疹加重应停用抗甲状腺药物，以免产生剥脱性皮炎等严重并发症。粒细胞缺乏并继发感染、脓毒血症，则应立即停用ATD，并静脉使用广谱抗生素。若粒细胞减少合并中毒性肝炎则应立即停药抢救。

（2）药物性肝损伤：PTU 诱发肝脏损伤较为多见，多发生在治疗 3 个月内，30% 患者可表现为血清转氨酶水平升高，可达正常值上限的 1.1～6 倍。PTU 相关的急性肝衰竭表现为痒疹、黄疸、白陶土样大便、腹痛、乏力等。肝衰竭的发生率儿童较成人高，肝移植是急性肝衰竭患者的主要治疗措施。故使用 PTU 治疗者应定期复查肝功能，血清转氨酶升高 2～3 倍，经复查 1 周不见好转者应停用 PTU。MMI 所致的肝损伤多为淤胆性改变，停药后患者可缓慢完全恢复。

（3）ANCA 相关性小血管炎：是抗甲状腺药物治疗的又一严重不良反应。为PTU 特异性，多见于中青年女性。一般表现为间质性肺炎、肺出血、干咳和呼吸困难，急性肾功能衰竭如血尿、蛋白尿，另可有发热、关节炎、皮肤溃疡等。一些患者血清中红斑狼疮相关抗体阳性。该不良反应的临床表现可在停药后缓解，但严重病例可能需要大剂量糖皮质激素和免疫抑制剂的治疗。建议有条件的患者在PTU 治疗前测定 ANCA 抗体，在治疗过程中监测尿常规及 ANCA 抗体，以助于预防本并发症。

（4）其他不良反应：药物性甲减，最早表现为治疗过程中甲状腺肿大与 TSH 升高，应减低抗甲状腺药物用量或暂停用药。另外，约 5% 的患者可发生轻微的不良反应如皮肤斑疹、发热、关节痛、腹部不适等。反应轻微时不必停药，可予抗组胺药物对症处理，但关节疼痛可为暂时性多关节炎的前兆，应立即停止药物治疗。

（二）^{131}I 治疗

美国甲状腺协会和临床内分泌医生协会甲亢诊疗指南认为，^{131}I 治疗是可以治愈甲亢的一种方法，治疗后出现甲减是 ^{131}I 治疗的目的，此时甲亢才算彻底治愈。

^{131}I治疗甲亢的原理为：①甲状腺组织对碘的摄取能力极强，尤其是甲亢患者，甲状腺摄碘率达80%～90%，故内服的^{131}I可浓集于甲状腺组织内发挥效应；②^{131}I在衰变过程中能够释放出β射线，经其照射后的甲状腺滤泡细胞发生空泡化、核固缩，同时甲状腺组织发生炎症、萎缩、纤维化等改变；③^{131}I的射程只有2mm，这能够保证其释放的射线仅作用于甲状腺组织而不会对其周边组织产生破坏作用。这使得^{131}I成为治疗甲亢的一种方便、安全、有效的措施。

1.适应证与禁忌证

（1）适应证：①年龄＞25岁，甲亢病情中度者；②对抗甲状腺药物过敏或治疗无效、治疗后复发者；③因合并心、肾、肝等疾病不宜手术治疗或手术治疗后复发者；④部分甲状腺高功能结节手术后又残余聚碘组织者应用^{131}I放射治疗。

（2）禁忌证：①妊娠、哺乳期妇女，因^{131}I可通过胎盘进入胎儿甲状腺组织，造成胎儿或婴儿呆小症；②年龄在25岁以下者不宜作为首选；③一般情况差者，如伴有严重的心、肝、肾脏疾病者；④结节性甲状腺肿患者，若为热结节，则首选^{131}I治疗，如为冷结节或结节较大者，应首选手术治疗；⑤重度甲亢或有甲状腺危象者，应首先使用药物控制高甲状腺素血症，病情控制后再使用^{131}I治疗；⑥甲状腺摄碘率低下者；⑦重症突眼者；⑧血常规显示白细胞计数在$(2\sim2.5)\times10^9$以下者。

2.剂量与疗效

照射剂量的大小关乎治疗的效果及治疗后甲减的发生率。故应使用合适剂量的^{131}I治疗。使用^{131}I的剂量由甲状腺组织的质量及甲状腺摄碘率为基础计算而来。

美国最新指南认为，固定剂量法采用一次给予330～555MBq（1mCi＝37MBq）的^{131}I是有效的方案，可使多数Graves病（GD）患者治愈并出现甲减。国内多采用1次服药法，服药剂量计算公式：^{131}I毫居里数（mCi）＝（甲状腺质量g）×0.08。经此方法计算得出的^{131}I剂量并非适用于所有患者，以下情况可酌情减量（一般给予计算剂量的1/3～2/3）：①甲亢病情较轻，血中T_3、T_4和TSH均基本正常；②血中TgAb和TPOAb阳性；③经SPECT证实为多结节甲状腺肿；④患者年龄小；⑤甲亢伴肝病或甲亢性心脏病者。而甲状腺吸碘率接近正常或甲状腺肿大较严重时应适当增加剂量。

另外，使用^{131}I治疗时应注意：①甲亢病情严重者，使用^{131}I治疗易致甲状腺危象，应先用抗甲状腺药物治疗3个月左右，待临床症状减轻后，再改用^{131}I治疗；另外，此类患者宜使用^{131}I分次治疗，首次给予总剂量的1/2～2/3，1周后再给予剩余剂量；②一些药物，如丙硫氧嘧啶等，可降低甲状腺的摄碘率，影响治疗效果，故应于^{131}I治疗前停药3～7天；③自主功能性甲状腺结节在治疗时可在投以放射性碘后2～4天给予碘剂，可使半数以上患者放射性碘治疗的有效半衰期延长。

治疗有效的表现为临床症状缓解、甲状腺组织缩小、突眼减轻、血生化指标趋于正常,多于治疗后 3 周以上才可见效。治疗 2 个月后测定甲状腺摄碘率正常表示疗效较为稳定。一些患者首次治疗效果不理想,应分析原因,如碘剂量不足、患者本身对碘剂欠敏感、未适当应用碘剂辅助治疗等。根据国内报道,^{131}I 治疗甲亢的有效率可达 85%～90%。

3.并发症

(1)近期并发症。①一过性甲亢:可使用碘剂治疗,如 6～12 个月仍不能缓解,则考虑甲亢复发,应采用其他方法治疗。严重者经放射治疗后大剂量甲状腺素释放入血,可致甲亢危象,应及时处理。②放射性甲状腺炎,见于治疗后 7～10 天,患者可感颈部膨胀及压迫感,吞咽时疼痛,多持续数日至 1 周后消失。早起给予对症处理,如予止痛剂、非类固醇类消炎药有助于症状的缓解。③一过性甲减:较少见,可表现为亚临床或临床甲减,部分患者使用 L-T$_4$ 治疗后可好转,部分患者可演变为永久性甲减。④另有全身症状如恶心、呕吐、皮肤瘙痒、皮疹等,经治疗后 2～3 天可消失。

(2)远期并发症。①甲状腺功能减退(甲减):是 ^{131}I 治疗最主要的远期并发症。发生早晚不同,有些为早期一过性甲减,经 L-T$_4$ 治疗后可好转,而大多数患者可有永久性甲减,这与放射性物质剂量大小并无必然关联,考虑晚期甲减的发生与甲状腺滤泡细胞的修复能力及甲状腺免疫损伤有关。随访调查显示,^{131}I 治疗 10 年后甲减的发生率可达 70%,患者需终身服用甲状腺素治疗。甲状腺组织较小、新发甲亢、术后复发患者采用放射治疗的剂量应酌情减少,可有效降低甲减的发生率。②^{131}I 治疗后,大部分患者的突眼症状有不同程度的改善,但也有部分患者无明显缓解甚至出现症状加重,造成这种现象的具体原因不详。③罕见的远期并发症:有损伤甲状腺旁组织、致癌、染色体畸形、原发性甲旁亢、周期性麻痹、胫前黏液性水肿等。

(三)手术治疗

甲亢的手术治疗和 ^{131}I 治疗一样,试图通过减少有功能的甲状腺组织而减少甲状腺激素的合成及释放。甲状腺次全切除术多采用 Hartley-Dunhill 术式(一侧全切,另一侧次全切),经妥善的术前准备和细致手术,可使 70% 的患者达到治愈,且不需终身服药治疗。手术的病死率低,严重并发症少,但并发症种类较多,且仍有部分患者会在术后多年复发。

1.手术适应证

(1)甲状腺明显肿大,伴压迫症状或为异位(如胸骨后)甲状腺肿。

(2)结节性毒性甲状腺肿。

(3)疑为恶性病变者。

(4)病变中等严重程度,长期抗甲状腺药物治疗困难、治疗无效、之后复发而不欲行[131]I治疗者。

2.手术禁忌证

(1)合并严重的心、肾、脑疾病,一般情况差而不适合手术者。

(2)经手术治疗失败者,因造成神经损伤的概率大大增加而不宜再次手术。

(3)妊娠头前个月及 6 个月之后。

(4)甲亢病情未控制者。

(5)病情较轻、甲状腺肿大不明显者。

3.术前准备

术前使用药物配合治疗,控制患者心率<80 次/分,T_3、T_4 在正常范围内,可有效减少出血、甲亢危象等术后并发症的发生。

目前最常用的方式为硫脲类配合碘剂。使用硫脲类药物使患者甲亢症状控制,心率<80 次/分,T_3、T_4 在正常范围内,此时方可加用碘剂,每日 3 次,每次 3～5 滴,两种药物合用 2 周后进行手术较为安全。需注意的是,硫脲类药物应在加用碘剂后继续使用,直到手术,否则可致病情复发,控制困难。

对硫脲类药物有不良反应或欲缩短术前准备时间的患者,可使用 β 受体阻滞剂普萘洛尔降低周围组织对甲状腺素的反应。此药物作用迅速,但因其并未减少甲状腺素的生成和释放,故停药后极易造成甲亢危象,须于术前至术后坚持服药,并监测患者生命征,防治甲亢危象的发生。

4.并发症

(1)甲状腺功能减退(甲减):手术治疗后甲减的发生率高。有 20%～37% 的患者在甲状腺次全切除术后发生甲减,持续 2～3 个月后自行恢复,为暂时性甲减;若持续 6 个月以上则为永久性甲减,需要终身服用甲状腺激素替代治疗。术后剩余甲状腺组织体积的大小是决定甲减发生率的重要因素。甲状腺次全切除术后遗留 2～4g 甲状腺组织,甲减发生率达 25%～40%;而甲状腺部分切除术者留下 8～10g 甲状腺组织,甲减的发生率为 5%～10%。但发生甲减不应视为手术失败。因为,为了避免术后甲亢复发、恶性组织残留,一般手术倾向于切除较多的甲状腺组织,发生甲减后再使用甲状腺激素替代治疗。另外,术后甲减的发生率与患者自身免疫状况和年龄、随访时间等因素相关。

(2)甲亢术后复发:甲亢的术后复发多在 1～5 年发生,晚期发生者少见。术后甲亢复发者不宜再次手术治疗,一方面因残余甲状腺组织少,再次手术极易损伤正常组织;另一方面因再次手术后仍有可能复发。一般予抗甲状腺药物或[131]I放射治疗。

(3)喉返神经损伤:损伤一侧喉返神经可致声音麻痹,两侧同时损伤则可致声带麻痹、影响呼吸道的通畅,甚至造成窒息,需立即予气管切开。

(4)损伤甲状旁腺组织或其血供可造成暂时性或永久性甲状旁腺功能减退。前者经补充维生素 D 和钙剂可逐渐缓解症状直至停用,后者则需终身服药治疗。

(5)其余并发症如创面出血、感染、甲亢危象、颈交感神经损伤、颈部乳糜瘘及突眼恶化等极为少见。

(柳素云)

第二节　食管癌

一、病因

至今尚未明确,可能与下列因素有关。

1.化学物质

如长期进食亚硝胺含量较高的食物。

2.生物因素

如真菌,某些真菌能促使亚硝胺及其前体形成。

3.缺乏微量元素

缺乏如铜、铁、锌、氟、硒等微量元素。

4.缺乏维生素

缺乏维生素 A、维生素 B_2、维生素 C 等。

5.饮食习惯

嗜好烟、酒,喜食过烫、过硬的食物,进食速度过快。

6.慢性疾病

如慢性食管炎、食管良性狭窄、食管黏膜白斑等。

7.遗传易感因素

有数据显示,食管癌高发区,有家族史者达 27%～61%。

二、分型和转移途径

以胸中段食管癌较多见,下段次之,上段较少。大多为鳞癌。贲门部腺癌可向上延伸累及食管下段。

1.分型

按病理形态,食管癌可分为 4 型。

(1)髓质型:管壁明显增厚并向腔内外扩展,使癌瘤的上下端边缘呈坡状隆起,多数累及食管周径的全部或大部分,恶性程度高。切面呈灰白色,为均匀致密的实体肿块。

（2）蕈伞型：瘤体呈卵圆形扁平肿块状，腔内呈蘑菇样突起。

（3）溃疡型：瘤体的黏膜面呈深陷而边缘清楚的溃疡，溃疡大小、形状不一，深入肌层。

（4）缩窄型（硬化型）：瘤体形成明显的环行狭窄，累及食管全部周径，较早出现阻塞症状。

2.转移途径

主要通过淋巴转移，血行转移发生较晚。

（1）直接扩散：癌肿最先向黏膜下层扩散，继而向上、下及全层浸润，很容易穿过疏松的外膜侵入邻近器官。

（2）淋巴转移：首先进入黏膜下淋巴管，通过肌层到达与肿瘤部位相关的区域淋巴结。

（3）血行转移：发生较晚，可通过血液循环向远处转移，如肺、肝、骨等。

三、临床表现

1.早期

常无明显症状，在吞咽粗硬食物时有不同程度的不适感觉，包括哽噎感，胸骨后烧灼样、针刺样或牵拉摩擦样疼痛。食物通过缓慢，并有停滞感或异物感。哽噎、停滞感常通过饮水而缓解消失。症状时轻时重，进展缓慢。

2.中晚期

进行性吞咽困难为典型症状，先是难咽干硬食物，继而只能进半流食、流食，最后滴水难进。患者逐渐消瘦、贫血、无力及营养不良。癌肿侵犯喉返神经者，可发生声音嘶哑；侵入主动脉、溃烂破裂时，可引起大量呕血；侵入气管，可形成食管气管瘘；食管梗阻时可致食物反流入呼吸道，引起进食时呛咳及肺部感染。持续胸痛或背痛为晚期症状；最后出现恶病质。中晚期患者可有锁骨上淋巴结肿大，肝转移者可触及肝肿块，严重者有腹水。

四、辅助检查

1.影像学检查

（1）食管吞钡 X 线双重对比造影检查：①食管黏膜皱襞紊乱、粗糙或有中断现象；②充盈缺损；③局限性管壁僵硬，蠕动中断；④龛影；⑤食管有明显的不规则狭窄，狭窄处以上食管有不同程度的扩张。

（2）CT、超声内镜检查（EUS）等可用于判断食管癌的浸润层次、向外扩展深度以及有无纵隔、淋巴结或腹内脏器转移等。

2.脱落细胞学检查

我国首创的带网气囊食管细胞采集器,做食管拉网检查脱落细胞;早期病变阳性率可达 90%～95%。本法是一种简便易行的普查筛选方法。

3.纤维食管镜检查

可直视肿块部位、大小及取活组织做病理组织学检查。

五、治疗

以手术为主,辅以放射治疗、化学药物等综合治疗。

1.手术治疗

全身情况和心肺功能储备良好、无明显远处转移征象者,可考虑采用手术治疗。对估计切除可能性不大的较大的鳞癌而全身情况良好的患者,可先做术前放疗,待瘤体缩小后再手术。食管下段癌切除后与代食管器官的吻合多在主动脉弓水平以上;而食管中段或上段癌切除后吻合口多在颈部。代食管的器官大多为胃,有时为结肠或空肠。

2.放射治疗

(1)放射和手术综合治疗,可增加手术切除率,也能提高远期生存率。术前放疗后,间隔 2～3 周再做手术较为合适。对手术中切除不完全的残留癌组织处做金属标记,一般在手术后 3～6 周开始术后放疗。

(2)单纯放射治疗适用于食管颈段、胸上段癌或晚期癌。

3.化学药物治疗

作为术后辅助治疗方法。

六、护理评估

1.健康史

食管癌的病因目前还不明确,已有调查资料显示食管癌的发生与下列因素有关。

(1)化学病因:亚硝胺目前被认为与消化系统肿瘤的发生有着密切关系。

(2)缺乏某些微量元素:如钼、铁、锌、氟、硒等在蔬菜、粮食、饮水中含量偏低。

(3)缺乏维生素:缺乏维生素 A、维生素 B_2、维生素 C 及动物蛋白等。

(4)食管的慢性病变:如反流性食管炎、食管良性狭窄、食管白斑。

(5)不良饮食习惯:食物过烫、过硬,饮食速度过快。

(6)家族遗传病史:在食管癌的高发地区,家族遗传尤其明显。

2.身体状况

早期食管癌和中晚期食管癌表现不同,具体参考 P71 相关内容。

3.心理—社会状况

确诊后,患者精神生理上会受到很大的打击,产生强烈的情绪反应。尤其是中晚期的食管癌,长期进食困难、消瘦、疼痛等,使患者身心备受折磨。担心手术治疗效果,巨大的经济负担,使患者承受较大的心理压力,因而会产生不同程度的焦虑、恐惧、悲哀和绝望等心理变化。

七、护理问题

1.营养失调:低于机体需要量

与进食不足、癌肿消耗有关。

2.体液不足

与吞咽困难、水摄入不足有关。

3.焦虑

与对疾病进展不了解、担心预后有关。

4.潜在并发症吻

合口出血、吻合口瘘、乳糜胸等。

八、护理措施

1.术前护理

(1)心理护理:与患者积极沟通,鼓励并安慰患者,帮助患者树立战胜疾病的信心,配合相关治疗。

(2)加强营养支持:食管癌患者多数因有不同程度的吞咽困难而出现营养不良、水和电解质代谢失调,机体耐受力降低,术前应加强营养。能进食者给予高热量、高蛋白、富含维生素的流食或半流食;进食困难者可行肠内营养或肠外营养。

(3)呼吸道准备:吸烟者术前2周严格戒烟,指导并训练患者练习有效的咳嗽排痰和腹式深呼吸,预防术后并发肺炎和肺不张。

(4)胃肠道准备。①预防感染:食管癌出现梗阻和炎症者,术前1周遵医嘱给予患者分次口服抗生素溶液,可起到局部抗感染作用。②饮食:术前3天改流食,术前1天禁食。梗阻明显或有食物滞留、反流者,术前1天晚遵医嘱用生理盐水100mL加抗生素液经鼻胃管冲洗食管,减轻局部水肿,减少术中污染,以防止吻合口瘘。③肠道准备:拟行结肠代食管的患者,术前3天口服抗生素,如甲硝唑、庆大霉素或新霉素;术前2天进食无渣流食,术前晚行清洁灌肠或全肠道灌洗后禁饮禁食。④留置胃管:术日晨酌情留置胃管,如放置困难,可于术中直视下放置胃管,不可强行放置,以免穿破食管。

2.术后护理

(1)监测记录生命体征:术后 2～3 小时内严密监测生命体征,每 15 分钟测一次,血压、脉搏平稳后,改每 30 分钟至 1 小时测一次。

(2)饮食护理:具体如下。

1)术后早期吻合口处于充血水肿期,再加上胃肠功能尚未恢复,应禁食、禁饮 3～4 天。禁食期间持续胃肠减压,进行静脉补液和胃肠外营养。

2)术后 3～4 天肛门排气,胃肠减压管引流量减少,可拔除胃管。拔出胃管 24 小时后,若无呼吸困难、胸内剧痛、患侧呼吸音减弱及高热等吻合口瘘症状时,可开始进食。先试饮少量温水,术后 5～6 天给少量全清流食,每 2 小时给 100mL,每天 6 次。术后 2 周可进半流食。术后 3 周若无特殊不适可进普食,但应注意少食多餐,细嚼慢咽,进食不宜过多、过快。避免进食生、冷、硬及粗糙的食物,以免导致后期吻合口瘘。

3)食管胃吻合术后的患者,由于胃被拉入胸腔、肺受压出现胸闷、进食后可出现呼吸困难,应建议患者少食多餐,1～2 个月后症状多可缓解。

4)食管癌、贲门癌切除手术后,胃液可反流至食管,患者出现反酸、呕吐等症状,嘱患者进食后 2 小时内避免平卧,睡眠时将床头抬高。

(3)呼吸道护理:食管癌术后的患者易发生呼吸困难、缺氧以及肺炎和肺不张,甚至呼吸衰竭。主要与下列因素有关:食管癌术后,胃部分被拉入胸腔,使肺脏受压,肺的扩张受限;术后迷走神经亢进使气管和支气管黏膜腺体分泌物增多;术后切口疼痛,咳嗽无力;老年人常伴有慢性支气管炎、肺气肿、肺功能下降。主要护理措施如下。

1)麻醉清醒,血压、脉搏平稳后取半坐位,有利于肺的膨胀,增加肺通气。

2)术后密切观察呼吸形态、频率和节律,听诊呼吸音是否清晰。评估患者肺的功能。

3)术后第 1 天,每 1～2 小时鼓励患者做深呼吸训练,促使肺尽快膨胀。术后 1～2 天内,应给予持续的低流量吸氧。

4)痰多、痰液黏稠、咳痰无力时,若患者出现呼吸浅快、发绀、呼吸音减弱等呼吸道阻塞表现时,立即行鼻导管深部吸痰,必要时行支气管镜吸痰或气管切开吸痰,保持呼吸道通畅。

(4)胃肠减压护理:食管癌术后行胃肠减压的目的是减轻腹胀和胃内胀气,促进吻合口的愈合,防止吻合口瘘的发生。

1)术后 3～4 天内持续胃肠减压,保持胃管引流通畅并妥善固定,防止胃管脱落。

2)严密观察并准确记录引流物的量、颜色、性状。术后 6～12 小时内可引流出少量血性液或咖啡色液体,属于正常现象。若引流出大量鲜血或血性液体,患者出现烦躁、血压下降等休克症状,应考虑吻合口出血,需立即通知医生。

3)经常挤压胃管,避免管腔堵塞。如胃管不通畅,可用少量生理盐水低压冲洗并及时回抽冲洗液,避免吻合口张力增加,导致吻合口瘘。

4)术后 3～4 天胃肠蠕动或肛门排气后,可考虑拔除胃管。

(5)胃造瘘术后护理:注意观察瘘管周围有无渗出液或胃液漏出,及时更换敷料并在瘘口周围涂抹氧化锌软膏或凡士林纱布保护瘘口周围皮肤,防止发生皮炎;妥善固定胃造瘘管,防止脱出或阻塞;术后第一次灌注前,先灌注少量温 5％葡萄糖注射液,如无不适或漏出可逐渐增量。对于永久性胃造瘘的患者,要预防腹泻,注意补充维生素。

(6)结肠代食管术后护理:具体如下。

1)保持置于结肠祥内的减压管通畅。

2)密切观察腹部体征,及时发现吻合口瘘、腹腔内出血或感染等并发症。

3)若从减压管内引流出大量血性液体或患者呕吐较多的咖啡色液体并伴全身中毒症状,应考虑代食管的结肠坏死,应立即抢救。

4)结肠代食管术后,由于结肠的逆行蠕动,患者常可嗅到粪臭味,需向患者解释原因,并指导其注意口腔卫生,半年后可逐渐缓解。

(7)并发症的护理:具体如下。

1)吻合口瘘:是最严重的并发症,多发生在术后的 5～10 天,病死率可高达50％。引起吻合口瘘的原因与食管解剖及手术有关,其次是吻合口周围感染、贫血、低蛋白血症、营养不良等。表现为患者出现呼吸困难、胸痛、胸腔积液、全身中毒症状,如寒战、高热、白细胞计数升高,严重者出现休克。护理措施:①立即禁饮食,直至吻合口愈合;②立即行胸腔闭式引流;③遵医嘱使用抗生素及营养支持;④严密观察病情,出现休克时应积极抗休克治疗;⑤需要再次手术的,积极配合医生完成术前准备。

2)乳糜胸:是比较严重的并发症,多由于术中损伤胸导管所致,常发生于术后2～10 天。术后早期由于禁食,乳糜液含脂肪很少,引流出的液体为淡红色或淡黄色液体,但量较多;恢复进食后,乳糜液漏出量增多,大量积聚在胸腔内,可压迫肺及使纵隔向健侧移位。患者出现胸闷、气急、心悸,甚至血压下降。由于乳糜液中95％是水且含有大量的脂肪、蛋白质、胆固醇、酶、抗体和电解质,若不及时治疗,可在短时间内引起全身消耗、衰竭而死亡。必须积极预防和及时处理。护理措施:①严密观察病情,注意有无乳糜胸的症状,发现后立即报告医生;②有效的胸腔闭式引流可充分引流出胸腔内的乳糜液,改善呼吸功能;③嘱患者进低脂饮食或无脂饮食,必要时禁食,给予肠外营养支持;④输全血、血浆及清蛋白,纠正营养失衡,纠正水、电解质代谢失调。

(潘永珍)

第三节　肠梗阻

肠内容物由于各种原因不能正常运行、顺利通过肠道,称肠梗阻,是常见的外科急腹症之一。肠梗阻不但可引起肠管本身形态和功能的改变,还可导致全身性生理功能紊乱,临床表现复杂多变。

一、病因及发病机制

(一)机械性肠梗阻

最常见,是各种原因导致的肠腔缩窄、肠内容物通过障碍。主要原因包括:①肠腔内堵塞,如结石、粪块、寄生虫和异物等;②肠管外受压,如肠扭转、腹腔内肿瘤压迫、粘连引起肠管扭曲和嵌顿疝等;③肠壁病变,如肿瘤、肠套叠和先天性肠道闭锁等。

(二)动力性肠梗阻

是神经反射或毒素刺激引起肠壁肌肉功能紊乱,使肠蠕动消失或肠管痉挛,以致肠内容物无法正常通行,而本身无器质性肠腔狭窄,可分为麻痹性肠梗阻和痉挛性肠梗阻两类。前者常见于急性弥散性腹膜炎、低钾血症、细菌感染及某些腹部手术后等;后者较少见,可继发于尿毒症、慢性铅中毒和肠功能紊乱等。

(三)血运性肠梗阻

是由于肠管血运障碍,使肠失去蠕动能力,肠内容物停止运行,如肠系膜血栓形成、栓塞或血管受压等。随着人口老龄化,动脉硬化等疾病增多,本型现已不少见。

二、临床表现

不同类型肠梗阻的临床表现各有特点,但存在腹痛、呕吐、腹胀及停止排便排气等共同表现。

(一)症状

1.腹痛

单纯性机械性肠梗阻由于梗阻部位以上肠管剧烈蠕动,患者表现为阵发性腹部绞痛。疼痛发作时,患者自觉腹内有"气块"窜动,并受阻于某一部位,即梗阻部位;随着病情进一步发展,可演变为绞窄性肠梗阻,表现为腹痛间歇期缩短,呈持续性剧烈腹痛。麻痹性肠梗阻患者腹痛的特点为全腹持续性胀痛或不适;肠扭转所致闭襻性肠梗阻多表现为突发腹部持续性绞痛并阵发性加剧;而肠蛔虫堵塞引起的肠梗阻多为不完全性,以阵发性脐周腹痛为主。

2.呕吐

与肠梗阻发生的部位、类型有关。在肠梗阻早期,呕吐多为反射性,呕吐物以胃液及食物为主。高位肠梗阻早期便发生频繁呕吐,主要为胃及十二指肠内容物等;低位肠梗阻呕吐出现较迟而少,呕吐物可呈粪样,若吐出蛔虫,多为蛔虫团引起的肠梗阻;麻痹性肠梗阻时呕吐呈溢出性;绞窄性肠梗阻呕吐物为血性或棕褐色液体。

3.腹胀

程度与梗阻部位有关,症状发生时间较腹痛、呕吐晚。高位肠梗阻由于呕吐频繁,腹胀较轻;低位肠梗阻腹胀明显。闭襻性肠梗阻患者腹胀多不对称;麻痹性肠梗阻则表现为均匀性全腹胀。肠扭转时腹胀多不对称。

4.停止排便排气

完全性肠梗阻,多不再排便排气;但在高位肠梗阻早期,由于梗阻以下肠腔内仍残存粪便及气体,可在灌肠后或自行排出,故不应因此而排除肠梗阻。不完全性肠梗阻可有多次少量排便排气;绞窄性肠梗阻可排血性黏液样便。

(二)体征

1.局部体征

(1)腹部视诊:机械性肠梗阻可见肠型和蠕动波。

(2)触诊:单纯性肠梗阻因肠管膨胀,可有轻度压痛,但无腹膜刺激征。绞窄性肠梗阻可有固定压痛和腹膜刺激征。蛔虫性肠梗阻常在腹中部触及条索状团块。肠套叠时可扪及腊肠样肿块。

(3)叩诊:绞窄性肠梗阻时,腹腔有渗液,移动性浊音可呈阳性。

(4)听诊:机械性肠梗阻时有肠鸣音亢进,气过水音。麻痹性肠梗阻时肠鸣音减弱或消失。

2.全身体征

肠梗阻初期,患者全身情况可无明显变化。梗阻晚期或绞窄性肠梗阻患者可出现唇干舌燥、眼窝凹陷、皮肤弹性消失、尿少或无尿等明显脱水体征,还可出现脉搏细速、血压下降、面色苍白、四肢发冷等中毒和休克征象。

三、辅助检查

（一）实验室检查

若肠梗阻患者出现脱水、血液浓缩时可引起血红蛋白、血细胞比容和尿比重升高。而绞窄性肠梗阻多有白细胞计数和中性粒细胞比例显著升高。血气分析、血清电解质、血尿素氮及血肌酐检查出现异常结果，则表示存在电解质、酸碱失衡或肾功能障碍。呕吐物和粪便检查有大量红细胞或隐血试验阳性，提示肠管有血运障碍。

（二）X线检查

对诊断肠梗阻有很大价值。正常情况下，小肠内容物运行很快，气体和液体充分混合，故在腹部X线片上只显示胃和结肠内气体，小肠内气体不显示。肠梗阻时，小肠内容物停滞，气、液分离，一般在梗阻4～6小时后，腹部立位或侧卧位透视或摄片可见多个气液平面及胀气肠袢；空肠梗阻时，空肠黏膜环状皱襞可显示"鱼骨刺"状改变。回肠扩张的袢多，可见阶梯状的液平面。蛔虫堵塞者可见肠腔内成团的蛔虫成虫体阴影。肠扭转时可见孤立、突出的胀大肠袢。麻痹性肠梗阻时，胃泡影增大，小肠、结肠全部胀气。当怀疑肠套叠、乙状结肠扭转或结肠肿瘤时，可行钡剂灌肠或CT检查，以明确梗阻的部位和性质。

四、治疗

肠梗阻的治疗原则是纠正肠梗阻引起的全身性生理紊乱和解除梗阻。具体治疗方法应根据肠梗阻的病因、性质、类型、部位、程度、有无并发症以及患者的全身情况而决定。

（一）基础治疗

既可作为非手术治疗的措施，又可为手术治疗的术前处理。主要措施包括禁食、胃肠减压、纠正水及电解质和酸碱失衡、防治感染和中毒、酌情应用解痉药或镇静药等。

（二）解除梗阻

1. 非手术治疗

适用于单纯性粘连性肠梗阻、麻痹性或痉挛性肠梗阻、蛔虫或粪块堵塞引起的肠梗阻、肠结核等炎症引起的不完全性肠梗阻等。具体措施除上述基础治疗外还包括中医中药治疗、口服或胃肠道灌注植物油、针刺疗法和腹部按摩等。

2. 手术治疗

适用于各种类型的绞窄性肠梗阻以及由肿瘤、先天性肠道畸形引起的肠梗阻，非手术治疗无效的患者，手术大体可归纳为以下4种。①解除病因：如粘连松解术、小肠折叠排列、肠切开取异物、肠套叠复位、肠扭转复位术等。②肠切除肠吻合术：如肠肿瘤、炎症性狭窄或局部肠袢已坏死，则应做肠切除＋肠吻合术。③短路手术：当肠梗阻原因既不能简单解除，又不能切除，如晚期肿瘤已浸润固定或肠粘连成团与周围组织粘连广泛者，则可将梗阻近端与远端肠袢行短路吻合术。④肠造口或肠外置术：一般情况极差或局部病变不能切除的低位梗阻患者，可行肠造口术，暂时解除梗阻。对单纯性结肠梗阻，一般采用梗阻近侧（横结肠）造口，以解除梗阻。如已有肠坏死，则宜切除坏死肠段并将断端外置做造口术，以后行二期手术治疗结肠病变。

五、护 理 措 施

（一）非手术治疗护理及术前护理

1.饮食护理

肠梗阻患者应禁食，梗阻缓解，患者排气排便，腹痛、腹胀消失后可进流食。若无不适，可逐渐改为半流食和软食。忌食易产气的甜食和牛奶等。

2.胃肠减压

是治疗肠梗阻的重要措施之一，通过胃肠减压吸出胃肠道内的积气、积液，以减轻腹胀，降低肠腔内压力，改善肠壁血液循环，减少肠内的细菌和毒素，有利于改善局部和全身情况。胃肠减压时，应保持胃管的通畅，注意观察和记录引流液的颜色、性质和引流量等。

3.纠正水、电解质和酸碱平衡失调

输液所需的种类和量，要根据呕吐情况、胃肠减压量、脱水体征和尿量，并结合血清电解质和血气分析结果而定。

4.缓解疼痛

在确定无肠绞窄的情况下，可使用抗胆碱类药物，如阿托品、山莨菪碱等，以解除胃肠道平滑肌痉挛，缓解疼痛。但不可随意使用吗啡类镇痛药，以免掩盖病情，影响病情观察。

5.缓解腹胀

患者血压平稳，应取半卧位；保持胃肠减压通畅有效；热敷或按摩腹部；针刺双侧足三里穴；如无肠绞窄也可从胃肠减压管注入液状石蜡，每次 20～30mL，促进肠蠕动，以缓解疼痛。

6.呕吐护理

呕吐时应坐起或头侧向一边，及时清除口腔内呕吐物，以免误吸引起肺部感染或窒息。呕吐后要漱口，保持口腔清洁，同时要注意观察和记录呕吐物的颜色、性状和量。

7.预防感染

对单纯性肠梗阻晚期,绞窄性肠梗阻和术后患者,均宜及时使用抗生素以防治感染,减少毒素产生。

8.严密观察病情变化

定时测量记录体温、脉搏、呼吸、血压、呕吐物、尿量和胃肠减压液体量等。同时要严密观察腹痛及腹部体征情况。若出现下列表现,应考虑有肠绞窄的可能:①腹痛发作急骤,开始即为持续性剧烈疼痛或表现为持续性疼痛阵发性加剧;②肠鸣音减弱或消失;③呕吐出现得早而频繁;④病情发展迅速,早期出现休克,抗休克治疗改善不明显;⑤有明显腹膜刺激征表现,体温升高,白细胞计数增高;⑥腹胀不对称,腹部有局限性隆起或触及有压痛的包块;⑦呕吐物、胃肠减压液、肛门排出物为血性或腹腔穿刺抽出血性液体;⑧经积极的非手术治疗而症状、体征无明显改善;⑨腹部 X 线检查符合绞窄性肠梗阻的表现特点。此类患者病情危重,多处于休克状态,需紧急手术治疗,因此在抗休克、抗感染的同时,要积极做好术前准备。

(二)术后护理

1.体位

血压平稳后取半卧位。

2.饮食及活动

术后禁食,禁食期间应补液。肠功能恢复后可开始进流食,无不适时,可逐渐过渡到半流食和软食。肠切除肠吻合术后,进食时间应适当推迟。鼓励患者术后早期活动,如病情平稳,术后即可开始床上活动,争取尽早下床活动,以促进机体和胃肠道功能的恢复。

3.观察病情变化

重点是观察生命体征变化及腹痛、腹胀、呕吐及肛门排气等。同时,要注意观察和记录胃肠减压、腹腔引流液的颜色、性质和量。

4.术后并发症的观察及护理

术后尤其是绞窄性肠梗阻术后,如出现持续发热、腹胀、白细胞计数增高和中性粒细胞比例增高,腹壁切口处红肿,流出较多带有粪臭味液体,应考虑腹腔内感染和肠瘘的可能,要积极处理。

(三)心理护理

及时做好解释和安慰工作,讲解手术的必要性、术前准备和术后注意事项的相关知识,减轻患者的焦虑,使患者和家属积极配合治疗及护理。

(于晓娜)

第四节　急性阑尾炎

急性阑尾炎是外科急腹症中最常见的疾病。在不少病例中,阑尾炎临床表现并不典型或不明确,容易误诊。早期诊断和早期手术在降低死亡率方面至关重要。本病可发病于任何年龄。急性阑尾炎按病理类型分为单纯性、化脓性和坏疽穿孔性3种。

一、病因及发病机制

(一)梗阻

阑尾为一细长的管道,仅一端与盲肠相通,一旦梗阻可使管腔内分泌物积存、内压增高,压迫阑尾壁,阻碍远端血运。在此基础上管腔内细菌侵入受损黏膜,易致感染。梗阻为急性阑尾炎发病常见的基本病因。

(二)感染

多为阑尾腔内细菌所致的直接感染。阑尾腔因与盲肠相通,因此具有与盲肠腔内相同的以大肠埃希菌和厌氧菌为主的菌种和数量。若阑尾黏膜稍有损伤,细菌侵入管壁,则引起不同程度的感染。

(三)其他

包括因腹泻、便秘等胃肠道功能障碍引起内脏神经反射,导致阑尾肌肉和血管痉挛,一旦超过正常强度,可以产生阑尾管腔狭窄、血供障碍和黏膜受损,细菌入侵而致急性炎症。此外,急性阑尾炎发病与饮食习惯、便秘和遗传等因素有关。

二、临床表现

典型的急性阑尾炎有脐周疼痛,开始呈阵发性,然后逐渐加重,数小时后腹痛转移并固定于右下腹。据统计,70%～80%的病例有典型的转移性右下腹痛,有些病例可以一开始即表现为右下腹局限性疼痛。恶心、呕吐也是常见症状。发热一般不超过38℃,高热提示阑尾坏疽穿孔。

(一)症状

1.腹痛

典型的腹痛发作始于上腹,逐渐移向脐部,数小时(6～8小时)后转移并局限在右下腹。此过程的时间长短取决于病变发展的程度和阑尾位置。70%～80%的患者具有这种典型的转移性腹痛的特点。部分病例发病开始即出现右下腹痛。

2.胃肠道症状

发病早期可能有厌食,恶心、呕吐也可发生,但程度较轻。有的病例可能发生腹泻。盆腔位阑尾炎,炎症刺激直肠和膀胱,引起排便、里急后重症状。弥散性腹膜炎时可致麻痹性肠梗阻,腹胀、排气排便减少。

3.全身症状

早期乏力。炎症重时出现中毒症状,心率增快,发热,体温达 38℃左右,阑尾穿孔时体温会更高至 39～40℃。

(二)体征

1.右下腹压痛

是急性阑尾炎最常见的重要体征。压痛点通常位于麦氏点,可随阑尾位置的变异而改变,但压痛点始终在一个固定的位置上。

2.腹膜刺激征

包括腹部压痛、反跳痛,腹肌紧张,肠鸣音减弱或消失等。这是壁层腹膜受炎症刺激出现的防御性反应。提示阑尾炎症加重,出现化脓、坏疽或穿孔等时此征尤为显著。腹膜炎范围扩大,说明局部腹腔内有渗出或阑尾穿孔。但在儿童、老人、孕妇、肥胖、虚弱者或盲肠后位阑尾炎时,腹膜刺激征可不明显。

3.右下腹包块

如查体发现右下腹饱满,扪及一压痛性包块,边界不清,位置固定,应考虑阑尾周围脓肿的诊断。

三、辅助检查

白细胞计数和中性粒细胞比例升高是临床诊断中的重要依据。腹腔镜对可疑患者可行此法检查,不但对诊断可起决定作用,并可同时行腹腔镜阑尾切除术。同时,可查尿检查和腹部平片常规检查。B超检查在诊断急性阑尾炎中具有一定的价值,同时对鉴别亦有意义。CT检查与B超检查的效果相似,有助于阑尾周围脓肿的诊断。

四、治疗

(一)非手术治疗

急性阑尾炎处于早期单纯性炎症阶段时可考虑非手术治疗。

(二)手术治疗

绝大多数急性阑尾炎诊断明确后均应采用手术治疗,手术方式按照阑尾的解剖部位选择顺行或逆行切除。术后继续应用抗生素治疗。

五、护理措施

(一)非手术疗法及手术前的护理

1.一般护理

(1)体位:卧床休息,取半卧位。

(2)饮食和输液:禁食或流食,并做好静脉输液护理。

2.病情观察

观察患者的神志、生命体征、腹部症状和体征及血白细胞计数的变化。例如,体温明显增高,脉搏、呼吸加快,白细胞计数持续上升,腹痛加剧且范围扩大或出现腹膜刺激征,说明病情加重。同时,应注意各种并发症的发生。

3.治疗配合

(1)抗感染:遵医嘱应用有效的抗生素,注意药物用量及配伍禁忌。

(2)对症护理:有明显发热者,可给予物理降温;对诊断明确的剧烈疼痛者,可遵医嘱给予解痉剂或止痛剂,禁用吗啡或哌替啶。

此外,按胃肠道手术常规做好手术前准备。

(二)手术后护理

1.一般护理

(1)体位:根据不同的麻醉方式安置适当的体位。血压平稳后改为半卧位。

(2)饮食:术后1~2天胃肠功能恢复,肛门排气后可给流食,如无不适改半流食。术后4~6天给软食。

(3)早期活动:轻症患者术后当天麻醉反应消失后,即可下床活动,重症患者在床上多翻身、活动四肢,待病情稳定后,及早起床活动,以促进肠蠕动恢复,防止肠粘连发生。

2.病情观察

密切观察生命体征、腹部症状和体征,及时发现并发症。

3.配合治疗

遵医嘱使用抗生素,并做好静脉输液护理。

4.术后并发症的观察和护理

(1)腹腔内出血:常发生在术后24小时内,表现为腹痛、面色苍白、脉速和血压下降等内出血表现。一旦发生,立即将患者置于平卧位,快速静脉输液、输血,报告医生并做好紧急手术止血的准备。

(2)切口感染:切口感染是术后最常见的并发症。表现为术后3天左右切口出现红肿、压痛甚至波动感,体温升高。遵医嘱给予抗生素、理疗等治疗,如已化脓应拆线引流。

（3）腹腔脓肿：多见于化脓性或坏疽性阑尾炎术后。常发生在术后 5～7 天，表现为体温升高或下降后又上升，并有腹痛、腹胀、腹部包块或排便和排尿改变等。腹腔脓肿一经确诊，积极配合医生行 B 超引导下抽脓、冲洗或置管引流。

（4）粘连性肠梗阻：粘连性肠梗阻是阑尾切除术后较常见的远期并发症，与局部炎症重、手术损伤、切口异物和术后卧床等多种因素有关。术后早期离床活动可预防此并发症。

（5）粪瘘：少见，其主要表现为发热、腹痛，并有少量粪性肠内容物从腹壁流出。经抗感染、支持疗法和局部引流等处理后，大多数能闭合，如经久不愈可考虑手术。

（三）心理护理

向患者及家属讲解手术目的、方法和注意事项，使患者能积极配合治疗。

（苗力丹）

第五节　牙体牙髓及根尖周疾病

一、龋病

龋病是在以细菌为主的多种因素影响下，牙体硬组织发生的慢性进行性破坏的一种疾病。随着龋病的发展，牙体硬组织出现有机物脱矿、无机物崩解，最终导致牙体硬组织的缺损，形成龋洞，其临床特征是牙体硬组织由表及里的色、形、质的改变。

（一）龋病的临床表现及分类

龋病的临床分类方法多样，其中，依据病变损害程度的分类，简单、易掌握，是最常用的临床分类方法（表 2-1）。

表 2-1　龋病临床表现及分类

1.按病变损害的程度分类

分类	临床表现
浅龋	发生于冠部釉质或根面牙骨质及始发于根部牙本质层的龋损。牙冠的浅龋又分为窝沟龋和平滑面龋，窝沟龋的早期表现为龋损部位色泽变黑，色素沉着区下方为龋白斑，呈白垩色改变。探针检查时有粗糙感或钩挂感。平滑面龋早期一般呈白垩色点或斑，随着时间延长和龋损继续发展，可变为黄褐色或褐色斑点。临床一般无自觉症状，需常规检查才能发现
中龋	龋损进展至牙本质浅层或中层。临床可形成龋洞，牙本质因色素侵入呈黄褐或深褐色，患者对冷、热、酸、甜刺激可有酸痛或敏感等主观症状

分类	临床表现
深龋	龋损进展至牙本质深层。临床上可见较深的龋洞,易被探查。但位于邻面的深龋洞以及有些隐匿性龋洞,外观仅略有色泽改变,洞口很小而病变进展很深,临床检查较难发现。患牙对各种刺激均较敏感,遇冷、热和化学刺激时,产生的疼痛较中龋时更加剧烈

2.按病变发展速度分类

分类	临床表现
急性龋(湿性龋)	病变进展较快,数月即可出现牙齿缺损,形成龋洞。临床多见于儿童或青少年。洞内龋坏组织颜色较浅,呈浅黄色,质地较软且湿润,使用挖器易大片去除。由于病变进展速度快,牙髓组织来不及形成修复性牙本质或形成较少,如未得到及时治疗,常易发生牙髓炎症
猖獗龋(猛性龋)	是急性龋的一种特殊类型。起病急骤,进展迅速,表现为短期内多数牙、多个牙面同时患龋。洞内龋坏牙本质很软,几乎不变色,釉质表面有多数弥散性白垩色病变。多见于全身系统疾病、干燥综合征(Sjögren 综合征)及头颈部肿瘤接受放射治疗的患者,由于唾液腺损害而致唾液分泌量减少,又未注意口腔清洁保健而导致龋的发生
慢性龋(干性龋)	病程进展慢,龋坏组织染色深,呈棕黑或棕褐色,龋坏牙本质较干硬,探针常不能插入。由于进展缓慢,容易形成对牙髓有保护作用的修复性牙本质。成年人及老年人的龋损多属此类型
静止龋	龋病发展过程中,由于病变区周围环境的改变,使隐蔽部位变得开放,原有致病条件发生了改变,龋病不再继续发展,损害仍保持原状,这种龋损称为静止龋,也是一种慢性龋。可见于邻牙拔除后的邻面釉质龋,也可见牙齿咬合面龋损,咀嚼作用可能将龋病损害部分磨平,菌斑不易堆积,病变停止,探诊硬而光滑

(二)龋病的诊断

1.诊断方法

(1)问诊:通过对患者的病史和主诉症状的询问,了解个体与龋病发生相关的口腔局部和全身健康状况,有利于辅助诊断和制订诊疗计划。

(2)视诊:观察牙面有无黑褐色改变和失去光泽的白垩色斑点,有无龋洞形成。当怀疑有邻面龋时,注意观察邻面边缘嵴区有无釉质下的墨渍变色或有无可见龋洞。视诊应对有无龋损、病变的牙面、部位、涉及的范围程度得出初步印象。

(3)探诊:利用尖头探针对龋损部位及可疑部位进行检查。探测牙面有无粗糙、钩挂或插入的感觉。探查洞底或牙颈部的龋洞是否变软、酸痛过敏,有无剧烈探痛。还可探查龋洞部位、深度、大小、有无穿髓孔等。

(4)叩诊:龋病本身并不引起牙周组织和根尖周围组织的病变,故叩诊反应应为阴性。若患龋牙出现叩痛,应考虑出现牙周及根尖周病变。

(5)X线检查:邻面龋、继发龋或潜行性龋等隐匿性龋损不易用视诊和探针查出时,可拍X线片进行辅助检查。临床常用根尖片和咬翼片,龋损区在X线片上显示透射影像。此外,还可通过X线片判断龋洞的深度及其与牙髓腔的关系。

(6)温度刺激试验:主要用冷诊检查,可用冷水刺激检查患牙,以刺激是否迅速引起尖锐疼痛,刺激去除后是否立即消失或存在一段时间来判断病情。温度诊对龋病特别是深龋诊断很有帮助。

(7)牙线检查:早期邻面龋损,探针不易进入,可用牙线自咬合面滑向牙间隙,然后自颈部拉出,检查牙线有无变毛或撕断的情况。如有,提示存在龋病。

(8)光纤透照检查:利用光导纤维透照系统对可疑患牙进行诊断,尤其对前牙邻面龋诊断甚为有效,可直接看出龋损部位和病变深度、范围。

(9)化学染色:是使用染料对可疑龋坏组织染色,通过观察正常组织与病变组织不同的着色诊断龋坏,临床常用1%的碱性品红染色。

2.诊断标准

临床上最常使用的诊断标准一般按病变程度分类进行。

(1)浅龋:位于牙冠部,为釉质龋,又分为窝沟龋和平滑面龋。若发生于牙颈部,则为牙骨质龋。患者一般无主观症状。釉质平滑面龋一般呈白垩色或黄褐色斑点,探诊时有粗糙感。窝沟龋龋损部位色泽变黑,探诊有钩挂感。邻面的平滑面龋早期不易察觉,应用探针或牙线仔细检查,X线片可作出早期辅助诊断,可看到釉质边缘锐利影像丧失,釉质层出现局部透射影像。

(2)中龋:患者对冷热酸甜,尤其是酸甜刺激时有一过性敏感症状,刺激去除后症状立即消失。可见龋洞。窝沟处龋洞口小底大,洞内牙本质软化,呈黄褐或深褐色,探诊可轻度敏感。邻面中龋可于𬌗面边缘嵴相应部位见到三角形黑晕,X线片可见釉质和牙本质浅层的透射影像。

(3)深龋:患者有明显的冷热酸甜刺激症状和食物嵌入引起的一过性疼痛,但无自发痛。临床上可见深大的龋洞,窝沟处的深龋洞口开放,易被探查。邻面的深龋洞以及有些隐匿性龋洞,外观仅略有色泽改变,洞口小而病变进展很深,临床检查较难发现,应结合患者主观症状,仔细探查。X线片可辅助判断龋损范围和与髓腔的距离,易于确诊。

3.鉴别诊断

(1)浅、中龋与釉质发育异常性疾病的鉴别。

1)釉质矿化不全:表现为白垩状损害,表面光洁,白垩状损害可出现在牙面任何部位,而浅龋有一定的好发部位。

2)釉质发育不全:是牙发育过程中,成釉器的某一部分受到损害所致,可造成釉质表面不同程度的实质性缺陷,甚至牙冠缺损。釉质发育不全时也有白垩色或黄褐色斑块的改变,但探诊时损害局部硬而光滑,病变呈对称性,这些特征均有别于浅龋。

3)氟牙症:又称斑釉牙、氟斑牙。受损牙面呈白垩色至深褐色横纹或斑块,也可合并釉质凹陷状缺损。患牙为对称性分布,地区流行情况是与浅龋相鉴别的重要参考因素。

(2)深龋的鉴别诊断。

1)可复性牙髓炎:患牙常有深龋、牙隐裂等接近髓腔的牙体硬组织病损、深的牙周袋或咬合创伤。遇冷热酸甜刺激时,患牙出现一过性疼痛反应,尤其冷刺激更为敏感。无叩痛,没有自发性疼痛。与深龋难以区别时,可先按可复性牙髓炎进行安抚治疗。

2)慢性闭锁性牙髓炎:患者可有长期冷热刺激痛史和自发痛史。冷热温度刺激引起的疼痛反应程度重,持续时间较长。常有叩诊不适或轻度叩痛。根尖 X 线片有时可见根尖部牙周膜间隙轻度增宽。

(三)护理诊断

1.完整性受损

因龋坏导致牙体缺损所致。

2.焦虑等情绪问题

与疼痛反复发作有关。

3.潜在并发症

进一步发展可导致牙髓病、根尖周病等。

4.知识缺乏

与患者不重视牙病,卫生宣传不够,对牙病早期治疗的重要性认识不足有关。

(四)护理目标

(1)牙体完好或牙体缺损减轻。

(2)能自我调节情绪,焦虑减轻或消失。

(3)对牙病重视,掌握预防、早期治疗的重要性等方面知识。

(五)治疗及护理措施

龋病治疗的目的是终止病变进展并恢复牙齿的固有形态和功能,保持牙髓的正常活力。由于牙齿结构特殊,虽有再矿化能力,但对实质性缺损无自身修复能力。龋病治疗方案包括非手术治疗和手术治疗。龋病的非手术治疗是采用药物或再矿化等方法使龋病病变终止或消除的治疗方法,这种方法仅适用于恒牙早期釉质龋,尚未形成龋洞者;乳牙广泛性浅龋,1年内将被恒牙替换者,以及静止龋。常用药物包括氨硝酸银和氟化钠等。对已形成实质性缺损、不能自行恢复原有形态的牙齿,充填术是目前应用最广泛且效果较好的方法。基本过程可分为两步:先去除龋坏组织和失去支持的薄弱牙体组织,并按一定要求将窝洞制成合理的形态;然后以充填材料填充或其他特定方式恢复牙体固有形态和功能。常用充填材料包括银汞合金、玻璃离子黏固粉和复合树脂等。

1.一般护理

耐心解释病情,介绍治疗方法,提高患者的口腔保健意识,预防龋病的发生。

2.用药护理

即用药物使龋损延缓或终止的方法。常用的药物为:10%硝酸银溶液,其性能为与人体组织和细菌的蛋白结合形成蛋白银沉淀,低浓度时有收敛、抑菌的作用,高浓度时能杀灭细菌。75%氟化钠甘油糊剂,可使脱矿釉质沉积氟化物,促进再矿化,从而使龋病病变停止。注意所用药物都有较强的腐蚀性,应防止灼伤软组织。

3.配合医生进行牙体修复术

龋病一旦造成牙体硬组织的实质性缺损,不能自行恢复原有形态,只能采用充填治疗,因此配合医生进行牙体修复术充填龋洞是最常用的治疗方法。

(1)术前准备。①安排患者就诊,调好椅位、光源、系上胸巾,做好患者的心理护理。②器械及用物:检查盘、黏固粉充填器、双头挖器、银汞充填器、各型车针、成形片及成形片夹、咬蜡纸、橡皮轮、纱团、小棉球。③药品:丁香油、樟脑酚合剂、75%乙醇、甲酚甲醛合剂、木馏油。④窝洞填充材料:银汞合金、光固化复合树脂、光固化复合体、光固化玻璃离子、磷酸锌黏固剂、氧化锌丁香油黏固剂、牙胶条。

(2)术中配合。①制备洞形:协助暴露手术视野,及时吸唾液,保持手术视野的清晰干燥。②隔湿和消毒:采用橡皮障、吸水纱卷和棉球,根据龋洞情况用小棉球蘸消毒剂置于窝洞内杀灭残余的细菌,与此同时唾液或冲洗液均可影响充填材料的性能,甚至使充填失败,故在消毒前要协助医生用棉条隔湿。③调拌垫底及充填材料。浅龋不需垫底;中龋用磷酸锌黏固粉或玻璃离子黏固粉单层垫底;深龋则需用氧化锌丁香油黏固粉及磷酸锌黏固粉双层垫底。遵医嘱调拌所需垫底材料,再选用永久性充填材料充填。后牙多采用银汞合金,前牙可选用复合树脂或玻璃离子黏固体。

(3)术后护理。①清点手术器械以及消毒棉球,整理用物,消毒备用。②告知患者银汞合金充填24小时才完全固化稳定,在这段时间之内勿用患牙咀嚼食物,同时嘱患者术后勿用患牙咀嚼硬物;若出现牙齿轻度不适,一般会在治疗后1~2天消失,如出现较明显不适,应及时复诊。

（六）护理评价

通过治疗及护理,评价患者是否:牙体完好或牙体缺损减轻;牙痛减轻或消失;情绪稳定,正视疾病,配合治疗;对牙病相关知识掌握,能积极预防。

二、牙髓病

牙髓病是发生在牙髓组织的疾病,有牙髓充血、牙髓炎、牙髓变性和牙髓坏死等,最常见的是牙髓炎,主要表现为剧烈、难以忍受的疼痛。牙髓炎又分急性牙髓炎和慢性牙髓炎。

（一）病因及发病机制

感染是牙髓炎的主要病因,深龋是引起牙髓感染的主要途径,龋洞内的细菌及毒素可通过牙本质小管侵入牙髓组织或经龋洞直接进入牙髓而引起牙髓炎。其次是牙周组织疾病感染,可经根尖孔进入髓腔引起逆行性感染。另外,创伤、化学药物及物理因素,如温度、电流刺激等也可引起牙髓炎。

由于牙髓组织处于四壁坚硬的髓腔中,仅借狭窄的根尖孔与牙周组织相通,缺乏侧支循环系统,故发炎时不易建立适当的引流。一旦发生炎症,致使髓腔压力急剧增加,不但引起剧烈疼痛,也使牙髓循环发生障碍,牙髓组织缺氧,容易导致牙髓坏死。

（二）护理评估

1.健康史

了解患者是否患有龋齿及牙周病,患牙近期有无受到物理及化学刺激;询问疼痛的性质、发作方式和持续时间。

2.身体状况

（1）急性牙髓炎:主要表现为剧烈牙痛,疼痛为自发性、阵发性剧烈疼痛;夜间加重;可能与体位有关;冷热刺激可激发疼痛或使疼痛加剧。当牙髓化脓时,对热刺激极为敏感,而遇冷刺激则能缓解疼痛。呈放射性痛,疼痛沿三叉神经分布区放射到同侧的上牙、下牙或面部,患者往往不能准确指出患牙。若是由龋病引起的,检查时常可发现深龋洞,探痛明显。由于患者不能正确指出患牙部位,对可疑牙需借助温度试验或电活力器测验来确定患牙部位。

（2）慢性牙髓炎:一般不发生剧烈的自发性疼痛,但有过自发性疼痛病史者,有时可出现阵发性隐痛、钝痛或胀痛,疼痛呈间歇发作,时常反复,温度刺激或食物嵌入龋洞中可产生较强烈的疼痛,去除刺激后疼痛常持续较长时间方停止。患牙常有咬合不适,检查时可见穿髓孔或髓息肉,有轻微叩痛。

（3）并发症:牙髓炎进一步发展导致牙髓坏死,合并感染称牙髓坏疽。牙髓感染可通过根尖孔引起根尖周围组织的感染,发展为急性或慢性根尖周炎。

3.辅助检查

牙髓活力测试如温度测试或电活力测试等有助于了解牙髓的病变程度和确定患牙。

4.心理—社会状况

牙髓炎多由深龋引起,疼痛症状不明显时,患者往往忽视对龋齿的治疗。当急性牙髓炎发作,出现难以忍受的疼痛时,患者才认识到其严重性。疼痛使患者坐卧不安,进食困难,夜间疼痛加重,心情极为烦躁,常以急诊就医。就医时迫切要求医生立即为其解除疼痛,求治心切,但又惧怕钻牙。

(三)治疗

1.应急处理

急性牙髓炎的主要症状是难以忍受的疼痛,故应首先止痛。

(1)开髓引流:通过开髓使髓腔内压力减低是急性牙髓炎止痛的最有效措施。临床用电钻快速将髓腔穿通,建立引流,使髓腔内压力减低,可立即止痛。然后用温生理盐水清洗,洞内放置丁香油棉球。

(2)药物止痛:若无条件开髓,可将洞内放置丁香油、樟脑酚棉球,也可口服或注射止痛药物。

2.牙髓病的专科治疗

急性牙髓炎应急治疗后及慢性牙髓炎,可转入专科治疗。专科治疗有很多方法,如盖髓术、活髓切断术、干髓术、根管治疗术及牙髓塑化治疗等方法。

(四)常见护理诊断/问题

1.疼痛

与牙髓感染有关。

2.失眠

与疼痛有关。

3.知识缺乏

缺乏牙病早期治疗的相关知识。

(五)护理目标

(1)患者疼痛缓解至消失,能正常入睡。

(2)患者能描述牙病早期治疗的重要性,了解口腔保健有关知识。

(六)护理措施

1.一般护理

嘱患者多饮水,清淡饮食,补充所需维生素,避免烟酒及辛辣食物刺激,经常漱口,清除口腔残余食物。

2.饮食指导

注意营养,加强体质锻炼。摒弃不良饮食习惯,如避免刺激性食物及烟酒。指导患者早晚及餐后用漱口液漱口。

3.手术配合

(1)保存牙髓手术治疗的护理:牙髓炎疼痛缓解后,应进行根本治疗。对于年轻恒牙或炎症只波及冠髓或部分冠髓的牙,常采用盖髓术和活髓切断术。操作步骤及护理配合以活髓切断术为例。①用物准备。术前护士准备好各种无菌器械、局部麻醉药、消毒剂及暂封剂等。②对患牙进行麻醉。抽取局部麻醉药供医生进行局部传导麻醉或浸润麻醉。③除去腐质。待麻醉显效后,备挖器或大圆钻供医生除去窝洞内腐质,并准备3%过氧化氢溶液,清洗窝洞。④隔离唾液、消毒窝洞。协助医生用橡皮障或棉条隔湿,备75%酒精或樟脑酚合剂小棉球消毒牙面及窝洞,防止唾液感染手术区。⑤揭髓室顶、切除冠髓。医生用牙钻揭开髓室顶,护士协助用生理盐水冲洗髓腔,再一次消毒窝洞,用消毒锐利挖器切除冠髓,如出血较多,备1%肾上腺素棉球止血。⑥放盖髓剂、暂封。除净冠髓后,遵医嘱调制盖髓剂(如氢氧化钙糊剂)覆盖牙髓断面。调拌用具(玻璃板及调拌刀)必须严格消毒,无菌操作。盖髓完成后,调制氧化锌丁香油黏固粉暂封窝洞。术中避免温度刺激及加压。⑦永久充填。预约患者1~2周复诊,无自觉症状后遵医嘱调制磷酸锌黏固剂垫底,用银汞合金或复合树脂作永久性充填。

(2)保存牙体手术治疗的护理:无条件保存活髓的牙齿可行保存牙体的治疗。干髓治疗主要用于后牙,因治疗后牙体变色,影响美观,故不宜用于前牙。其原理是用失活剂使牙髓失去活力,除去冠部牙髓组织,再用干髓剂覆盖残留根髓断面,使根髓长期保持无菌干化状态,以达到保留患牙的目的。干髓治疗一般有两种方式:失活干髓术和麻醉干髓术。前者应用广泛,需两次完成;后者可一次完成。

护理配合以失活干髓术为例。①用药物失活牙髓前,向患者说明治疗目的和用药后可能出现的疼痛反应,使患者有足够的思想准备。告知患者,如出现疼痛,数小时后即可消失;如疼痛难忍,可立即到医院就诊。②用砷剂作失活剂时,应向患者讲明药物的不良反应,待患者同意能按时复诊时再行封药,以免因封药过久而引起化学性根尖周炎。砷剂封药时间为24~48小时。也可采用药性缓慢、温和的多聚甲醛失活剂,复诊时间可延长至10~14天。③备好器械及药物,按医嘱准备失活剂。医生将失活剂放入穿髓孔后,上置丁香油小棉球,护士随即调制氧化锌丁香油糊剂封闭窝洞,不可加压,以免失活过程中引起剧烈疼痛。预约患者复诊时间。④复诊时,取出失活剂,备冲洗液协助冲洗髓腔,清除牙本质残屑及残留冠髓,及时用吸唾器吸净冲洗液。备小棉球拭干并消毒窝洞,医生放置干髓剂于根管口后,调制磷酸锌黏固粉垫洞底,遵医嘱调制永久性材料作窝洞充填。

4.心理护理

耐心向患者介绍病情、以及疾病的发生发展和转归过程,使其树立信心,尽快解除患者的焦虑、烦躁、恐惧的心理,以利于康复。

5.健康教育

利用患者就诊机会,向患者讲解牙髓炎的发病原因、治疗方法和目的,以及牙病早期治疗的重要性。让患者了解牙髓炎早期如能得到及时正确的治疗,活髓可能得到保存,如果牙髓坏死,极易导致根尖周围组织的感染,引起并发症。因此,预防龋病及牙髓病,对保存健康牙齿有着十分重要的意义。

(七)护理评价

通过治疗和护理,评价患者是否达到:疼痛减轻或消除,能正常入睡;患者能描述牙病早期治疗的重要性,了解有关的口腔保健知识。

三、根尖周病

根尖周病是指牙齿根尖部及其周围组织,包括牙骨质、牙周膜和牙槽骨发生病变的总称。根尖周围组织的炎症性病变统称根尖周炎。根尖周炎多数是牙髓炎的继发病,而根尖周炎又可继发颌骨及颌周组织炎,临床上分为急性根尖周炎和慢性根尖周炎,以慢性根尖周炎多见。

(一)病因及发病机制

1.急性根尖周炎

多由感染的牙髓通过根尖孔和副根尖孔刺激根尖周围组织,引起的急性感染。另外,外伤及牙髓治疗药物渗出根尖孔刺激根尖也能引起根尖周炎。

2.慢性根尖周炎

主要来自感染的牙髓,通过根尖孔长期刺激根尖周围组织引起慢性病理改变,也可由急性根尖周炎转化而致。慢性根尖周炎按病变性质分为 3 种形式:根尖肉芽肿、根尖周囊肿和慢性根尖脓肿。

(二)护理评估

1.健康史

询问患者是否患过牙髓炎,有无牙髓病治疗史。

2.身体状况

(1)急性根尖周炎:大多数为慢性根尖周炎急性发作所致,按其发展过程可分为浆液期与化脓期。炎症初期,患者自觉牙根部不适,发胀,轻度钝痛。患牙有浮起感,咀嚼时疼痛加重,患者能指出患牙。检查时有明显叩痛。当形成化脓性根尖周炎时,有剧烈的跳痛,牙齿有明显伸长感,颌下区域性淋巴结肿大。若病情加重,颌面部相应区域肿胀,疼痛剧烈,可伴有体温升高。当脓肿达骨膜及黏膜下时,可扪及波动感。脓肿破溃或切开引流后,急性炎症可缓解,而转为慢性根尖周炎。

(2)慢性根尖周炎:根据病变性质不同,表现为根尖肉芽肿、根尖囊肿和慢性根尖脓肿三种形式。一般无明显自觉症状或症状较轻,常有反复肿胀疼痛的病史。口腔检查可发现患牙龋坏变色,牙髓坏死,无探痛但有轻微叩痛,根尖区牙龈可发现窦道孔。

根尖周炎感染若发展到颌骨,可引起颌骨骨髓炎、间隙感染等并发症。

3.辅助检查

慢性根尖周炎的诊断主要是 X 线检查。慢性根尖肉芽肿表现为根尖部有圆形的透射影像,边界清楚,直径一般小于 1cm;慢性根尖周脓肿表现为边界不清,形状不规则,周围骨质疏松,呈云雾状;根尖周囊肿表现为根尖圆形透射区边界清楚,有一圈由致密骨组成的阻射白线围绕。

4.心理——社会状况

急性根尖周炎患者常有烦躁、紧张,有些病变产生的口臭、面部肿胀、面部瘘管等严重影响了患者的个人形象和社交活动,使患者产生自卑心理。因慢性根尖周炎患者自觉症状不明显,常被患者忽视,当患牙出现脓肿及瘘管时,才促使患者就诊。由于患者对治疗过程缺乏了解,因而缺乏治疗耐心。

(三)治疗

急性根尖周炎应首先缓解疼痛,然后进行根管治疗或牙髓塑化治疗。

(四)常见护理诊断/问题

1.疼痛

与根尖周围炎急性发作、牙槽脓肿未引流或引流不畅有关。

2.体温过高

与根尖周围组织急性感染有关。

3.口腔黏膜受损

与慢性根尖周炎引起瘘管有关。

4.潜在并发症

如间隙感染、颌骨骨髓炎等。

5.知识缺乏

缺乏疾病病因及治疗过程相关方面的知识。

(五)护理目标

(1)患者疼痛缓解至消失,恢复正常咀嚼功能。

（2）患者口腔黏膜恢复正常，窦道封闭。

（3）患者体温恢复正常。

（4）患者能简述治疗过程及目的，配合医生完成治疗计划。

（六）护理措施

1.急性根尖周炎护理

首先要缓解疼痛，需护士配合医生应急处理。

（1）开髓减压：医生开髓，拔除根髓，使根尖周渗出物通过根尖孔向根管引流，达到止痛、防止炎症扩散的目的。护士备齐所需用物，待医生开放髓腔、拔除根髓后，抽吸 3% 过氧化氢溶液及生理盐水，供医生冲洗髓腔。吸净冲洗液，吹干髓腔及吸干根管，备消毒棉球及短松棉捻供医生置入根管内及根管口，防止食物掉入窝洞不封闭，以利引流。

（2）脓肿切开：对急性根尖周炎骨膜下及黏膜下脓肿，除根管引流外，同时切开排脓，才能有效控制炎症。切开脓肿前，护士协助医生对术区进行清洁、消毒、隔湿准备。黏膜下脓肿表浅者可用 2% 丁卡因表面麻醉或氯乙烷冷冻麻醉，骨膜下脓肿多用神经阻滞麻醉。按医嘱准备麻醉药物，协助医生切开脓肿，切开后留置橡皮引留条引流。嘱患者定期换药至伤口清洁、无渗出物。

（3）用药护理：遵医嘱应用药物治疗，注意口腔卫生。

2.根管治疗的护理

（1）器械准备：除充填术使用的器械外，另备各种规格的根管扩锉针、拔髓针、光滑髓针、根管锉、根管充填器、根充材料、消毒棉捻或纸捻等。

（2）操作步骤及护理配合：根管预备时注意保持医生操作视野清晰，正确传递拔髓及预备器械；协助医生进行冲洗根管及根管消毒；根管充填时注意准备充填器械，及时、调拌充填材料。

在以上的各项治疗过程中，护士按操作步骤，及时、准确地为医生提供所需器械及用物，遵医嘱调制各类充填材料，与医生进行密切配合。

3.全身治疗的护理

按医嘱应用抗生素、镇痛剂、维生素等药物。嘱患者注意适当休息，高热患者多饮水，进流食及半流食，注意口腔卫生。

4.健康教育

护士应耐心向患者介绍根尖周炎的发病原因、病理过程，消除患者的恐惧心理，并介绍治疗的意义、时间、步骤、并发症、预后及治疗费用等事项；向患者讲明开髓减压及脓肿切开均是应急处理，当急性炎症消退后，必须继续采取根治的方法，如根管治疗或牙髓塑化治疗，尽量保留患牙。

（七）护理评价

经过治疗和护理,评价患者是否能够达到:疼痛缓解至消失,恢复正常咀嚼功能;口腔黏膜恢复正常,窦道封闭;体温恢复正常;能简述治疗过程及目的,配合医生完成治疗计划。

（刘艳丽）

第六节 口腔黏膜疾病

一、复发性阿弗他溃疡

（一）概述

复发性阿弗他溃疡是具有周期性复发和自限性特征的口腔黏膜溃疡,包括轻型、重型和疱疹型。

（二）临床表现

(1)轻型或疱疹型复发性阿弗他溃疡:溃疡小,呈圆形或椭圆形,好发于角化较差区域,边缘光整,基底柔软,中心凹陷,周围红晕,表面可覆有黄色假膜。轻型复发性阿弗他溃疡常为数个,疱疹型复发性阿弗他溃疡常为数十个。

(2)重型复发性阿弗他溃疡:溃疡单发、直径大于1cm,好发于黏膜腺体丰富的区域,深及黏膜下层或肌层,周围红肿,边缘隆起,基底偏硬,愈合后留有瘢痕。溃疡可数月不愈。

(3)有明显的复发规律,并有初期→峰期→后期→愈合期→间歇期→复发期的周期性变化病程。

(4)患者有灼热、疼痛和刺激痛。重型或口炎型可伴有淋巴结肿大、低热等全身症状。

（三）诊断要点

(1)溃疡具有明显的复发规律或有明显的复发史。

(2)除重型外,溃疡呈圆形或椭圆形,边缘光滑不隆起,基底软,面积小,疼痛明显。

(3)长期不愈、溃疡边缘隆起、基底硬结疑为癌性溃疡者应做活检。重型后期可见到腺泡破坏、腺导管扩张、腺小叶结构消失、肌束间水肿、炎症细胞浸润等病理特征。

(4)实验室检查包括内分泌、血液、免疫、微循环检查等,有助于了解病因。

（四）治疗

局部治疗与全身治疗相结合,能达到缩短溃疡发作期,延长间歇期,减轻疼痛和减少溃疡数量的疗效。

1.局部治疗

以消炎、止痛、促进愈合为原则。

(1)消炎剂:可用曲安奈德口腔软膏,外用溃疡散、锡类散、冰硼散、珠黄散、青黛散等散剂局部涂布;或用2%～4%碳酸氢钠溶液、复方氯己定含漱液、0.1%依沙吖啶溶液、复方硼砂含漱液等含漱,或应用有消炎作用的药膜、含片等。

(2)止痛剂:如复方苯佐卡因凝胶、复方甘菊利多卡因凝胶、达克罗宁液、普鲁卡因液、利多卡因液等,溃疡局部涂布,饭前使用。

(3)浸润注射剂:如曲安奈德注射液等行溃疡下局部浸润,适用于重型复发性阿弗他溃疡。

(4)理疗:激光、微波辐射、紫外线灯照射等可用于重型复发性阿弗他溃疡。

2.全身治疗

以对因治疗、减少复发为原则。

(1)针对可疑的系统性疾病做病因治疗。

(2)糖皮质激素及其他免疫抑制剂:对于有免疫功能亢进者,可视病情轻重选用此类药物,如泼尼松、地塞米松等。剂量较大时,应注意水、电解质平衡及其他不良反应,对高血压、动脉硬化、糖尿病、胃溃疡、骨质疏松、青光眼、癫痫等患者慎用。长期使用应注意停药反应。

病情较重者,可口服沙利度胺片,每日50～100mg,疗程视病情而定。应注意生育期的复发性阿弗他患者慎用,孕妇禁用。

此外,可考虑对重症病例少量使用细胞毒类药物,如环磷酰胺、甲氨蝶呤、硫唑嘌呤等。连服一般不超过6周。应注意长期大量使用可能有骨髓抑制、粒细胞减少、全血细胞降低、肾功能损伤、恶心呕吐、皮疹、皮炎、色素沉着、脱发、黄疸、腹水等不良反应。使用前必须了解肝肾功能和血象,使用中注意不良反应。一旦出现,立即停药。

(3)免疫增强剂:对于有免疫功能低下者可考虑选用此类药物,如转移因子、胸腺素等。

(4)中医中药治疗:可辨证施治,如实热型凉膈散加减,虚热型六味地黄汤加减,血瘀型桃红四物汤加减,气虚型补中益气汤加减等。

本病经局部与全身综合治疗有一定疗效,但易复发。

(五)常见护理诊断/问题

1.疼痛

与口腔黏膜病损、进食刺激有关。

2.口腔黏膜受损

与病损有关。

3.焦虑

与反复发作、进食疼痛有关。

4.吞咽障碍

与口腔黏膜病损引起疼痛有关。

5.知识缺乏

缺乏口腔溃疡病防治的相关知识。

(六)护理目标

(1)患者疼痛消失,口腔黏膜恢复正常。

(2)患者焦虑程度减轻。

(七)护理措施

1.一般护理

适当休息,给予半流质、易消化饮食,禁食刺激性食物。疼痛剧烈时,可在饭前用1%丁卡因溶液涂布溃疡面。食物不可过热,以减轻对溃疡的刺激。

2.用药护理

指导患者遵医嘱用药。

3.口腔护理

嘱患者用0.2%氯已定溶液或2%硼酸溶液含漱,保持口腔清洁。

4.心理护理

耐心解释和疏导,让患者了解本病具有自限性和复发性的特点,鼓励患者树立信心,配合治疗,消除焦虑情绪。

5.健康教育

口腔溃疡的发生可能与失眠、疲劳、精神紧张等因素有关,故护士应鼓励患者保持良好的精神状态及生活习惯,去除精神紧张因素,提倡合理饮食和健康的生活方式,注意补充维生素和微量元素,保证充足睡眠和保持乐观情绪。向人群、患者和家属做好防病宣教,嘱患者进行自我调节,避免和减少诱发因素,防止复发。

(八)护理评价

经过治疗与正确护理,评价患者是否达到:疼痛消失,口腔黏膜恢复正常;焦虑程度减轻。

二、口腔念珠菌病

口腔念珠菌病是念珠菌感染所引起的口腔黏膜疾病,又称雪口病或鹅口疮,多发于婴幼儿和体弱儿童。近年来,由于抗生素和免疫抑制药在临床上广泛应用,造成菌群失调和免疫力下降,使口腔念珠菌病日益常见且危害性逐渐引起人们重视。

(一)病因及发病机制

病原为白色念珠菌和热带念珠菌,属于条件致病菌,常寄生在正常人的口腔、肠道、阴道和皮肤等处,平时此菌与口内其他微生物存在拮抗作用,保持平衡状态,故不发病。该菌在酸性环境下易于生长,当口腔不洁、长期使用广谱抗生素致使菌群失调、长期使用免疫抑制药、放射治疗使免疫机制受抑制、原发性免疫功能缺陷、糖尿病或恶病质等全身严重疾病、义齿下方 pH 偏低等情况时,该菌就会大量繁殖而致病。婴儿鹅口疮,常是在分娩过程中为阴道白色念珠菌感染所致,也可通过被白色念珠菌污染的哺乳器或母亲乳头而引起感染。

(二)护理评估

1.健康史

评估患者有无局部或全身感染,有无口腔不洁、长期使用广谱抗生素致使菌群失调、长期使用免疫抑制药、放射治疗使免疫机制受抑制、原发性免疫功能缺陷、糖尿病或恶病质等全身严重疾病。

2.身体状况

口腔念珠菌病按其主要病变部位可分为念珠菌性口炎、念珠菌性唇炎与念珠菌口角炎。

(1)念珠菌性口炎,具体如下。

1)急性假膜型念珠菌性口炎:本病多见于婴幼儿、体弱多病或长期应用皮质类固醇激素者,好发于唇、颊、舌、腭部,出现黏膜充血,随即出现许多散在的白色小斑点,小点略高起,状似凝乳,逐渐增大,相互融合为白色丝绒状斑片,严重者蔓延至扁桃体、咽部、牙龈。早期黏膜充血较明显,斑片附着不十分紧密,稍用力可擦掉,露出红的黏膜糜烂面及轻度出血。一般患者不感到疼痛,全身症状也不明显。

2)急性红斑型念珠菌性口炎:又称萎缩型念珠菌性口炎。主要表现为黏膜充血、糜烂,舌背乳头呈团块萎缩,周围舌苔增厚。患者常先有味觉异常或味觉丧失,口腔干燥,黏膜灼痛。

3)慢性肥厚型念珠菌性口炎:又称增殖型念珠菌口炎。

4)慢性红斑型念珠菌性口炎:又称义齿性口炎。

(2)念珠菌性唇炎:多发于 50 岁以上的患者。

(3)念珠菌口角炎:多发生于儿童、身体衰弱患者和血液病患者。

3.心理—社会评估

通过与患者沟通,了解患者的年龄、职业、受教育程度,家庭状况,对该疾病的认知情况,有无焦虑、恐惧心理等。

（三）护理诊断

1.疼痛

与口腔黏膜的炎症及糜烂有关。

2.口腔黏膜改变

与口腔黏膜充血、水肿、溃疡有关。

3.知识缺乏

缺乏口腔念珠菌相关疾病及自我护理知识。

（四）护理目标

（1）牙痛减轻或消失。

（2）能自我调节情绪，焦虑减轻或消失。

（3）口腔黏膜完整。

（五）治疗及护理措施

治疗原则为去除诱发因素，积极治疗基础病，必要时辅以支持治疗。治分为局部治疗及全身治疗。

（1）嘱患者注意休息，给予流质或半流质饮食，忌刺激性食物，饭前可用 $1\% \sim 2\%$ 普鲁卡因溶液含漱或用 0.5% 达克罗宁液、1% 丁卡因液涂布溃疡面，暂时缓解疼痛，以利于患者进食。喂乳时要注意乳头清洁、哺乳器消毒，以免交叉感染。

（2）遵医嘱应用抗真菌药酮康唑、氟康唑、伊曲康唑等。

（3）加强口腔护理：局部用 $2\% \sim 4\%$ 碳酸氢钠溶液清洗口腔，破坏念珠菌的生长环境，然后涂 2% 甲紫（龙胆紫）液；也可用每毫升含 10 万 U 制霉菌素溶液或甘油局部涂布，亦可涂 5% 克霉唑软膏。

（4）增强机体免疫力，注意均衡饮食，也可使用胸腺素及转移因子等进行辅助治疗。

（六）护理评价

通过治疗及护理，评价患者是否：疼痛减轻或消失；情绪稳定，正视疾病，配合治疗；掌握相关疾病知识。

三、口腔单纯疱疹

单纯疱疹是由单纯疱疹病毒（HSV）所致的皮肤黏膜病。疱疹可在咽喉、角膜、生殖器以及口腔周围颜面皮肤等处发生，在口腔黏膜处称为疱疹性口炎，单独发生在口周皮肤者称为唇疱疹。

（一）病因及发病机制

口腔单纯疱疹病毒感染的患者及无症状的带病毒者为传染源，主要通过飞沫、唾液及疱疹液直接接触传播，也可以通过餐具和衣物间接传染。传染方式主要为直接经呼吸道、口腔、鼻、眼结膜、生殖器黏膜或破损皮肤进入人体,胎儿还可经产道感染。病毒在侵入处生长、繁殖,造成原发感染。单纯疱疹病毒在人体内不能产生永久性免疫力,尽管原发感染后机体产生了抗单纯疱疹病毒的抗体,但该抗体无明显的保护作用。当机体遇到激发因素如紫外线、创伤、感染、胃肠功能紊乱、妊娠、劳累、情绪波动、环境制激等改变时可使体内潜伏的病毒活化,疱疹复发。

(二)护理评估

1.健康史

评估患者有无口腔单纯疱疹病毒接触史;有无激发因素,如紫外线、创伤、感染、胃肠功能紊乱、妊娠、劳累、情绪、环境等。

2.身体状况

(1)原发性疱疹性口炎:为 HSV1 引起,多表现为急性疱疹性龈口炎。以 6 岁以下儿童较多见,尤其是 6 个月至 2 岁者更多。成人也可发病。发病前常有与疱疹病患者接触史。经潜伏期后,出现发热、头痛、疲乏不适、全身肌肉疼痛、咽喉肿痛等急性症状,下颌下淋巴结和颈上淋巴结肿大、触痛。患儿流涎、拒食、烦躁不安,随后口腔黏膜广泛充血、水肿,开始出现成簇的小水疱,形似浅表溃疡,水疱破溃后继发感染,并形成黄色的假膜,最后糜烂面逐渐缩小、愈合,整个病程需 7～10 天。

(2)复发性疱疹性口炎:原发性疱疹感染愈合后,有 30%～50% 的病例可能发生复发性感染。一般复发感染的部位在口唇附近,故又称复发性唇疱疹。

3.心理—社会评估

通过与患者沟通,了解患者的年龄、职业、受教育程度,家庭状况,对该疾病的认知,有无焦虑、恐惧心理等。

(三)护理诊断

1.疼痛

与疱疹破裂形成溃疡有关。

2.发热

与病毒感染有关。

3.知识缺乏

缺乏疱疹相关疾病与自我护理知识。

(四)护理目标

(1)疼痛减轻或消失。

(2)体温正常或降低。

(3)掌握疱疹相关疾病知识。

（五）治疗及护理措施

全身抗病毒治疗：目前认为核苷类药物是抗 HSV 最有效的药物，主要有阿昔洛韦、伐昔洛韦、泛昔洛韦和更昔洛韦。口腔局部可选用 0.1％～0.2％氯己定溶液漱口液，3％阿昔洛韦溶液局部涂搽。对于单纯疱疹病毒感染复发较严重且频繁者，除抗病毒药物，还应选用免疫调节药。疼痛剧烈或有全身症状者，可给予镇痛对症治疗和支持治疗。

（1）口腔局部护理：保持口腔卫生，可用 0.1％～0.2％氯己定溶液含漱，有消炎、防腐作用，不可用手撕痂皮，防止感染。

（2）药物护理：遵医嘱按时按量服药，为便于进食，饭前可用 1％～2％普鲁卡因溶液含漱或 0.5％达克罗宁、1％丁卡因涂敷创面，可暂时镇痛。嘱应用抗感染、抗病毒药物，同时给予大量的维生素 C 和复合维生素 B。进食困难者静脉输液，保证饮水量，维持体液平衡。

（3）对患儿及家属进行心理安慰，让其了解疾病的发病原因及注意事项，按医嘱用药，缩短疗程，促进组织愈合。

（六）护理评价

通过治疗及护理，评价患者是否：疼痛减轻或消失；情绪稳定，正视疾病，配合治疗；体温正常或降低；掌握疱疹相关疾病知识。

（刘艳丽）

第三章　妇产科疾病护理

第一节　女性生殖系统炎症

一、滴虫性阴道炎

（一）病因及发病机制

滴虫性阴道炎是由阴道毛滴虫引起的阴道炎症。本病传播途径包括经性交直接传播及经使用公共浴池、浴盆、浴巾、游泳池、坐式便器、污染的器械及敷料等间接传播。

（二）临床表现

本病潜伏期为 4～28 天。典型症状是稀薄的泡沫状白带增多及外阴瘙痒；若合并其他细菌感染，分泌物则呈脓性，可有臭味。

（三）辅助检查

1.悬滴法镜检

玻璃片上加 1 滴生理盐水，取阴道后穹隆处分泌物少许，滴入玻璃片上的盐水中混匀，即刻在低倍显微镜下找滴虫。

2.涂片染色法

将分泌物涂在玻璃片上，待自然干燥后，用不同染液染色，不仅能看到滴虫，还能看到并存的细菌、念珠菌和癌细胞，借以排除其他病因。

3.培养法

阴道分泌物涂片可见大量白细胞而未能从镜下检出滴虫者，可采用培养法。

（四）诊断

从阴道分泌物中，采用悬滴法找到滴虫，即可诊断。近来开始运用荧光标记单克隆抗体检测、酶联免疫吸附法和多克隆抗体乳胶凝集法诊断，敏感度为 76%～95%。

（五）治疗

1.全身用药

初次治疗推荐甲硝唑 2g，单次口服或替硝唑 2g，单次口服或甲硝唑 400mg，每日 2 次,连服 7 天。孕早期及哺乳期妇女慎用。

2.局部用药

将甲硝唑阴道泡腾片 200mg 塞入阴道,每晚 1 次,7 天为一个疗程。

3.性伴侣的治疗

滴虫性阴道炎主要由性行为传播,性伴侣应同时进行治疗,治疗期间禁止性交。

(六)护理评估

1.病史评估

评估患者本次发病的诱因,有无高危因素(不洁性生活史;与他人共用浴池、浴盆、浴巾等),有无合并症状如尿频、尿痛等,目前的治疗及用药;评估既往病史、家族史、过敏史、手术史、输血史。

2.身体评估

评估患者的意识状态、神志与精神状况、生命体征、营养及饮食情况、BMI、排泄型态、睡眠型态;评估有无大小便困难,是否采取强迫体位,外阴皮肤情况,有无因抓挠造成的皮损及破溃等。

3.风险评估

患者入院 2 小时内进行各项风险评估,包括患者压疮危险因素评估、患者跌倒/坠床危险因素评估、日常生活能力评定。

4.心理—社会评估

了解患者的文化程度、工作性质、患者家庭状况以及家属对患者的理解和支持情况。

5.其他评估

评估患者的卫生习惯、生活习惯、性格特征,有无烟酒嗜好,了解其对疾病认知以及自我保健知识掌握程度等。

(七)护理措施

1.一般护理

(1)皮肤护理:避免搔抓,保持皮肤清洁、床单位平整,内裤柔软洁净、每日更换,污染的内裤单独清洗。

(2)饮食:禁酒,忌辛辣食物。

(3)休息与活动:劳逸结合,避免过度劳累。

(4)生活护理:阴道上药前后,协助患者摆放舒适体位,注意保护患者隐私。阴道上药后嘱患者短暂卧床,将呼叫器置于患者手边可触及处。及时更换清洁病号服、床单位及中单等。

2.病情观察

(1)皮肤、黏膜:关注患者主诉,如瘙痒、灼热感有无加重,观察外阴皮肤情况,观察阴道黏膜充血、散在红色点状皮损情况。

(2)分泌物:观察阴道后穹隆分泌物性状、颜色、量、气味。

(3)其他症状:观察有无尿频、尿痛、血尿等泌尿系感染症状。

3.专科护理

指导患者自我护理,注意个人卫生,勤换内裤,保持外阴清洁干燥,尽量避免搔抓外阴部,避免性生活。内裤、坐浴及洗涤用物应煮沸 5~10 分钟以消灭病原体,避免交叉感染、重复感染。教育患者养成良好的卫生习惯,避免无保护性交,减少疾病的发生。

4.甲硝唑的用药护理

(1)药理作用:甲硝唑为硝基咪唑衍生物,可抑制阿米巴原虫的氧化还原反应,使原虫氮链发生断裂。本品有强大的杀灭滴虫的作用,其机制未明。甲硝唑对厌氧微生物有杀灭作用,它在人体内还原代谢物也具有抗厌氧菌作用,抑制细菌的脱氧核糖核酸的合成,从而干扰细菌的生长、繁殖,最终致细菌死亡。

(2)用法:具体如下。

1)全身用药:初次治疗推荐甲硝唑 2g,单次口服或替硝唑 2g,单次口服或甲硝唑 400mg,每日 2 次,连服 7 天。孕早期及哺乳期妇女慎用。

2)局部用药:将甲硝唑阴道片 200mg 塞入阴道,每晚 1 次,7 天为一个疗程。

(3)适应证:用于治疗肠道和肠外阿米巴病(如阿米巴肝脓肿、胸膜阿米巴病等)。还可用于治疗阴道滴虫病、小袋虫病和皮肤利什曼病、麦地那龙线虫感染等。目前还广泛用于厌氧菌感染的治疗。

(4)禁忌证:对本品过敏者禁用;有活动性中枢神经系统疾病和血液病者禁用。

(5)不良反应:以消化道反应最为常见,包括恶心、呕吐、食欲缺乏、腹部绞痛,一般不影响治疗;神经系统症状有头痛、眩晕,偶有感觉异常、肢体麻木、共济失调、多发性神经炎等,大剂量可致抽搐。少数病例发生荨麻疹,皮肤潮红、瘙痒、膀胱炎、排尿困难、口中有金属味及白细胞减少等,均属可逆性,停药后自行恢复。

(6)注意事项:具体如下。

1)对诊断的干扰:本品的代谢产物可使尿液呈深红色。

2)原有肝脏疾病患者剂量应减少:出现运动失调或其他中枢神经系统症状时应停药。重复一个疗程之前,应做白细胞计数检查。厌氧菌感染合并肾功能衰竭者,给药间隔时间应由 8 小时延长至 12 小时。

3)本品可抑制酒精代谢,用药期间应戒酒,饮酒后可能出现腹痛、呕吐、头痛等症状。

5.心理护理

大多滴虫性阴道炎患者有较大的心理负担,担心疾病治不好,影响夫妻关系。应热情接待每一位患者,通过亲切的交谈告诉患者滴虫阴道炎是可以治愈的,但一定要在医生指导下进行治疗,治疗必须规范且持之以恒,必须夫妻同治。

6.健康教育

(1)饮食:具体如下。

1)忌食:忌辛辣食品,避免加重症状。忌进补。忌海鲜食物,以免使外阴瘙痒加重,不利于炎症的消退。忌甜腻食物:油腻食物如猪油、奶油、牛油等,高糖食物如巧克力、甜点心等,这些食物有助湿增热的作用,会增加白带的分泌量,并影响治疗效果。

2)宜食:宜食清淡食物,多饮水,多食蔬菜,多食用含 B 族维生素丰富的食物,如小麦、高粱、芡实、蜂蜜、豆腐、鸡肉、韭菜、牛奶等。

3)忌烟、酒:烟草中的尼古丁可使动脉血与氧的结合力减弱。

(2)休息活动:劳逸结合,避免过度劳累。

(3)用药指导:具体如下。

1)口服药:指导患者及配偶同时进行治疗;告知患者服用甲硝唑期间及停药 24 小时内、服用替硝唑期间及停药 72 小时内禁止饮酒;妊娠期是否用甲硝唑治疗目前尚有争议,用药前应取得患者知情同意。

2)外用药:指导阴道用药的患者采取下蹲位将药片送入阴道后穹隆部。

(4)疾病相关知识宣教:指导患者配合检查,讲解滴虫的特性,提高滴虫检出率。告知患者治愈的标准及随访要求:每次月经干净后复查,连续 3 次滴虫检查阴性者为治愈。告知患者妊娠期滴虫性阴道炎可导致胎膜早破、早产及低出生体重儿,应及时治疗。

二、细菌性阴道炎

细菌性阴道炎是由于阴道内正常菌群失调所致,以带有鱼腥臭味的稀薄阴道分泌物增多为主要表现的混合性感染。

(一)临床表现

阴道分泌物增多,有鱼腥臭味,尤其性生活后加重,可伴有轻度外阴瘙痒或烧灼感。

(二)评估和观察要点

1.评估要点

(1)健康史:询问患者有无诱发细菌性阴道病的相关因素。

(2)身体评估:评估患者有无外阴瘙痒、烧灼感等症状及程度。

2.观察要点

观察患者外阴情况,皮肤有无搔抓痕迹或破溃;阴道分泌物的量、性状、气味等。

(三)护理措施

(1)指导患者遵医嘱按照治疗方案周期正确用药。

(2)注意个人卫生,使用流动水清洁外阴,勤洗换内裤,避免搔抓会阴部造成皮肤损伤。

(3)治疗期间禁止游泳、盆浴,防止逆行感染。

(4)指导患者治疗期间性行为应采取保护性措施,防止交叉感染。

(5)指导选择清淡易消化、高维生素饮食,忌辛辣刺激性食物。

(6)给予患者心理护理及疾病知识的宣教,提高患者治疗的依从性,减少疾病的复发。

(四)健康教育

(1)给予患者个人卫生指导,保持外阴清洁,禁用肥皂清洗外阴,不宜经常使用药液清洗阴道;勤洗换内裤,不穿化纤内裤和紧身衣;避免不洁性行为。

(2)告知患者规范治疗的重要性,进行用药治疗指导。

三、宫颈炎

宫颈炎是最常见的女性下生殖道炎症,由于宫颈管黏膜为单层柱状上皮,抗感染能力相对差,易发生感染。

(一)分类

1.慢性宫颈炎

宫颈呈颗粒状糜烂,易触血,合并白带增多且黏稠,伴异味或瘙痒。

2.慢性宫颈管黏膜炎

病变局限于宫颈管黏膜及黏膜下组织,宫颈外口有脓性分泌物和(或)伴有宫颈管黏膜增生外突。

3.宫颈息肉

慢性炎症长期刺激宫颈管局部黏膜增生,向宫颈外口突出形成。

4.宫颈肥大

慢性炎症的长期刺激导致宫颈腺体或(及)间质增生。

(二)临床表现

慢性宫颈炎多无症状,部分患者可诉阴道分泌物增多,外阴瘙痒或伴性交后出血。妇科检查可见宫颈呈糜烂状,表面覆盖黏稠分泌物,也可表现为宫颈管黏膜增生外翻、宫颈息肉或肥大。

（三）诊断要点

1.典型体征

宫颈或宫颈管棉拭子标本可见黏液脓性分泌物，创面触血。

2.分泌物检测

（1）宫颈管分泌物涂片革兰染色，中性粒细胞计数≥30个/高倍视野。

（2）阴道分泌物涂片，白细胞计数≥10个/高倍视野。

3.病原体检测

往往难以检测到特异性致病微生物。临床一般检测沙眼衣原体及支原体感染。检测方法包括：①酶联免疫吸附试验；②核酸检测；③衣原体培养。

（四）鉴别诊断

1.宫颈柱状上皮异位

宫颈柱状上皮异位仅为体检发现，宫颈表现为颗粒状糜烂，无白带增多及外阴瘙痒等症状，不需要处理。

2.宫颈腺体囊肿

宫颈表面单发或多发囊肿样突起，内含透明黏稠囊液，属宫颈腺体囊液潴留所致，不需处理。

3.宫颈上皮内瘤变

宫颈表面光滑或有糜烂，阴道镜检查及活组织检查可证实诊断，必要时行诊断性锥切术，以排除宫颈浸润癌。

4.宫颈恶性肿瘤

外生型呈息肉或乳头状突起，继而形成菜花状肿物，触血；内生型则见宫颈肥大、质硬，宫颈管膨大如桶状，晚期可形成凹陷性溃疡。宫颈活组织检查，必要时联合宫颈管搔刮术可确诊。

（五）治疗

（1）慢性宫颈炎：伴分泌物增多、乳头状增生或接触性出血，在排外宫颈上皮内瘤变及宫颈癌的前提下，可给予局部物理治疗。

（2）慢性宫颈管黏膜炎：明确有无沙眼衣原体及支原体感染、阴道微生物菌群失调是否存在，针对病因做相应治疗；对无法明确病原体进行有效药物治疗者，可试用物理治疗。

（3）宫颈息肉：行息肉摘除术，所取组织需行病理学检查。

（4）宫颈肥大：不需治疗。

（六）护理措施

告知患者物理治疗注意事项。

（1）治疗前常规做宫颈细胞学检查。

（2）有急性生殖器炎症者注意休息,禁忌物理治疗。

（3）治疗时间宜选择在月经干净后 3～7 天内进行。

（4）保持外阴清洁,每日清洗外阴 2 次,禁止性生活及盆浴 2 个月。

（5）术后阴道分泌物增多需及时就诊。

（6）治疗结束,于两次月经干净后 3～7 天复查,未愈者择期做第 2 次治疗。

（七）健康教育

（1）指导患者定期进行妇科检查,发现宫颈炎积极治疗。

（2）注意个人卫生,勤换内衣裤,保持外阴清洁、干燥。

（3）出现血性白带或性生活后出血,早日就诊。

（4）治疗前做宫颈刮片细胞学检查,以除外癌变。

（5）避免分娩时器械损伤宫颈,发现宫颈裂伤及时缝合。

（6）做好心理护理,保护患者的隐私,给予心理支持与安慰。

四、盆腔炎性疾病

盆腔炎性疾病（PID）是指女性上生殖道及其周围组织的一组感染性疾病,主要包括子宫内膜炎、输卵管炎、输卵管卵巢脓肿（TOA）、盆腔腹膜炎。炎症可局限于一个部位,也可同时累及几个部位,最常见的是输卵管炎。PID 大多发生在性活跃期、有月经的妇女,初潮前、绝经后或未婚者很少发生 PID。若发生 PID 也往往是邻近器官炎症的扩散。

（一）病因及发病机制

1.急性盆腔炎

产后或流产后感染、宫腔内手术操作后感染、性生活不洁或过频、经期卫生不良、邻近器官炎症蔓延等。

2.慢性盆腔炎

慢性盆腔炎常为急性盆腔炎未经彻底治疗或患者体质较差病程迁延所致,但亦可无急性盆腔炎病史。

（二）临床表现

1.急性盆腔炎

（1）症状:下腹痛伴发热,严重者可出现高热、寒战。

（2）体征:患者体温升高,心率加快,下腹有压痛、反跳痛,宫颈充血有举痛,双侧附件压痛明显,呈急性病容。

2.慢性盆腔炎

（1）症状:全身症状多不明显,有时出现低热、乏力。有些患者可有神经衰弱症状,如精神不振、周身不适、失眠等。局部组织主要是下腹部坠痛、腰骶部酸痛,且在月经前后加重;月经量增多,可伴有不孕。

(2)体征:子宫及双侧附件有轻度压痛,子宫一侧或双侧有增厚。

(三)辅助检查

实验室检查:有 B 超检查、X 线检查、分泌物涂片检查、心电图等。

(四)诊断

1.急性盆腔炎

急性盆腔炎有急性感染病史;下腹隐痛、肌肉紧张,有压痛、反跳痛,阴道出现大量脓性分泌物,伴心率加快、低热,病情严重时可有高热、头痛、寒战、食欲缺乏、大量的黄色白带、有味,小腹胀痛,压痛,腰部酸痛等;有腹膜炎时出现恶心、呕吐、腹胀、腹泻等;有脓肿形成时,可有下腹包块及局部压迫刺激症状,包块位于前方可有排尿困难、尿频、尿痛等,包块位于后方可致腹泻。

2.慢性盆腔炎

全身症状为有时低热、易疲劳,部分患者由于病程长而出现神经衰弱症状,如失眠、精神不振、周身不适等,下腹部坠胀、疼痛及腰骶部酸痛,常在劳累、性交后、月经前后加剧。由于慢性炎症而导致盆腔淤血,月经往往过多,卵巢功能损害时会出现月经失调,输卵管粘连会导致不孕症。

(五)治疗

于 PID 发作 48 小时内开始联合应用广谱抗生素,一次性彻底治愈。

1.门诊治疗

若患者一般状况好,症状轻,能耐受口服抗生素,并有随访条件,可在门诊给予口服或肌内注射抗生素治疗。

2.住院治疗

若患者一般情况差,病情严重,伴有发热、恶心、呕吐或伴有盆腔腹膜炎、输卵管卵巢囊肿或经门诊治疗无效或不能耐受口服抗生素或诊断不清者均应住院给予抗生素药物治疗为主的综合治疗。

3.中医中药治疗

中医中药治疗主要为使用活血化瘀、清热解毒药物,如银翘解毒汤、血府逐瘀汤等。

4.其他治疗

合并盆腔脓性包块,且抗生素治疗无效者,可行超声引导下包块穿刺引流术。

(六)护理评估

1.病史评估

评估患者本次发病的诱因,有无急性感染病史,有无发热,有无尿频、尿痛、腹泻等;评估病程长短,月经情况,有无不孕等情况;了解目前的治疗及用药;评估既往病史、家族史、过敏史、手术史、输血史等。

2.身体评估

评估意识状态、神志、精神状况、生命体征、营养及饮食情况、BMI、排泄形态、睡眠形态，有无大小便困难，是否采取强迫体位。

3.风险评估

患者入院 2 小时内进行各项风险评估，包括患者压疮危险因素评估、患者跌倒/坠床危险因素评估、日常生活能力评定。

4.心理—社会评估

了解患者的文化程度、工作性质、患者家庭状况以及家属对患者的理解和支持情况。评估个人卫生、生活习惯，有无烟酒嗜好，对疾病认知以及自我保健知识掌握程度。

（七）护理措施

1.一般护理

（1）皮肤、黏膜护理：高热患者，皮肤长期处于潮湿状态，全身抵抗力下降，易发生压疮、感染，应及时更换潮湿的衣裤、床单，保持床单位平整，定时翻身；高热患者的唾液分泌减少，口腔黏膜干燥，口腔内食物残渣易发酵，细菌易生长繁殖，应嘱患者多饮水，多漱口，必要时给予口腔护理；行冰袋降温时，选择合理部位（如腋下、额头、腹股沟等），禁忌用于枕后、耳郭、心前区、腹部、足底等处，并定时更换冷敷部位，避免冻伤，酒精擦浴浓度不宜过高，以 25%～35% 为宜，酒精过敏者禁用，避免对皮肤造成损伤。盆腔炎症患者有时会伴阴道大量脓性分泌物，长期刺激外阴皮肤会出现皮疹、破溃，应密切观察会阴部皮肤情况，告知患者保持清洁，每日更换内裤，污染的内裤单独清洗，避免交叉、重复感染。

（2）饮食：高热期间应选择高营养、易消化的流食，如豆浆、藕粉、果泥、菜汤等；体温下降或病情好转时，可进半流食或普食，如面条、粥，配以高蛋白、高热量、高维生素、易消化的菜肴，如精瘦肉、豆制品、蛋黄及各种新鲜蔬菜等。

（3）生活护理：保持室内清洁舒适、通风良好，合理降低室温，有利于降低患者体温；高热、大汗时注意保暖；必要时遵医嘱给予口腔护理，预防口腔疾病；长期高热者，机体处于高代谢状态，食欲不佳，活动耐力下降，更应加强生活护理，如协助患者起床如厕等；将呼叫器置于患者手边，实施预防跌倒、坠床护理措施；保持会阴部清洁，遵医嘱给予会阴擦（冲）洗，及时更换清洁、干燥的病号服、床单位及中单等。

2.病情观察

（1）生命体征：密切观察体温的变化，有预见性地给予护理干预，体温过高时给予物理降温；监测患者的出入量，预防脱水。

（2）疼痛：观察患者疼痛的性质、程度，及早发现病情变化给予积极处理。

（3）皮肤、黏膜：观察口腔黏膜情况，预防口腔炎症；观察高危部位皮肤情况，预防压疮。

（4）并发症：警惕因长期高热导致严重脱水、高热惊厥甚至循环衰竭、酸中毒等情况的发生；预防感染控制不佳造成的全身感染，如菌血症、败血症等。

3.用药护理

（1）头霉素类或头孢菌素类药物：头霉素类，如头孢西丁钠 2g，静脉滴注，每 6 小时 1 次或头孢替坦二钠 2g，静脉滴注，每 12 小时 1 次。常加用多西环素 100mg，每 12 小时 1 次，静脉或口服。头孢菌素类，如头孢呋辛钠、头孢唑肟钠、头孢曲松钠，头孢噻肟钠也可选用。临床症状改善至少 24 小时后转为口服药物治疗，多西环素 100mg，每 12 小时 1 次，连用 14 天。对不能耐受多西环素者，可用阿奇霉素替代，每次 500mg，每日 1 次，连用 3 天。对输卵管卵巢脓肿的患者，可加用克林霉素或甲硝唑，从而更有效地对抗厌氧菌。

（2）克林霉素与氨基糖苷类药物联合方案：克林霉素 900mg，每 8 小时 1 次，静脉滴注；庆大霉素先给予负荷量（2mg/kg），然后给予维持量（1.5mg/kg），每 8 小时 1 次，静脉滴注。临床症状、体征改善后继续静脉应用 24～48 小时，克林霉素改为口服，每次 450mg，每日 4 次，连用 14 天或多西环素 100mg，口服，每 12 小时 1 次，连服 14 天。

4.专科护理

预防炎症扩散，禁止阴道冲洗，尽量避免阴道检查。严格执行无菌操作，防止医源性感染。

5.心理护理

盆腔炎性疾病患者一般病程较长，患者心理较为复杂，多有焦虑，应做好心理疏导，减轻患者心理压力。注意倾听患者主诉，耐心解答患者疑问，消除患者顾虑，有针对性地实施有效的心理护理，使其积极配合治疗。患者多会担心发生盆腔炎性疾病的后遗症，影响家庭生活和夫妻感情，护士应获取患者的信任，告知患者疾病及预防知识，使患者树立治疗疾病的信心，保持乐观情绪。

6.健康教育

（1）饮食：健康合理的饮食调理有利于患者免疫力以及体质的增强。患者应加强营养，多饮水，避免进食生冷、辛辣等刺激性食物，定时定量进食。发热时选择高营养、易消化的流食，如豆浆、藕粉、果泥、菜汤等，体温下降或病情好转时，可进半流食或普食，如面条、粥，配以高蛋白、高热量、高维生素易消化的菜肴，如精瘦肉、豆制品、蛋黄及各种新鲜蔬菜等。

（2）休息活动：急性期采取半卧位卧床休息使感染局限。得到控制后应加强锻炼，增加机体抵抗力，预防慢性盆腔炎急性发作。

（3）用药指导：指导患者连续彻底用药，及时治疗盆腔炎性疾病，防止后遗症发生。

（4）宣讲疾病相关知识。

1）讲解盆腔炎发病原因及预防复发的相关知识。

2）急性期应避免性生活及阴道操作；指导患者保持外阴清洁、养成良好的经期及性生活卫生习惯。

3）对沙眼衣原体感染高危妇女进行筛查和治疗可减少盆腔炎性疾病的发病率。虽然细菌性阴道炎与盆腔炎性疾病相关，但检测和治疗细菌性阴道炎能否降低盆腔炎性疾病发病率，至今尚不清楚。

4）及时治疗下生殖道感染。

（邹玲艳）

第二节　阴道癌

一、流行病学

原发性阴道癌（NCDB）是一种罕见肿瘤，是指病灶来源于阴道而未累及宫颈或外阴，在女性生殖道肿瘤中发病率仅占 1%～2%，常见的阴道新生物 80%～90%是通过直接转移或淋巴途径或血行途径从宫颈、外阴和（或）非女性生殖道转移而来。在 NCDB 的报道中，72%为浸润癌，28%为原位癌；鳞癌占浸润癌的 72%，腺癌占 14%；20 岁以下几乎均为腺癌，而腺癌在老年人中非常少见。阴道癌易发生于老年人，60～70 岁是发病的高峰年龄，但阴道癌在年轻人中发病呈上升趋势，可能归咎于 HPV 感染或其他性传播疾病，在 NCDB 报道中，仅 1%的患者年龄＜20 岁，且超过 80%的人是原位癌。近年来，由于宫颈细胞学或越来越严格的诊断标准，原发性阴道癌的发生率有所下降，而来源于邻近器官，例如宫颈、外阴或子宫内膜的恶性肿瘤有所上升。

（一）阴道上皮内瘤变（VAIN）和鳞状细胞癌（SCC）

鳞状细胞癌（鳞癌）潜在的危险因素包括 HPV 感染史，宫颈上皮内瘤变（CIN），外阴上皮内瘤变（VIN），免疫抑制和盆腔放疗史。HPV 可能是鳞癌的致病原因，在 VAIN 患者中 80%有 HPV 感染，阴道浸润性鳞癌中 60%有 HPV 感染。有学者报道的在 VAIN 和早期阴道癌的病例对照研究中发现，与对照组相比，VAIN 患者的生殖器疣发病率上升了 2.9 倍，在以往有异常巴氏涂片者中发病率上升了 3.8 倍,认为可能和高危型 HPV 感染有关。病变大都发生在阴道上段,常为多病灶性。在这些阴道上皮内瘤变和鳞癌患者中,下列风险已被证实:5 个及以上性伴侣、初次性交年龄<17 岁、吸烟、较低的社会经济地位、有生殖器疣病史、异常细胞学史和接受过子宫切除术。有研究发现,女性酗酒是阴道癌明显的高危因素,这可能与生活方式例如放荡、吸烟、使用避孕药、饮食缺陷等所致的 HPV 感染有关。宫颈癌的患者有发展为阴道癌的风险,因为这些部位共同暴露于内源性和外源性的致癌物质刺激下,10%～50% 的 VAIN、阴道原位癌或阴道浸润癌患者都曾因宫颈病变接受过子宫切除或放疗,统计显示,从宫颈癌或癌前病变治疗后发展为阴道癌的平均时间为 14 年,但也有个案在宫颈癌治疗 50 年后出现阴道癌的。

(二)黑色素瘤

恶性黑色素瘤是阴道第二常见的恶性肿瘤,占所有阴道肿瘤的 2.8%～5%。尽管常是多病灶的,但最常见的部位是阴道下 1/3 和阴道前壁。阴道黑色素瘤占所有黑色素瘤的 0.3%,每年的发病率是 0.026/100 000,诊断时平均年龄为 66.3 岁。

(三)肉瘤

肉瘤占阴道原发癌的 3%,常见于成年人,阴道肉瘤中有 50%～65% 表现为平滑肌肉瘤,癌肉瘤、子宫内膜间质肉瘤和血管平滑肌肉瘤少见。胚胎性横纹肌肉瘤/葡萄状肉瘤是罕见的儿童期肿瘤。盆腔放疗史是一个危险因素,特别是癌肉瘤和阴道血管平滑肌肉瘤。大多数肉瘤在晚期才被诊断,组织病理学级别是最重要的预后预测因子。

二、播散方式

大多数(57%～83%)的阴道癌前病变发生隆在阴道上 1/3 或穹隆部的阴道后壁,31% 的患者发生在阴道下 1/3,阴道中 1/3 的病灶不常见。阴道癌的位置在治疗计划和决定预后方面是重要因素。肿瘤可以沿阴道壁播散到宫颈或外阴,但如果初次活检宫颈或外阴为阳性,则应认为阴道是继发肿瘤。在前壁的病灶可以浸润膀胱阴道隔和尿道,后壁的病灶可累及阴道直肠隔及直肠黏膜,晚期病例中也常见向侧面扩散至宫旁组织和阴道周围组织的。阴道淋巴系统比较复杂,当病灶位于阴道下 1/3 时,淋巴引流常向下累及腹股沟淋巴结。超过Ⅰ期的患者淋巴结转移的风险性明显升高。虽然基于分期的淋巴结切除少见,但在早期阴道癌中淋巴结转移率并不罕见。

三、临床表现

(一)VAIN 及原位癌

VAIN 常无症状,临床上通常是在细胞学检查、监测宫颈癌时发现,也有部分患者因有阴道感染等可能会有阴道异常分泌物而就诊。在这些病例中,阴道上皮内瘤变好累及阴道上段,可能是宫颈鳞状上皮病变的延续。

(二)浸润性鳞癌

性交后出血、不规律阴道出血是常见症状,也可出现阴道排液和排尿困难,盆腔疼痛多在晚期时出现,常与肿瘤扩散超出阴道有关。有研究对 84 例浸润性癌进行分析,55 例为鳞癌,62％的患者有阴道排液,16％有阳性细胞学,13％有包块,4％有疼痛,2％有排尿困难,10％～20％的患者没有症状,47％病灶位于阴道后壁,24％位于阴道前壁,29％累及阴道前后壁。

(三)其他组织学类型

透明细胞癌患者最常见的症状是阴道出血(50％～75％)或异常分泌物,晚期病例可出现排尿困难和盆腔疼痛,细胞学异常仅占 33％,可能与取材的部位不全面有关。透明细胞癌病灶多是外生的,于阴道上 1/3 靠近宫颈的穹隆表面浸润性生长,手指触诊多可触及阴道穹隆黏膜下异常感可能有助于诊断,97％和黏膜腺病有关。胚胎性横纹肌肉瘤,是在儿童中最常见的恶性阴道肿瘤,表现为突出、水肿、葡萄样包块,90％的患者在 5 岁前发病,成年人中症状多为疼痛及包块。

四、分期

0 期:原位癌,上皮内癌。

Ⅰ 期:肿瘤局限于阴道壁。

Ⅱ 期:肿瘤侵及阴道旁组织,但未达盆壁。

　　Ⅱ A 期:肿瘤阴道旁受侵,未到盆壁。

　　Ⅱ B 期:肿瘤宫旁受侵,但未达盆壁。

Ⅲ 期:肿瘤扩展到盆壁。

Ⅳ 期:肿瘤超出真骨盆或侵犯膀胱或直肠黏膜、膀胱黏膜泡样水肿不属于Ⅳ期。

　　Ⅳ A 期:肿瘤扩散至邻近器官或转移蔓延至真骨盆以外。

　　Ⅳ B 期:肿瘤远处转移。

五、诊断

通常被怀疑为阴道恶性肿瘤的患者,经过全面体检,包括仔细的窥阴器检查、触诊、阴道镜、细胞学检查及对异常的内生或外生组织的活检,确诊多不困难,尤其是转移、复发患者,但对阴道癌的初始诊断有时会忽视,应引起高度重视。检查时窥阴器应慢慢地旋转和退出,使整个阴道黏膜可见,特别是经常出现病灶的后壁,为方便评估整个阴道壁及病变范围,对于晚期、复发、老年等阴道暴露困难的病例,可以在麻醉下检查和活检以减少患者的不适感。宫颈活检仅用以排除原发性宫颈癌。

因为宫颈癌或癌前病变有过子宫切除或放疗的患者出现异常细胞表现学时应行阴道镜检查,在阴道镜染色指示下进行活检,为方便检查,对于绝经或先前放疗过的患者可在阴道镜检查前适量局部应用雌激素。

六、治疗

由于阴道癌较少见,有关阴道癌的自然进程、预后和治疗数据均来源于小样本回顾性研究,因此没有权威性的治疗推荐,目前关于放疗和手术的文献多为原发性阴道鳞癌。阴道癌患者的处理比较复杂,最好能在妇科肿瘤医生和放疗医生共同评估后做出个体化治疗方案,按妇科肿瘤医生协会的指南要求,大多数患者仍首选放疗,对于早期和表浅病灶患者放疗可达到良好的肿瘤控制,并且保留了阴道功能。手术要充分考虑到患者的年龄、病灶范围、病灶是否局限等因素,以决定患者适合于局部切除、部分切除还是完全阴道切除。有证据表明,阴道原位癌、Ⅰ期癌和部分年轻的Ⅱ期癌患者其原发灶位于阴道上或下1/3时,仅通过手术即可能成功治疗。对较年轻的渴望保留卵巢功能和性功能的、疣状癌的、非上皮性肿瘤的及放疗后局部盆腔剂量不足的患者,考虑手术。为了达到足够的手术切缘以求手术彻底,手术,尤为根治性手术常需切除部分膀胱、尿道或直肠,导致尿便排泄改道,因此相比较而言,放疗作为阴道癌的初始治疗可最大限度地治愈和改善生活质量,某种程度上替代了手术。对于许多年龄较大的患者,根治性手术也不可行。尽管放疗常作为治疗选择,但对于各期最佳的治疗方式至今尚无定论,单纯手术或放疗均可引起的并发症增加,因此缩小的手术与放疗联合的治疗模式常被考虑。腔内和组织间放疗常被用于小的表浅的Ⅰ期病灶中,外照射联合腔内和(或)组织间近距离照射常被用于较广泛的Ⅰ~Ⅱ期患者。在阴道癌中化疗的使用仅基于散在的Ⅱ期临床试验或是模仿宫颈鳞癌的治疗而来,没有更有利的化疗依据可循。

(一)VAIN及原位癌的治疗

多数研究者采用手术和药物来处理VAIN,方法从部分或完全阴道切除到比较保守的局部切除、电凝、激光消融、局部氟尿嘧啶应用或腔内近距离放疗。对于不能排除浸润癌的患者,与保守治疗失败的患者一样,手术切除是治疗的选择。各种方法的控制率相似,激光为48%~100%,阴道切除术52%~100%,局部氟尿嘧啶外涂75%~100%,放疗83%~100%。有学者报道的52例患者中,发现部分阴道切除对于单发病灶的疗效较好而激光消融对多发病灶较好。尽管许多人赞成对以前无盆腔放疗史的患者采用部分阴道切除方法治疗局部 VAIN,但对于先前因其他盆腔肿瘤接受过盆腔放疗的患者而言,行部分阴道切除瘘管的风险仍很大,此时用氟尿嘧啶局部外涂也许更有益,它可刺激鳞状上皮脱落,促使正常上皮再生。氟尿嘧啶的使用方法很多,控制率达 75%～88%,推荐的 Krebs 的方法为每周 1～3次,持续应用 10 周,会阴皮肤可用氧化锌等软膏来保护以防止外阴疼痛、糜烂。近来,研究者们发现咪喹莫特治疗 VAIN 有效,通过研究发现,7 个 VAIN 2～3 的患者中经咪喹莫特治疗后,6 人病灶消退或降级为 VAIN1,具体用药方法为阴道内每周应用 5% 的咪喹莫特 0.25g 持续 3 周,耐受性较好,与氟尿嘧啶相比,咪喹莫特给药方便、毒性较低,但还需大样本研究来证实。

部分或全部阴道切除也常用于 VAIN 的治疗中,有学者对 32 例经历了上段阴道切除术的阴道原位癌患者进行评价,仅行手术术后随访示无瘤生存的患者占 72%,复发率为 17%。在这项研究中,44% 先前接受了包括激光消融、局部氟尿嘧啶或局部切除治疗。9 例患者在最后的病理切片中发现浸润癌,其中浸润深度＞3.5mm 的 4 例患者术后补充了放疗,3 例保持无瘤;直径＜2mm 浸润病灶的 5 例患者中,1 例因为局部复发再行放疗,其余 4 例术后保持无瘤;其余术后病理仍为原位癌的 23 例患者中,19 例(83%)在平均随访 38 个月内无肿瘤复发。28%(9/32)的患者术前未发现浸润癌,其中 55%(5/9)的浸润癌需要补充术后放疗,说明术前阴道原位癌的诊断常不准确,可能与病灶范围大或多点病灶致活检不足有关,因此,临床处理时不能完全按照活检提示进行,当怀疑有可疑浸润和病灶局限于阴道上 1/3 或上 1/2 时,上段阴道切除手术应尽量保证病灶边缘离切缘＞1cm。部分或全部阴道切除的主要缺点是阴道缩短或狭窄而导致的性功能变差。有学者推荐手术切除病灶后不关闭黏膜,并用雌激素软膏涂抹、扩张器扩张阴道,并酌情皮肤移植,以便术后阴道狭窄降到最低程度。先前放疗是阴道切除的禁忌证,因为有较高的并发症率。

放疗被证实有效,控制率为 80%～100%,与其他方法相比有较好的治愈率。采用传统的低剂量率腔内放疗技术使整个阴道黏膜的受量为 50～60Gy,如果病灶多发,累及区可能接受 70～80Gy 的剂量,高剂量可引起阴道明显的纤维化和狭窄。在腔内放疗后,浸润癌中盆腔复发或远处转移的情况不多见。在全阴道放疗的患者中可出现直肠出血和中到重度的阴道黏膜反应,有学者报道了采用高剂量率腔内放疗技术对 14 例 VAINⅢ 的患者进行治疗,总剂量 34～45Gy,分割剂量为每次 4.5～8.5Gy,中位随访 46 个月,一例肿瘤持续存在,另一例出现肿瘤进展,总控制率为 85.7%,2 例出现重度阴道放疗损伤。有学者报道了 6 位原位癌患者采用高剂量率腔内放疗技术治疗,100% 无复发生存。鉴于高剂量率腔内放疗良好的局部控制和功能保留优势,可以考虑将其作为放疗时的治疗选择,但从目前有限的数据中还无法得出高剂量率腔内放疗使用的明确结论。

雌激素可用于绝经后或有过放疗浸润性癌已治愈的患者,由于放疗可以对卵巢功能造成影响并有可能使阴道穹隆纤维化,某种程度上也限制了放疗的应用。

总之,对于单发病灶的 VAIN 患者,阴道部分切除术优于激光消融,因为有大约 25％的患者有浸润性鳞癌的危险性,一旦 VAIN 行部分阴道切除后发现为浸润癌者补充放疗则有瘘管形成的风险。激光消融和(或)局部氟尿嘧啶对于绝对排除浸润性鳞癌时可以应用。单独腔内近距离放疗也能提供满意的局部控制率并可保留阴道功能。

(二)浸润性鳞癌及其他类型癌的治疗

1.浸润性鳞癌的治疗

(1)手术治疗:通常阴道鳞癌采用放疗较多见。但有报道在经过选择的患者中手术治疗也取得了良好的结局,根治性手术后,Ⅰ期阴道鳞癌患者的生存率可达 75％～100％。有手术治疗适应证的病例包括:Ⅰ～Ⅱ期患者病灶在穹隆、上 1/3 阴道后壁或侧壁的能被根治性阴道切除并能保证足够切缘的、能行盆腔淋巴结切除的;极表浅的病灶也许通过局部切除即可;阴道下 1/3 病灶行外阴阴道切除并能达到满意阴性切缘的,能行腹股沟股淋巴结切除的。若术后发现切缘不足或阳性,应被推荐辅助放疗。若还有其他部位的病灶应选用放疗,放疗后残留的孤立病灶可手术去除。有学者注意到手术治疗后良好的生存率,但在系列研究中发现这也许存在偏差,因为相对年轻、健康的患者更可能倾向于手术治疗,而年龄偏大、有内科合并症的患者更倾向于放疗,有学者报道的 75 例阴道癌患者的手术结局就不如放疗的好,因此需要有更大样本的前瞻性随机对照研究来做出结论,但无论如何,手术对于某些患者仍是治疗的最佳选择,原则上不论子宫切除否能做根治性外阴阴道切除的患者,尽量不做去脏术,除非放疗后中心性复发或初始治疗病灶还未达骨盆的患者,但手术应包括根治性子宫切除,因为子宫在位将限制手术操作及膀胱、直肠病灶的切除。

有研究认为,Ⅱ期患者手术效果明显优于放疗,如有学者进行的包括 100 例(其中鳞癌 85 例)阴道癌患者的最大的单样本研究显示,40 例患者单纯手术,5 年生存率Ⅰ期为 56％,Ⅱ期为 68％;47 例患者单纯放疗,5 年生存率Ⅰ期为 80％,Ⅱ期为 31％,13 例为联合治疗,总的 5 年生存率为 47％,似乎在Ⅱ期患者手术效果更好。但研究者认为这可能与病例选择存在偏差有关,在仅行放疗的患者中以ⅡB期的患者为主,而仅行手术的患者中多数为ⅡA期患者。因此有学者建议对于癌灶位于阴道上 1/3 的患者,行阴道上段切除及根治性子宫切除和盆腔淋巴结切除比较适合,而对于广泛累及阴道旁的患者放疗应是首选,手术仅适用于严格选择后的个别患者。有学者在 55 例阴道鳞癌的研究中通过多因素分析发现,只有年龄和病灶大小是预后因子,因此建议对于Ⅰ期和ⅡA 期病灶较小、体质较好的阴道癌患者进行手术治疗。虽然数个研究表明选择适当的Ⅲ～Ⅳ期阴道鳞癌患者进行去脏术能达到 50% 的控制率,但因研究的病例样本太小,目前对晚期病例仍不主张首选去脏术,较为推崇的治疗是进行同步放化疗,尽管这种治疗模式的作用还未被明确。关于手术技术,如果进行完全性阴道切除术,专家建议行经腹和会阴联合手术,会阴切口选在耻骨膀胱宫颈筋膜,在尿道下方直肠上方,以避免静脉丛出血。切口可先腹部再会阴,但更推荐先做腹部切口,因为可以自上而下游离膀胱、尿道、直肠至会阴,分离阴道侧壁组织,游离子宫,切除淋巴结,如有不能切除的病灶,患者将免于会阴切口;若手术成功,也可用带蒂的皮肌瓣、尼龙补片联合带蒂大网膜进行阴道重建。

(2)放疗:Ⅰ期患者中,病灶厚度通常在 0.5～1cm,可单发或多发,为保留阴道功能,个体化治疗是很重要的。表浅病灶可以单独用后装阴道圆筒腔内近距离放疗来治疗,整个阴道黏膜量常为 60Gy,对于肿瘤累及处另加 20～30Gy 的量。病灶厚度>0.5cm 时,联合应用腔内后装和有单层插入的组织间插植放疗以增加深部的剂量并限制阴道黏膜放疗的过度。没有绝对的标准用于Ⅰ期患者的外照。通常认为,对于较大的、较多浸润或分化差的肿瘤常有淋巴结转移的高风险,这类患者需加用外照。整个盆腔 10～20Gy,用中间挡板后,宫旁和盆腔侧壁再照 45～50Gy 的量。推荐外照附加近距离放疗对于Ⅰ期患者应至少覆盖阴道旁淋巴结、大的病灶、髂内外淋巴结。通过腔内和组织间插植技术,Ⅰ期患者单独放疗可以达到 95%～100% 的控制率,5 年生存率达 70%～95%。

ⅡA 期患者常有晚期阴道旁病变但没有广泛的宫旁浸润。患者一律先外照,接着腔内照射。通常全盆腔接受 20Gy,挡野后另加宫旁剂量,根据侵犯厚度,再照 45～50Gy 到盆腔侧壁。给予低剂量率的腔内后装及组织间放疗联合应用至少照射 50～60Gy,超越肿瘤边缘 0.5cm,加上整个盆腔剂量,肿瘤处总剂量为 70～80Gy。有资料显示ⅡA 期患者接受近距离放疗联合外照的局部控制率为 70%（37/53）,而单用外照或近距离放疗的局部控制率为 40%（4/10）,说明联合放疗具有优越性。ⅡB 期患者因有较广泛的宫旁浸润,整个盆腔将接受 40～50Gy,照射剂量中央区挡板后宫旁总剂量为 55～60Gy,再用低剂量间插植和腔内近距离放疗来追加 30～35Gy 使肿瘤区总剂量达 75～80Gy,宫旁和阴道旁外延处达 65Gy。单用放疗治疗 5 年生存率ⅡA 期可达 35%～70%,ⅡB 期为 35%～60%。

Ⅲ期疾病接受 45～50Gy 盆腔外照,可用中间挡板使宫旁到侧盆壁剂量增加至 60Gy,追加腔内近距离放疗至最小肿瘤剂量达到 75～80Gy,如果近距离照射不方便,可以用三维治疗计划缩野放疗使肿瘤剂量达到 65～70Gy。外照盆腔和腹股沟淋巴结的剂量为 45～50Gy,联合低剂量率腔内放疗至阴道黏膜的最大剂量为 80～85Gy,Ⅲ期患者的总治愈率为 30％～50％。有直肠和膀胱黏膜累及或腹股沟淋巴结阳性的ⅣA 期患者,尽管少数经严格选择的病例行去脏术可能治愈,但大多数还是首选放疗,此时多选用外照姑息治疗。对于已出现全身广泛转移的ⅣB 期患者而言,放疗仅为姑息性局部控制,多采用全身化疗及支持治疗。

(3)化疗和同步放化疗:Ⅲ～Ⅳ期的阴道癌患者尽管给予高剂量外照和近距离放疗,但盆腔控制率仍较低,有 70％～80％的患者病灶持续或疾病复发。对于局部晚期患者远处转移的发生率为 25％～30％,尽管远处转移比盆腔复发少见,但仅靠针对局部治疗的手术或放疗而言几乎不可能产生作用,肿瘤治疗的目的是治人,而不是治瘤。因此,治疗不可能仅关注肿瘤局部,而化疗恰恰弥补了这一不足,它可经血循环作用于全身,无论什么期别,只要有远处转移可能的高危患者或已有远处转移的晚期患者,单独化疗、姑息性手术或放疗结合化疗都被推崇。常用的化疗药有氟尿嘧啶、丝裂霉素和顺铂等,与放疗合用时完全反应率可达60％～85％,但长期疗效差异较大。有学者报道了 67 例晚期阴道、宫颈和外阴癌患者,同时用氟尿嘧啶、顺铂和放疗治疗,虽然 85％完全反应,但 61％出现癌复发,复发中位时间仅为 6 个月,5 年总的生存率只有 22％。67 人中 9 例发生了严重的迟发并发症,其中 8 例必须手术。与在直肠和外阴癌中的使用一样,放疗加化疗可适当减少放疗的剂量,以改善器官功能和迟发的毒性。

因为患者数量有限,尚无随机对照研究评估同步放化疗的作用,进一步的研究需明确同步放化疗的治疗作用和理想的治疗方案。最近的数据表明,在宫颈鳞癌中以顺铂为基础的同步放化疗对局部控制率、总生存率、无瘤生存率等方面均有益,研究中共同的药物是顺铂,提示它可能改善放疗敏感性。基于此,相同的方法可考虑用于晚期阴道鳞癌的治疗中。

尽管放疗对浸润性阴道鳞癌的局部控制仍有限并存在放疗并发症的风险,但目前治疗的原则仍倾向于以放疗为主,酌情手术,联合化疗。在浸润性鳞癌的放疗中应特别注意确认治疗区域的完全覆盖,尤其在较大肿瘤中,既要达到局部控制的需要剂量,又要充分照顾到周围正常组织的耐受性。经仔细选择的早期患者行根治性阴道切除术可取得良好效果,但放疗仍是主要的治疗模式尤其对有多种合并症的老年患者。虽然在阴道癌的化疗方面目前尚无有力证据,但加用化疗(如顺铂周疗)作为放疗的增敏剂应被推广。

2.其他类型癌的治疗

(1)透明细胞腺癌:因透明细胞腺癌患者常年轻未育,早期患者可行生育力保存的方式治疗,手术对于早期阴道透明细胞癌患者有优势,因为既可以保留卵巢功能,又可通过皮肤阴道移植成形来保留阴道功能。有研究报道的 142 例Ⅰ期阴道透明细胞腺癌患者中,117 例接受了手术治疗,复发率仅 8%,存活率为 87%,而在接受放疗的患者中复发风险高达 36%,这可能与常累及阴道穹隆的较大病灶的Ⅰ期患者放弃手术选用放疗有关。阴道透明细胞腺癌常发生在阴道的上 1/3 及穹隆部,故手术推荐采用根治性子宫切除和盆腔、腹主动脉淋巴结切除以及广泛的阴道切除,但对于年轻未育的早期患者,也可考虑行腹膜外淋巴结切除和略广泛的局部切除,术后辅以腔内近距离放疗而尽量不做全盆外照射,这样既可有效控制肿瘤,又可最大限度的保留卵巢、阴道的功能,待患者完成分娩后再行根治性子宫切除、阴道切除和盆腹腔淋巴结切除。有研究报道 219 例Ⅰ期的阴道透明细胞癌患者,其中 176 例行常规根治手术,43 例仅行局部治疗,两组的症状、分期、肿瘤位置、肿瘤大小、浸润深度、病理类型及分级等资料均相似,结果 5 年和 10 年的生存率在局部治疗组为分别为 92% 和 88%,在常规手术组分别为 92% 和 90%,但在复发率在局部治疗组明显增高,10 年复发率在局部治疗组为 45%,而在常规手术组仅为 13%,肿瘤的复发与肿瘤 >2cm、浸润深度 ≥3mm 有关,盆腔淋巴结转移率为 12%,因此建议对于想保留生育力的患者,治疗方式以广泛性局部切除、腹膜外淋巴结切除及术后腔内放疗为宜。在对Ⅱ期 76 例患者的研究中显示,5 年生存率为 83%,10 年生存率为 65%,其中 22 例仅接受了手术治疗(13 例为根治性子宫及阴道切除,9 例接受去脏术),38 例仅接受放疗,12 例接受手术+放疗,4 例接受其他治疗,结果 5 年生存率仅放疗组为 87%,仅手术组为 80%,手术+放疗组为 85%,因此建议对于Ⅱ期阴道透明细胞癌患者的最佳治疗应为全盆外照+腔内放疗,但不排出对于肿瘤小、可切除的穹隆病灶进行手术治疗,以保留卵巢及阴道功能。

(2)黑色素瘤:阴道黑色素瘤因发病率低,治疗经验极少。由于黑色素瘤容易远处转移并且缺乏对其癌前病变的认识,一旦确诊治疗相当棘手。黑色素瘤对放疗不敏感,所以手术几乎成了治疗的首选,但效果不确定,尽管有报道根治性手术后的两年生存率可达 75%,但 5 年生存率仅为 5%~30%,即便行超大的根治手术可能改善近期生存率,但长期的生存率仍没有提高。有报道认为肿瘤大小与黑色素瘤的预后相关,中位生存时间在肿瘤 <3cm 的患者中为 41 个月,而在肿瘤 ≥3cm 的患者中为 21 个月,但长期生存率无统计学意义,也有报道黑色素瘤可能对放疗有反应,放疗剂量在 50~75Gy,但放疗反应率仅为 23.4%~24.2%。有研究报道 14 例患者有 3 例获得长期生存,均为放疗或局部切除后辅助放疗,其中肿瘤 ≤3cm 的患者 5 年生存率为 43%,肿瘤 >3cm 的患者 5 年生存率为 0%,因此认为,放疗对肿瘤 ≤3cm 的患者有效,同时放疗也能协同手术使手术范围缩小。化疗及免疫治疗对黑色素瘤的作用极其有限,但对于有远处转移者仍可应用。

(3)肉瘤:阴道肉瘤发病率也不高,约占阴道原发肿瘤的 3%,但常一发现即为晚期,细胞病理分级明显影响预后,大多数阴道平滑肌肉瘤起源于阴道后壁,根治性手术切除,如后盆腔去脏术可能有治愈机会。成年人的阴道肉瘤对化疗反应不好,去脏术可能有长期生存概率。在阴道肉瘤的报道中,最大的病例报道仅为 17 例,包括 10 例平滑肌肉瘤、4 例恶性中胚叶混合瘤、3 例其他肉瘤,其中 35% 接受过先前放疗,17 例均对化疗耐药,结果仅有的 3 例生存者均为接受去脏术治疗者,5 年生存率在平滑肌肉瘤者为 36%,在恶性中胚叶混合瘤者为 17%。有报道术后补充放疗可降低局部复发率,但不改变生存率,而化疗可能对全身转移有益,借鉴子宫肉瘤的治疗方案,异环磷酰胺、顺铂、紫杉醇可以应用,多柔比星仍是平滑肌肉瘤化疗的首选。阴道胚胎横纹肌肉瘤常见于儿童,由于发病罕见,没有成熟的可推荐的治疗方案,但倾向于儿童发病应采用多手段联合治疗,行局部切除＋化疗±放疗以尽量避免去脏术的应用,保证患儿的生活质量。化疗可选用 VAC(长春新碱、更生霉素、环磷酰胺)方案或 VAD(长春新碱、多柔比星、达卡巴嗪)方案,根治性手术尽量慎用,除非持续或复发病例。

(三)鳞癌治疗失败的因素

尽管有精心设计的放疗方案,仍有 85% 的患者可出现局部复发,且大部分局限于盆腔和阴道。局部区域复发 I 期为 10%～20%,II 期 30%～40%,III～IV 期的复发或持续存在率为 50%～70%,单独的远处复发或与局部复发相关的远处复发在局部晚期患者中为 25%～40%。复发的中位时间为 6～12 个月。一旦复发预后极差,虽经挽救治疗但很少有长期生存者。

有研究显示较早的肿瘤期别和较高的放疗剂量对生存率有益,接受剂量≤75Gy 的 16 人中有 9 人复发,剂量＞75Gy 的 22 人中只有 3 人复发,但较大样本量的研究中没有发现放疗剂量与复发率之间存在相关性,可能与较大的肿瘤接受较高剂量的外照和近距离放疗有关。某癌症中心也没有发现低于或高于 75Gy 的剂量和局部控制的改善或特定疾病生存率有关,有统计学意义的因素只有疾病分期和肿瘤体积。有学者在 IIa 期～IV 期患者中,联合应用外照和近距离放疗比单用近距离放疗有较好的肿瘤控制率,而在 I 期肿瘤中没有发现放疗方式和盆腔局部复发率之间的相关性,他们建议为了达到较好的肿瘤和盆腔控制率,治疗剂量必须达到原发灶处 70～75Gy,平均宫旁剂量 55～65Gy。此外,累及中、上段阴道的 100 个原发性阴道癌患者均没有接受选择性的腹股沟处放疗,没有人出现腹股沟股淋巴结转移,相反,累及阴道下 1/3 的 29 人中 3 人出现,累及整个阴道的 20 人中 1 人出现,其中可触及腹股沟淋巴结的用了约 60Gy 的放疗剂量,仅有 1 人出现

1个淋巴结复发,因此建议选择性腹股沟淋巴结区放疗仅被推荐在肿瘤累及阴道下 1/3 时应用。有学者通过对 65 例用放疗治疗的阴道癌患者进行研究,证实总的治疗时间是预示盆腔肿瘤控制的最有意义的因素。包括外照和近距离照射,放疗时间如在 9 周内完成,盆腔肿瘤控制率是 97%,如果超过 9 周仅为 57%($P <$ 0.01),有学者尽管没有发现延长治疗时间对盆腔肿瘤控制的影响,但仍倡导治疗应在 7～9 周内完成。

(四)并发症及其治疗

由于阴道的解剖位置紧邻直肠和泌尿道下段,手术或放疗后并发症出现的风险极大。虽然在许多回顾性研究中提到了这些并发症,但有代表性的预防或处理意见几乎没有。虽然生存率是判断预后的重要指标,但不顾并发症和生活质量的高生存率也不值得推崇。由于对标准放疗常见的急性或迟发并发症认识的提高,改善了妇科恶性肿瘤患者的生存状况,特别是阴道癌患者。高剂量率放疗的快速反应使阴道上皮丢失明显,特别是靠近放疗源的部分,临床上,急性反应包括水肿、红斑、潮湿、脱皮、混合性黏膜炎、糜烂及感染等,反应程度和持续时间依赖于患者的年龄、性激素状况、肿瘤大小、分期、放疗剂量和个人卫生等,这些通常在放疗结束后 2～3 个月消退,重症者可有进行性脉管损害、继发性溃疡和黏膜坏死,这种情况可能要 8 个月左右才能治愈。

同步放化疗增强了黏膜急性反应,对迟发反应的作用不明显,主要为剂量累及性骨髓抑制。随着时间的推移,许多患者出现一定程度的阴道萎缩、纤维化、狭窄、弹性丧失和阴道干燥,导致性交困难,重症者局部溃疡形成的坏死能促进瘘管形成导致直肠阴道瘘、膀胱阴道瘘、尿道阴道瘘。对于在阴道癌治疗中整个阴道的放疗耐受限制剂量仍不明确,有学者对 16 例患者的研究显示,阴道前壁上段黏膜表面可接受的最大剂量为 140Gy,没有严重并发症或上阴道段坏死发生,而 1 例患者接受了 150Gy 后发生膀胱阴道瘘,因此他们推荐对于阴道上段前壁黏膜而言,最大耐受量为 150Gy(外照和近距离照射的总量),剂量率应小于 0.8Gy/h,推荐阴道下段剂量应不超过 98Gy。阴道后壁比前壁或侧壁更易受到放疗的损伤,阴道后壁剂量应<80Gy,以减少阴道直肠瘘的风险性。有学者认为阴道黏膜发生溃疡的最高耐受量约为 90Gy,超过 100Gy 即有瘘形成的可能性。华盛顿大学的一项研究显示,传统的低剂量率阴道黏膜接受 150Gy 的放疗,发生 2 级或以上并发症的概率为15%～20%,合并严重并发症的为 8%～10%,严重并发症必须手术纠正或住院治疗。出现并发症的危险因素包括,先前有盆腔手术史、盆腔炎性疾病、免疫抑制体质、胶原血管疾病、低体重、患者年龄大、明确的吸烟史、有内科合并发症(糖尿病、高血压、心血管疾病)等。

有学者报道了 2~3 级并发症在 0 期和 Ⅰ 期患者中约为 5％，Ⅱ 期约为 15％。Ⅲ 和 Ⅳ 期患者没有出现并发症，可能是因为患者生存时间太短以至于不足以显示治疗的并发症。最主要的并发症为直肠炎、直肠阴道瘘、膀胱阴道瘘。最小的并发症为阴道纤维化和小面积黏膜坏死，约 10％ 的患者出现。有学者认为原发病灶的总剂量是预示严重并发症的最重要因素。有学者报道的放疗后并发症发生率为 23％，包括 13％ 的瘘形成、10％ 的膀胱炎或直肠炎。虽然有 2 例患者是在联合治疗后出现瘘，但研究者并不认为联合治疗并发症的发生率高于单纯放疗。

有学者报道了 193 例放疗治疗者（有或无化疗），5 年和 10 年累计主要并发症率（＞2 级）为 10％ 和 17％，他们发现 FIGO 分期和吸烟史是两个与随后发生并发症密切相关的因素，化疗似乎与并发症发生率不相关，有趣的是有主要并发症的73％ 的患者病灶均累及阴道后壁。对于急性阴道炎的治疗包括每日用过氧化物稀释液冲洗阴道等，可持续 2~3 个月直至黏膜反应消失，以后患者每周阴道冲洗 1~2 次持续数月，保持阴道冲洗是使患者保持阴道健康和性功能的重要方法。

（五）补救治疗

对于复发性阴道肿瘤的理想治疗仍不明确。对于下段阴道的复发癌，临床处理十分尴尬。复发时再治疗要考虑的因素包括先前的治疗方法、目前疾病的扩展程度、复发部位、复发的范围、无瘤间歇期、是否有远处转移、患者年龄、体力状态以及医疗条件等。远处转移预示着不良结局，虽然化疗可能出现客观反应并且在短期生存方面有所改善，但对于长期生存、减轻症状和生活质量方面的作用仍然有限。

对只有局部复发而无远处转移的患者仍有治愈的希望，因此明确病变范围是重要的。准备补救治疗时要先通过活检来确定局部复发，如有可能，宫旁复发也用病理来证实，也可通过三联征来诊断，即坐骨神经痛、下肢水肿、肾积水。通过体检和影像学检查也可提示是否有局部或远处复发，PET 对复发的判断较 CT 及 MRI 更准确些，但也有假阳性和假阴性的报道。总之，对于先前行手术治疗，没有接受放疗的患者，出现孤立的盆腔或局部复发时可用外照来治疗，并且常合并近距离照射，同时行顺铂为基础的同步化疗；对于在主要或辅助放疗后的中央型复发的患者只能行根治性手术，通常行去脏术或者对于一些病灶较小的患者，用组织内埋植剂再放疗或三维外照；化疗的反应率较低，且对生存率的影响有限，放疗后的中央性盆腔复发灶对化疗的反应率小于远处转移病灶的反应率，可能与放疗后使局部组织纤维化有关，而且先前高剂量的放疗常常损伤骨髓，使得化疗的应用受限。对肿瘤相对有效的化疗药物有异磷酰胺和多柔比星等，在一些化疗敏感的患者中化疗可能获得病情缓解。

1.手术治疗

尽管对于准备行挽救性手术的患者事先均经过彻底的临床评估,但仍有部分患者在剖腹探查过程中发现病变已晚期而无法手术。盆腔去脏术可导致长期的功能障碍、心理改变及生活质量下降,因此医患双方均应有充分的心理准备才可应用。对于复发性阴道肿瘤在根治性盆腔手术后阴道和会阴的重建有两个目的:①恢复或创造外阴阴道功能;②通过用良好血供的健康组织替代盆腔缺失组织以减少术后并发症。

2.放疗

对于先前未接受过放疗的患者应给予全盆腔外照,如可行,加用近距离放疗,通常整个盆腔受量为 40~50Gy。对于阴道下 1/3 段或外阴复发的患者,放疗应包括腹股沟淋巴结区域。在阴道的肉眼肿瘤处、阴道旁组织和宫旁应接受额外放疗剂量,可用组织间插植放疗,使肿瘤处剂量达到 75~80Gy。用放化疗联合治疗复发患者的作用机制仍不明确,由于阴道癌复发病例罕见且表现不一,无法提供大样本研究,但从局部晚期宫颈和外阴鳞癌的资料中类推,对于盆腔孤立复发患者,联合治疗模式在局部控制和生存率方面可能有帮助。对先前曾有放疗史的患者,再次放疗需特别小心,但对于病灶体积小,有手术禁忌或拒绝行去脏术的患者,再次放疗仍应被适当考虑。

对于复发患者的放疗更强调个性化,患者的选择要合适,肿瘤的定位要准确,放疗医生的经验要丰富,应用的技术要多样。尽量做到精确放疗,利用三维技术制定治疗计划是有利的,医生还可通过超分割方案以降低延迟毒性的发生率。在一些复发灶小、边界清晰的外阴,阴道或盆腔复发患者中,可以应用组织间插植技术再次放疗,局部控制率仍可达 50%~75%,3 级或更高的并发症率为 7%~15%。对于年老或糖尿病患者先前用过足量放疗治疗的,若阴道复发的肿瘤小,可用永久性放疗粒子植入治疗,可能得到长久的肿瘤控制。其他可能的治疗选择包括手术和术中放,剖腹或腹腔镜下高剂量率导管的置入放疗等。

术中放疗后的再次局部复发和远处转移率分别为 20%~60%、20%~58%,3 年和 5 年的生存率很差,为 8%~25%,3 级或更高的毒性在约 35% 的患者中出现。有学者报道了联合手术和放疗来治疗浸润盆腔侧壁复发的妇科恶性肿瘤患者,同时行带蒂血管组织阴道移植,以保护盆腔中空器官,减少放疗迟发反应,去脏术中盆腔器官被重建,术后用高剂量近距离放疗肿瘤床 10~14 天。结果用此技术治疗的 48 例患者中,5 年时总的严重并发症率为 33%,生存率为 44%,完全的局部控制率在最初 20 人中为 60%,最后的 28 人中为 85%。

立体放疗技术(SBRT),是一种新的采用直线加速器的高剂量分割的体外立体靶向放疗技术,其治疗原理似伽马刀,能对病灶精确定位、准确照射。依靠良好的靶向定位和患者的制动,使得肿瘤的受量高而周围正常组织的受量极小,大大减少了治疗的并发症。这种技术无创、无痛、快速、不用住院,应用得当将不影响患者的生活质量,因此可用于复发性阴道癌的治疗。

(六)姑息治疗

1.放疗

目前对于Ⅳb期阴道癌患者没有治疗选择,这些患者遭受严重盆腔疼痛或阴道出血的困扰,处理阴道出血如果阴道条件允许可采用腔内近距离放疗,常可较好地控制症状,对于先前接受过放疗的患者来说,腔内剂量设定为 A 点 35～40Gy。在有选择的晚期妇科肿瘤患者中,用短疗程高剂量分割的外照方案,单次剂量为10Gy,持续 3 次,疗程间隔 4～6 周,联合米索硝唑(RTOG 临床试验 79-05)可取得显著缓解,完成 3 个疗程后患者的总反应率为 41%,但有 45% 的患者出现难以承受的 3～4 级迟发性胃肠道毒性反应。有报道一项Ⅱ期临床研究(RTOG85-02)采用每日分割剂量的外照方案治疗复发或转移患者,具体方案为:每次3.7Gy,每天2 次,连续 2 天,间隔 3～6 周为 1 个疗程,共应用 3 个疗程,总照射剂量44.4Gy,结果完全反应率 10.5%(15 例),部分反应率 22.5%(32 例),在完成了 3 个疗程放疗的 59% 的患者中总反应率为 45%,27 例生存超过 1 年,晚期并发症明显减少,12个月内仅有 5%。在随后的Ⅲ期试验中,136 个患者在分割剂量放疗中被随机分成间隔 2 周组和间隔 4 周组,结果发现缩短放疗疗程间隔并没有导致肿瘤反应率明显改善(34% vs 26%),在 2 周间隔组中较多的患者完成了 3 个疗程的治疗,与没完成 3 个疗程的患者相比有较高的总反应率(42% vs 5%)和较高的完全反应率(17% vs 1%),对于肿瘤的退缩和症状缓解取得了有意义的结果,但间隔缩短的患者有急性毒性反应增加的趋势,迟发毒性反应在两组中无明显差异。

2.化疗

化疗治疗转移性、复发性阴道鳞癌的报道不多,且无大样本的对照研究,有限的资料也多来自晚期、复发宫颈鳞癌的治疗报道,目前多为同步放化疗常用于不能切除的局部晚期的阴道癌病例中,有效的化疗药物有限,有学者报道了 7 个阴道癌患者用氟尿嘧啶[1000mg/($m^2 \cdot d$),第 1～4 天]和丝裂霉素(10mg/m^2,第 1 天)治疗,结合剂量为 20～65Gy 的局部放疗,结果 7 例均有反应,中位随访时间 28 个月时 66% 的患者存活。复发及远处转移的治疗局限在一些Ⅱ期临床试验中,通常在宫颈鳞癌中有效的方案在阴道鳞癌中也有效。有学者在 26 例大部分先前接受过手术和放疗的晚期或复发阴道癌患者中应用顺铂(50mg/m^2,3 周 1 次)治疗,结果在 22 个可评估患者(鳞癌 16 例,腺鳞癌 2 例,透明细胞癌 1 例,平滑肌肉瘤1例,不明确 2 例)中,1 例鳞癌患者出现完全反应(6.2%)。有学者报道了用盐酸米托蒽醌(12mg/m²,3 周 1 次)治疗 19 例患者,结果均无反应,中位生存时间为 2.7 个月。有研究报道了 3 例晚期阴道鳞癌患者接受甲氨蝶呤、长春新碱、多柔比星和顺铂的治疗,结果 3 例均在短期内完全反应。尽管报道的反应率较低,但仍建议对阴道癌患者的化疗或同步放化疗的药物选择应包括顺铂。

(王丽华)

第三节　妊娠合并心血管疾病

妊娠合并心血管疾病是严重的妊娠合并症,在我国孕产妇死因顺位中高居第二位,为非直接产科死因的第一位。最常见的妊娠合并心脏病种类是先天性心脏病、风湿性心脏病、妊娠期高血压性心脏病、围生期心脏病、心肌炎。

一、孕产妇心脏血管方面的变化

(一)妊娠期

随妊娠进展,胎盘循环建立,母体代谢增高,内分泌系统发生许多变化,母体对氧和循环血液的需求大大增加,在血容量、血流动力学等方面发生一系列变化。

孕妇的血容量较非妊娠期增加,一般自妊娠第 6 周开始增加,32~34 周达高峰,较妊娠前增加 30%~45%,此后维持在较高水平,产后 2~6 周逐渐恢复正常。血容量增加引起心排血量增加和心率加快。妊娠早期主要引起心排血量增加,妊娠 4~6 个月时增加最多,平均较妊娠前增加 30%~50%。心排血量受孕妇体位影响极大,约 5% 孕妇可因体位改变使心排血量减少而出现不适,如"仰卧位低血压综合征"。妊娠中晚期需增加心率以适应血容量增多,分娩前 1~2 个月心率每分钟平均约增加 10 次,血流限制性损害的心脏病,如二尖瓣狭窄及肥厚型心肌病患者,可能会出现明显症状甚至发生心力衰竭。

妊娠晚期子宫增大、膈肌上升使心脏向左向上移位,心尖搏动向左移位 2.5~3cm。由于心排血量增加和心率加快,心脏工作量加大,导致心肌轻度肥大。心尖第一心音和肺动脉瓣第二心音增强,并可有轻度收缩期杂音。这种妊娠期心脏生理性改变有时与器质性心脏病难以区别,增加了妊娠期心脏病诊断的难度。

(二)分娩期

分娩期为心脏负担最重的时期。子宫收缩使孕妇动脉压与子宫内压之间的压力差减小,且每次宫缩时有 250~500mL 液体被挤入体循环,因此,全身血容量增加;每次宫缩时心排血量约增加 24%,同时有血压增高、脉压增宽及中心静脉压升高。第二产程时由于孕妇屏气,先天性心脏病孕妇有时可因肺循环压力增加,使原来左向右分流转为右向左分流而出现发绀。胎儿及胎盘娩出后，子宫突然缩小，胎盘循环停止，回心血量增加。另外，腹腔内压骤减，大量血液向内脏灌注，造成血流动力学急剧变化，此时，患心脏病孕妇极易发生心力衰竭。

（三）产褥期

产后3天内仍是心脏负担较重的时期。除子宫收缩使一部分血液进入体循环外，妊娠期组织间潴留的液体也开始回到体循环。妊娠期出现的一系列心血管变化，在产褥期尚不能立即恢复到妊娠前状态。心脏病孕妇此时仍应警惕心力衰竭的发生。

从妊娠、分娩及产褥期对心脏的影响看，妊娠32～34周后、分娩期（第一产程末、第二产程）、产后3天内心脏负担最重，是心脏病孕妇的危险时期，极易发生心力衰竭。

二、临床表现

（一）风湿性心脏病

以二尖瓣膜病变，尤以单纯二尖瓣狭窄多见，主动脉瓣病变少见。

1.二尖瓣狭窄

早期可无症状或有轻微心慌、胸闷，随妊娠月份增加、心血管系统的改变，逐渐出现心悸加重、呼吸困难、咳嗽，甚至发生急性肺水肿和充血性心力衰竭。

2.二尖瓣关闭不全

单纯二尖瓣关闭不全者大多能较好耐受妊娠、分娩及产褥期，妊娠晚期可有心悸、乏力，较少发生肺水肿及心力衰竭。

3.主动脉瓣狭窄

单纯主动脉瓣狭窄较少见，轻者孕妇能安全度过妊娠、分娩和产褥期，重者早期症状有疲劳感、活动后呼吸困难、眩晕或晕厥、左心衰竭，甚至死亡。

4.主动脉瓣关闭不全

早期无症状或有心悸及心前区不适，重者可出现呼吸困难，甚至心力衰竭。

5.联合瓣膜病变

虽然风湿性心脏病以二尖瓣膜病变为多见，但有时可遇到多瓣膜病变，如二尖瓣狭窄伴主动脉瓣关闭不全。临床可出现各瓣膜病变的表现，但判断病情和预后以病变重的为主。

（二）妊娠期高血压性心脏病

既往无心脏病史，孕20周后出现高血压、水肿、蛋白尿，严重时出现头痛、头晕、胸闷、呕吐，甚至抽搐，继而发生以左心衰竭为主的全心衰竭称妊娠高血压性心脏病。诊断标准：既往无心脏病史和高血压病史；在妊娠期高血压情况下出现呼吸困难、心悸、咳粉红色泡沫状痰,咳嗽或夜间不能平卧,心脏不同程度扩大,心律失常,肺底湿啰音等症状和体征;心电图和胸部 X 线片出现相应改变,如心动过速、ST 段及 T 波改变、传导阻滞,胸部 X 线片示心脏扩大、肺纹理增粗。

(三)围产期心肌病

既往无心脏病及其他心血管疾病史,发生在妊娠最后 3 个月至产后 6 个月内的扩张型心肌病。其病因不明,多数人认为与病毒感染有关,也有人认为与妊娠高血压、营养缺乏、遗传因素和免疫因素有关。临床表现以充血性心力衰竭为主,咳嗽、呼吸困难,端坐呼吸,咳粉红色泡沫痰。由于心脏扩大、心排血量减少,出现四肢发凉、发绀、脉细弱、颈静脉怒张、两肺底湿啰音、心浊音界扩大、心率加快、奔马律及各种心律失常、肝肿大、水肿等。胸部 X 线片示心脏普遍增大、肺瘀血,心电图提示左室肥大、广泛性 ST 段下降及 T 波异常改变。超声心动图见心脏扩大,以左心室为主,心肌收缩无力,搏动减弱,射血分数降低,有的左心房内可见附壁血栓。本病发病年龄较轻,与妊娠有关,无特殊治疗方法,在一般治疗、增加营养的同时,针对心力衰竭可用强心、利尿和血管扩张剂,如有栓塞征象可应用肝素。其转归各异,一部分产妇可因心力衰竭、肺梗死、心律失常等病情恶化而死亡,另一部分经适当治疗得以恢复。长期预后取决于发病后恢复的程度,如心脏恢复快,时间短,预后较好;心脏恢复慢,时间长,预后较差。但是不论恢复快慢,再次妊娠都可以复发,故要注意避孕。

三、妊娠合并心血管疾病对母儿的影响

(一)对母亲的影响

妊娠期间,由于胎儿的生长发育、子宫胎盘的增大,母体需氧量增加,心血管系统发生一系列变化来适应机体所需。如果母亲心功能正常,可适应这些变化,平安度过妊娠、分娩及产褥期,如母亲心功能不正常,则因负担加重而导致心力衰竭,威胁孕产妇生命。高血压病合并妊娠对母亲的影响,取决于疾病本身的严重程度,大多数高血压的孕妇,妊娠进展平稳,有的会发生严重合并症,如高血压脑病、心力衰竭、肾功能不全、视网膜出血和渗出等,威胁孕妇生命。因此,不宜妊娠的心血管疾病产妇,一旦妊娠应尽早终止。已有心血管疾患的孕妇能否继续妊娠,受以下多种因素影响:

(1)心脏代偿功能:心功能Ⅰ~Ⅱ级的孕妇,妊娠、分娩、产褥期发生心力衰竭者少,心功能Ⅲ级或Ⅲ级以上的孕妇发生心力衰竭的风险明显升高。

(2)心血管疾患的类型:风湿性心脏病产妇的预后比先天性心脏病产妇差。

(3)高血压时血管病变的程度和受累脏器的功能状态。

(4)孕妇的年龄:心血管疾病的产妇,代偿功能随年龄增长逐渐减退,随年龄越

大,对妊娠期变化的耐受性也降低,预后也差。

(5)有无心力衰竭史:妊娠前有过心力衰竭,妊娠期再次发生的可能性增大。

(6)孕妇的生活环境、营养条件、社会因素和家庭因素等对孕妇的影响较大,如果处理不当,都会加重孕妇的心脏负担,危及孕妇的健康。

(二)对胎儿的影响

随着胎儿生长,需氧量增加,一旦心功能代偿不全发生心力衰竭或高血压时因血管的病变,造成缺氧引起子宫收缩,发生早产,也可因胎儿宫内缺氧导致生长发育受限、胎儿窘迫甚至胎死宫内。孕期原发性高血压患者其胎盘通常比正常者小,加上多发性小血管梗死,使胎盘功能进一步下降。如果涉及面广,胎盘难以维持正常的功能,胎儿生长就受到影响或胎死宫内,早期流产。

四、辅助检查

(一)血常规

妊娠早晚期及住院时应随访血常规变化。

(二)胸部 X 线检查

妊娠期必要时可进行 X 线摄片。

(三)心电图

心电图为常规检查。

(四)动态心电监测

根据心电图结果决定,有助于诊断。

(五)超声心动图检查

有条件的医院可作为常规检查项目。可以发现各类型心脏病的特征性表现。

(六)心肌酶

酌情检测。

五、诊断

(一)妊娠期心脏病的诊断

由于妊娠本身的心血管系统的变化,可以出现类似心脏病的症状和体征,如活动后心悸、气短、下肢水肿、心动过速等,体检时发现心尖搏动向左上移位,心浊音界轻度扩大,心尖区和肺动脉区可闻及收缩期杂音等。此外,妊娠还可以使原有心血管疾病产妇的某些体征发生变化,增加了诊断的难度。因此,如有下列情况要考虑有心血管疾病。

(1)孕前有风湿热和心脏病病史。

(2)孕期出现心功能异常的症状。

（3）有舒张期杂音或性质粗糙、时限较长的收缩期杂音,尤其有震颤并存者;严重的心律失常,如心房颤动、心房扑动、Ⅲ度房室传导阻滞、舒张期奔马律等;有明显的心界扩大及心脏结构异常。

（4）心电图提示心律失常或心肌损害,ST 段及 T 波异常。

（5）超声心动图检查:超声心动图发现城垛样改变提示二尖瓣狭窄。根据房室腔大小、血流方向、速度、压力、反流量等,可提供解剖结构及血流动力学方面的诊断依据,并对心内其他结构及功能异常做出诊断。

（二）心脏代偿功能的分级

（1）美国纽约心脏病协会（NYHA）根据产妇所能负担的劳动程度将心脏代偿功能分为 4 级。

1）Ⅰ级:一般体力活动不受限制（无症状）。

2）Ⅱ级:一般体力活动轻度受限制（运动后感心悸、气短、轻度胸闷、乏力）,休息时无症状。

3）Ⅲ级:一般体力活动明显受限制（轻微日常工作即感不适、心悸、气促、胸闷、呼吸困难）,休息后无不适或过去有心力衰竭史者,不论现在心功能情况如何（除非已手术解除心衰的病因）。

4）Ⅳ级:一般体力活动严重受限制,不能进行任何体力活动,休息时仍有心悸、呼吸困难等心力衰竭表现。

（2）美国心脏病协会（AHA）对 NYHA 的分级进行修订,采用并行两种分级方案,即增加另一种客观评估方法,包括心电图、负荷试验、X 线检查、超声心动图等评估心脏病变程度,分为 A、B、C、D4 级。

1）A 级:无心血管疾病客观依据。

2）B 级:客观检查表明属于轻度心血管疾病患者。

3）C 级:客观检查表明属于中度心血管疾病患者。

4）D 级:客观检查表明属于重度心血管疾病患者。

（三）妊娠早期心力衰竭的诊断

妊娠合并心血管疾病的孕妇,若出现下述症状和体征,应考虑为早期心力衰竭。

（1）轻微活动后即出现胸闷、心悸、气短。

（2）休息时心率每分钟超过 110 次,呼吸每分钟超过 20 次。

（3）夜间常因胸闷而需坐起呼吸或需到窗口呼吸新鲜空气。

（4）肺底部出现少量持续性湿啰音,咳嗽后不消失。

六、治疗

妊娠合并心血管疾病孕产妇的主要死亡原因是心力衰竭和严重感染。因此，心血管疾病的妇女一经受孕或妊娠合并心血管病者，应根据妊娠、分娩和产褥期不同阶段时的病情做出恰当的处理。凡允许继续妊娠者，必须加强孕期保健，定期进行产科、内科检查与监测。定期产前检查可降低孕妇心力衰竭的发生率和孕产妇的病死率。

（一）孕期

要严密观察心功能及各种症状，防止病情加重以预防心力衰竭的发生。

1.休息

安排好工作与生活，保证充分恰当的休息，每日至少10小时睡眠，避免从事体力劳动和发生情绪波动。

2.饮食

合理补充蛋白质、维生素及铁剂，适当限制食盐，避免体重增长过多，防止贫血。以体重每周增长不超过0.5kg，整个妊娠期不超过12kg为宜。

3.积极预防各种影响心功能的疾病

如感染、妊娠期高血压等，有合并症应及时治疗。

4.定期产前检查

发现心功能Ⅲ级及以上，应及时住院治疗；心功能良好者亦应于预产期前2周住院待产，以保证孕妇休息，便于观察。

5.洋地黄的应用

一般认为无心力衰竭症状和体征时，不主张预防性应用洋地黄。对有早期心衰表现的孕妇，可用地高辛0.25mg，每日2次，口服。2～3天后若脉率＜80次/分可改为每日1次，不要求达到饱和量，万一病情加重有加大剂量的余地，也不要长期使用维持剂量，病情好转后即可停药。应用洋地黄期间，应注意监测洋地黄药物的血药浓度。

6.降压药物的选择

高血压合并妊娠使用降压药物仍有争论。虽然降压对母亲有利，但是血压下降可减少子宫胎盘的灌注，胎儿会遭受到更大的损害。如果舒张压持续在110mmHg以上时，则应给予适当的治疗。如果血压迅速升高，达到200/100mmHg或以上，卧床休息不能缓解或视网膜动脉进一步硬化、肾功能下降、以前妊娠有过颅内出血或者先兆子痫、心脏增大及心电图明显改变则应考虑终止妊娠。常用的降压药物如下。①甲基多巴：为兴奋血管运动中枢的α受体，抑制外周交感神经，使血压下降。常规给予250mg口服，每日3～4次，直至血压降到满意水平。②拉贝洛尔：为 α 受体和 β 受体拮抗剂，对胎儿无致畸作用，常规给予 100mg 口服，每日 2 次或 3 次。③硝苯地平：钙通道阻滞剂，常规给予 10mg 口服，每日 3 次。④肼屈嗪：直接松弛小动脉平滑肌，常规用量 50mg，每日 3 次。⑤产程中血压升高可给予肼屈嗪、硝酸甘油、酚妥拉明或硝普钠。

（二）分娩期

心功能 Ⅰ、Ⅱ 级的孕妇，无产科手术指征多数能经阴道分娩，但必须仔细观察产程进展和产妇心功能情况，适当放宽剖宫产指征。

1.第一产程

（1）吸氧，严密监测生命体征，心率超过 120 次/分，无其他原因解释时，应考虑是心力衰竭征象，及时给予处理。

（2）若出现心力衰竭，取半坐卧位，高浓度面罩吸氧，给予乙酰毛花苷 0.4mg 加于 25% 葡萄糖注射液 20mL 缓慢静脉推注，必要时每隔 4～6 小时重复给药 1 次，每次 0.2mg。

（3）加强胎儿的监护。

（4）适当给予镇痛或镇静剂，如哌替啶 100mg 肌内注射或地西泮 10mg 肌内注射，连续硬膜外麻醉有良好的镇痛效果。

（5）预防性使用抗生素：临产后即开始给予抗生素以预防感染，直到产后 1 周。首选青霉素类，可同时加用甲硝唑预防厌氧菌感染，注意控制输液速度及输液量。

（6）产程进展不顺利时及早手术终止产程，预后更好。

2.第二产程

（1）继续监测心率、呼吸，取半卧位，给氧，减少孕妇和胎儿缺氧。

（2）尽量缩短第二产程，避免产妇用力屏气，宫口开全后可行侧切或用低位产钳助产。

（3）胎儿娩出后，立即在产妇腹部放置沙袋，防止腹压骤然下降，血液流向内脏，造成回心血量暂时减少而诱发心力衰竭。

3.第三产程

（1）及时娩出胎盘胎膜，注意子宫收缩，可肌内或静脉注射缩宫素 10～20U，禁用麦角新碱，以防血管阻力增加，引起心力衰竭。

（2）保持产妇安静，可给予地西泮 10mg 或苯巴比妥钠 0.3g 肌内注射。

（3）若有产后出血应及时输血、输液，但要注意输血、输液的速度。

（三）产褥期

（1）产后 3 天内，特别是产后 24 小时内是重点期，应防止心力衰竭的发生，必要时可行心电监护。

（2）充分卧床休息，严密观察心率、呼吸、血压等变化。视病情指导产妇早期行床上活动,避免发生下肢深静脉血栓。产后无心力衰竭表现,1周后逐渐下床活动,至少观察2周,病情稳定后方可出院。

(3)继续应用抗生素预防感染至产后1周左右,若无感染可停药。

(4)心功能Ⅰ～Ⅱ级者,可哺乳,心功能为Ⅲ级或Ⅲ级以上者不宜哺乳。

(5)指导避孕,不宜再妊娠者,可在产后1周行绝育术。

(四)心脏手术治疗

孕期尽量不做心脏手术。若孕妇心功能为Ⅲ～Ⅳ级,妊娠早期发生肺水肿等情况,孕妇又不愿意终止妊娠,内科治疗效果不佳,心脏矫治手术操作不复杂,可考虑手术治疗,手术时间宜在妊娠12周以前进行。

(五)心血管疾病产妇的剖宫产

因手术创伤和麻醉时血流动力学的改变,可加重心脏负担,故过去多主张无剖宫产指征者,以阴道分娩为宜。随着手术和麻醉技术的提高以及先进的监护措施,加之剖宫产能减少产妇长时间宫缩引起的血流动力学改变,可减轻心脏负担,故近年来对有心血管疾患产妇分娩方式的选择主张放宽剖宫产指征。胎儿偏大,产道条件差及心功能Ⅱ级以上或心功能Ⅰ～Ⅱ级但有产科合并症者,以剖宫产分娩为宜。如有心力衰竭,应先控制心力衰竭后再手术。手术宜采取硬膜外持续阻滞麻醉,手术时手术者应动作轻巧熟练以缩短手术时间,且应采取严密监护措施。

七、护理评估

(一)病史评估

1.既往史

全面了解既往病史,有无心脏病史、心力衰竭史及与心脏病有关的疾病史,及其检查、诊疗经过和治疗结果;了解产科病史,包括产妇分娩的次数,初次生育的年龄、分娩方式、胎儿的大小情况,有无不良孕史等。

2.现病史

了解本次妊娠经过,产妇目前的临床症状、心脏功能,是否应用药物,有无明确药物过敏史。

(二)身体评估

1.症状与体征

评估有无活动受限、发热、发绀、水肿、心脏增大、肝肿大以及心率、血压及呼吸节律的变化,有无感染及早期心力衰竭的表现。

2.专科评估

测量宫高、腹围、胎心、胎动等情况。依据NYHA分级方案和AHA的客观指标评估方法确定孕妇的心功能。

3.其他

评估产妇自理能力或日常活动能力,有无压疮、跌倒或坠床等高危因素。

(三)心理—社会状况评估

评估孕妇及家属对心脏病的认知程度及相关知识的掌握情况,对检查及治疗的配合情况,是否因担心母婴安全而产生焦虑、抑郁、恐惧的心理,社会及家庭支持系统是否建立完善等。

八、护理措施

(一)备孕期

根据心脏病的类型、病变程度、心功能状态及是否已行手术矫正等情况,在心脏专科医生及产科医生的指导下决定是否妊娠。不宜妊娠者应指导妇女采取有效措施严格避孕。

(二)妊娠期

1.病情观察

(1)每日或隔日测尿蛋白、称体重。心功能Ⅲ级以上者根据体重增加情况,及时予以利尿,以减轻心脏负荷,并加强观察有无水肿加重、气急和心率加快等异常情况的出现,加强心电监护并记录,配合医生及时复查肝肾功能、心电图、24小时动态心电图、心功能以及实验室检查。

(2)产妇可自我监测,正确数胎动,每日3次,每次1小时并记录,发现异常及时汇报医生,给予胎心监护、吸氧等。

(3)每日3~4次测听胎心率,也可进行电子胎心率监护,隔日1次,必要时每日1次,同时配合B超、生物物理象监测、脐动脉血流图测试及24小时尿雌三醇、血雌三醇的测定等以及时了解胎儿及胎盘功能。

2.用药护理

(1)妊娠前服用洋地黄类药物的孕妇,孕期仍需继续服用。对洋地黄类药物的耐受性差者,需要注意其用药时的不良反应。

(2)洋地黄中毒的表现有:①心脏毒性反应,如快速性心律失常伴传导阻滞;②胃肠道反应如食欲缺乏、恶心、呕吐、腹痛、腹泻等;③神经系统表现如头痛、头晕、乏力、视物模糊、黄视、绿视等。

(3)预防洋地黄中毒:给药前准确测量产妇脉搏,如心率大于100次/分或低于60次/分或节律不规则,应暂停用药并及时通知医生。同时注意观察孕妇有无低钾血症表现,使用利尿药者,严格记录尿量,尿多者必要时遵医嘱及时补钾。

3.专科护理

(1)加强产检:妊娠合并心脏病产妇孕20周前每2周查1次,孕20周后每周查 1 次,并根据需要增加产检次数,由心血管医生及产科医生共同完成。

(2)提前入院待产:心功能Ⅰ～Ⅱ级者,应于预产期前 1～2 周提前入院待产,心功能Ⅲ级或以上者,应立即住院治疗,保证母婴安全。

4.并发症护理观察

(1)心力衰竭的预防。①在充分休息及科学营养的前提下,积极治疗诱发心力衰竭发生的各种因素,如贫血、心律失常、妊娠期高血压疾病、各种感染,尤其是上呼吸道感染,应及时给予抗生素治疗,家属应协助翻身叩背排痰,预防感染。②注意会阴及皮肤清洁。③必要时监测生命体征及血氧饱和度情况。④风湿性心脏病产妇卧床期间要经常变换体位、活动双下肢,防止下肢深静脉血栓形成。

(2)心力衰竭的表现,①轻微活动后即有胸闷、心悸、气短。②休息时心率每分钟超过 110 次/分,呼吸频率每分钟大于 20 次。③夜间常因胸闷而坐起呼吸或需到窗口呼吸新鲜空气。④肺底部出现少量持续性湿啰音,咳嗽后不消失等。

(3)心力衰竭的处理。①体位,患者取坐位,双腿下垂,减少静脉回流,减轻心脏负荷。②吸氧,给予高浓度吸氧,2～3L/min,湿化瓶中加入 50％的酒精,以降低肺泡表面张力,改善肺通气。必要时可行面罩加压给氧。③遵医嘱用药,孕妇对洋地黄类药物的耐受性差,需要注意用药时的毒性反应;肌内注射吗啡起到镇静作用,以减少躁动所带来的额外心脏负担,同时可舒张小血管减轻心脏负荷;静脉注射呋塞米,以利尿缓解肺水肿。应用血管扩张剂,如硝普钠、硝酸甘油、酚妥拉明时注意监测血压;应用氨茶碱解除支气管痉挛,以缓解呼吸困难,增强心肌收缩力。④妊娠晚期有心力衰竭者应在心血管内科及产科医生的合作下,控制心力衰竭,紧急行剖宫产术,以减轻心脏负担,挽救孕妇生命。⑤必要时可行四肢轮流三肢结扎法,以减少静脉回心血量,减轻心脏负荷。

5.心理护理

妊娠合并心脏病孕妇因担心胎儿及自身健康容易产生紧张和焦虑心理,护士要运用沟通技巧,向孕妇介绍治疗成功的病例,使其树立信心,并向孕妇说明用药的目的,耐心解答孕妇和家属的各种疑问,使其主动配合治疗及护理。

6.健康教育

(1)饮食:向产妇及家属讲解饮食对疾病的影响。指导产妇正确摄入高蛋白、低脂肪(尤其是动物脂肪)、富含维生素和无机盐的饮食,限制食盐的摄入量,以减少水钠潴留,防止妊娠期体重异常增加,并嘱产妇进食不宜过饱,少量多餐,多吃蔬菜及水果,以防便秘加重心脏负担。

(2)休息与活动:保证孕妇的休息和睡眠,日间餐后休息 30 分钟至 1 小时,夜间保证 10 小时的睡眠,休息时保持左侧卧位和半卧位,防止子宫右旋,减轻对心脏的负担。限制体力劳动,适当减少活动量。心功能Ⅲ级以上者要以卧床为主,尽可能采用半卧位或半坐位,以产妇舒适为标准。

(3)出院指导:做好出院手续办理流程的告知。①健康指导:加强孕妇及家属对妊娠合并心脏病相关知识的认识;嘱孕妇保持个人卫生,养成正确的饮食、运动习惯,掌握自我监测的方法,预防并发症的发生。②定期产前检查,保证孕期安全,如有不适随时到医院就诊。

(三)分娩期

1.病情观察

(1)严密观察产程进展,每15分钟测量1次生命体征,每30分钟测1次胎心率。严格记录出入量,准确记录尿量。随时评估产妇心功能状态,及早识别并防止心力衰竭的发生。必要时遵医嘱应用镇静药物。

(2)分娩后观察4小时无异常者送产后病房母婴同室休息。

2.用药护理

(1)分娩后禁用麦角新碱,以免静脉压增高而发生心力衰竭。

(2)输液、输血时合理控制总量和速度,以防增加心脏额外的负荷。

3.专科指导

(1)指导产妇正确呼吸及减轻疼痛的方法。必要时可行硬膜外麻醉无痛分娩减轻疼痛,减少体力及精力消耗。

(2)缩短第二产程,宫缩时不宜用力,可行会阴侧切或产钳助产术,减少产妇体力消耗。

(3)请儿科医生到场,做好新生儿抢救的准备。

4.并发症观察护理

(1)心力衰竭:胎儿娩出后,产妇的腹部应立即放置沙袋,持续加压24小时,以防腹压骤降诱发心力衰竭。输血、输液时合理控制总量及输液速度。

(2)产后出血:按摩子宫,严格记录阴道出血量。必要时遵医嘱应用宫缩剂,预防产后出血。

5.心理护理

给产妇提供心理及情感支持,做好宣教,给产妇以安慰和鼓励,消除紧张情绪。

6.健康教育

(1)饮食:因产程体力消耗较大,需进食高热量、高蛋白、高维生素、低盐、低脂肪的食物,且少食多餐。多吃水果蔬菜,预防便秘。

(2)休息与活动:产妇宜取左侧卧位15°,上半身抬高30°,防止仰卧位低血压综合征发生。

(四)产褥期

1.病情观察

(1)产褥早期尤其产后 72 小时内,严密监测产妇生命体征及心力衰竭的早期症状,预防心力衰竭发生。有异常情况立即报告医生。

(2)观察子宫收缩情况,严格记录阴道出血量。

2.用药护理

(1)慎用宫缩药,以免强烈宫缩增加回心血量,加重心脏负担。

(2)静脉输液时,严格控制输液量及输液速度。

3.专科护理

选择合适喂养方式,心功能Ⅰ～Ⅱ级的产妇允许哺乳,但应避免过度劳累;心功能Ⅲ级或以上者不宜哺乳,应及时回奶(禁用雌激素),指导家属人工喂养。

4.并发症护理观察

(1)产后出血:产后 4 小时内每小时按压宫底,观察子宫收缩情况,并记录阴道出血量;子宫收缩欠佳者,应按摩子宫,遵医嘱给予缩宫素预防产后出血。

(2)产褥期感染:①早、晚用软毛牙刷刷牙,预防口腔炎症的发生;②每日给予会阴擦洗 2 次,勤换会阴垫,保持会阴部清洁,预防泌尿系感染;③遵医嘱给予抗生素预防感染。

5.心理护理

心脏病产妇会担心新生儿的健康,同时由于自身原因不能亲自参与照顾,会产生愧疚、烦躁心理。因此护士应通过评估产妇身心状况及家庭支持情况,鼓励并制订全家参与康复计划,循序渐进地恢复产妇自理能力,使其慢慢适应母亲角色。如果心功能尚可,可鼓励产妇适度参加照顾新生儿的活动以增加母子感情。如果新生儿有缺陷或死亡,要允许产妇表达情感,并给予理解和安慰,减少产后抑郁症的发生。

6.健康教育

(1)心脏病妇女,妊娠前应征求内科医生意见,评估心脏功能、病变程度及性质,决定能否承受妊娠及分娩。

(2)心功能Ⅲ级或以上者,不宜妊娠,建议严格避孕。

(3)加强妊娠期保健,妊娠 20 周前每 2 周 1 次、20 周后每周 1 次接受心血管内科和产科高危门诊共同监护。保证每日至少 10 小时睡眠,2 小时午休,宜取左侧卧位或半卧位。减少体力劳动,保持情绪稳定、心情愉快。

(4)低盐饮食,多食水果及新鲜蔬菜,避免便秘。妊娠期体重增加低于 10kg。

(5)应避免到公共场所及与传染病患者接触,预防上呼吸道感染;妊娠 5 个月起服用维生素 C 及铁剂预防贫血;20 周起补钙,防止妊娠期高血压发生。

（6）指导孕妇及家属了解妊娠合并心血管疾病的相关知识，掌握自我监护方法，告知心力衰竭的诱因及预防方法；学习识别早期心力衰竭的表现，若出现咳嗽、咳粉红色泡沫痰等，应及时住院治疗。

（7）指导产妇在第二产程避免过早屏气用力，于宫缩时张口哈气，间歇时完全放松。

（8）产后24小时内必须静卧。指导心功能Ⅰ级、Ⅱ级者进行母乳喂养，心功能Ⅲ级、Ⅳ级者退奶，并指导家属学习人工喂养的技能及注意事项。

（9）制订出院计划，告知按时复诊。

（陈　艳）

第四节　妊娠滋养细胞疾病

一、葡萄胎

葡萄胎又称水疱状胎块，是指妊娠后胎盘绒毛滋养细胞异常增生，终末绒毛转变成水疱，水疱间相连成串，形如葡萄得名。葡萄胎分为完全性和部分性两类，其中大多数为完全性葡萄胎，且具较高的恶变率；少数为部分性葡萄胎，恶变罕见。两类葡萄胎从发病原因至临床病程均不相同。

（一）诊断

1.诊断要点

根据停经后不规则阴道出血，子宫异常增大、变软，子宫5个月妊娠大小时尚摸不到胎体，听不到胎心、胎动，应疑诊为葡萄胎。妊娠剧吐、孕28周前的先兆子痫、双侧卵巢囊肿均支持诊断。若在阴道排出血液中查见水疱状组织，葡萄胎的诊断基本可以肯定。

2.辅助检查

诊断有疑问时做下列辅助检查。

（1）绒毛膜促性腺激素测定：葡萄胎时血 β-hCG 超过 100U/L，常高达 1500～2000U/L，且持续不降。

（2）超声检查：为重要的辅助诊断方法，应用最多，具体如下。

1)B超检查：正常妊娠在孕 4～5 周时，可显示妊娠囊，至孕 6～7 周可见心管搏动。葡萄胎时则见明显增大的子宫腔内充满弥漫分布的光点和小囊样无回声区，仪器分辨率低时呈粗点状或落雪状，但无妊娠囊可见，也无胎儿结构及胎心搏动征。

2)超声多普勒探测胎心：正常妊娠最早在孕 6 周时可听到胎心音，孕 12 周后阳性率达 100%,在葡萄胎只能听到子宫血流杂音。

3.鉴别诊断

(1)流产:不少病例最先被误诊为先兆流产。流产有停经史及阴道出血症状,妊娠试验可阳性,而葡萄胎患者子宫多大于同期妊娠子宫,孕期超过 12 周时 hCG 水平仍高。B 超图像显示葡萄胎特点。

(2)双胎妊娠:子宫较同期单胎妊娠大,hCG 水平亦稍高,易与葡萄胎混淆,但双胎妊娠无阴道出血,B 超显像可确诊。

(3)羊水过多:可使子宫迅速增大,虽多发生于妊娠后期,但发生在中期妊娠者需与葡萄胎鉴别,羊水过多时不伴阴道出血,hCG 水平较低,B 超显像可确诊。

(二)治疗

1.一般治疗

葡萄胎一经确诊,原则上应立刻处理。但如伴严重的并发症,如重度妊娠高血压综合征、心力衰竭、重度贫血、甲状腺功能亢进症(甲亢)等,则应先处理并发症,待情况好转后再处理葡萄胎。不过也不宜等待过久,因葡萄胎不清除,一般情况也难以自行恢复。

2.手术治疗

(1)葡萄胎组织的清除:目前最常用的方法是吸刮术,在患者情况稳定后清宫。吸刮术手术时间短,出血量少,不易发生子宫穿孔,比较安全。手术处理之前,首先应仔细做全身检查,注意有无休克、先兆子痫、甲状腺功能亢进症、肾功能损害、电解质紊乱、贫血及有无宫腔内感染。葡萄胎子宫大而软,清宫时出血较多,也易穿孔,所以清宫应在手术室内进行,在输液、备血情况下,充分扩张宫颈管,选用大号吸管吸引。待葡萄胎组织大部分吸出,子宫明显缩小后,改用刮匙轻柔刮宫。在充分扩张宫颈和大部分葡萄胎组织排出后可静脉滴注缩宫素 5~10U,促进子宫收缩、减少出血和预防子宫穿孔。子宫小于妊娠 12 周可以 1 次刮净。子宫大于妊娠 12 周或术中感到 1 次刮净有困难时,可于 1 周后行第 2 次刮宫,刮出物必须送组织病理学检查。

(2)卵巢黄素化囊肿的处理:卵巢黄素化囊肿在葡萄胎排出后会自然消失,无须特殊处理。发生急性扭转时,如果扭转时间不长,可在 B 超或腹腔镜下做穿刺吸液,囊肿多数自然复位。若扭转时间长,已缺血坏死,则需行患侧附件切除术。

3.药物治疗

对于葡萄胎应用化学药物治疗至今仍有分歧意见。一般认为葡萄胎患者普遍进行预防性化学治疗是不恰当的,只选择性地应用于高危患者及随访不便者。高危因素包括:①患者年龄大于 40 岁;②子宫大小明显大于停经月份,hCG 测定值特别高;③有咯血史者;④吸出葡萄胎为小颗粒;⑤第 2 次刮宫仍可见增生活跃的滋养细胞;⑥刮宫后 hCG 超过 2 个月持续不正常。化疗以单药为主,氟尿嘧啶(5-Fu)或放线菌素 D(KSM)效果较好,常用氟尿嘧啶每天 28mg/kg,静脉滴注,共 8天;或 KSM 每天 10μg/kg,静脉滴注,共 5 天。刮宫前 1~3 天或刮宫后立即进行化疗,一般为 1~2 个疗程。

(三)评估和观察要点

1.评估要点

(1)健康史:评估患者是否既往有滋养细胞病史、婚育史、月经情况和既往患病史,以及此次妊娠经过和临床表现。

(2)身体评估:评估患者阴道出血情况及有无水泡状物质排出;评估患者是否有高血压、蛋白尿、水肿等子痫前期症状。

(3)心理—社会状况:评估患者是否因担心疾病对今后生育的影响而产生心理压力;评估患者家属对患者及疾病治疗的态度、相关知识了解情况。

2.观察要点

(1)观察患者阴道出血情况,如患者大量阴道出血,观察患者是否有面色苍白、出冷汗等休克征象。

(2)观察患者腹部疼痛程度。

(3)观察术后患者的生命体征、阴道出血、疼痛、自我排尿情况。

(4)观察腹痛及阴道出血情况,检查阴道排出物内有无水泡状组织,估算出血量。

(四)护理措施

(1)指导患者卧床休息,阴道出血时保留会阴垫,观察阴道出血量、颜色和性状,并记录。

(2)患者出血量多时,应注意观察患者面色、血压、脉搏、呼吸、尿量、神志等,及早发现失血性休克的早期表现。

(3)清宫患者术前完善各项检查,做好术前准备。术后观察患者生命体征变化、阴道出血及排尿情况。

(4)嘱患者注意饮食粗细搭配,保持排便通畅,减少增加腹压的因素。

(5)做好手术和大出血的抢救准备工作。

(五)健康教育

(1)指导患者清宫术后 1 个月内禁止性生活及盆浴,预防生殖道上行性感染。

(2)为患者讲解定期随访意义,指导定期查血 hCG,葡萄胎清宫术后患者每周查血 hCG 1 次,直至连续 3 次阴性;以后每个月检查 1 次,共 6 个月;然后,再每 2个月检查 1 次,共 6 个月,自第 1 次检查 hCG 阴性后,共计检查 1 年。

(3)指导患者随访期间应注意避孕,时间为 6 个月。可选用安全套或口服避孕药,不选用宫内节育器,以免混淆子宫出血的原因或造成穿孔。

二、妊娠滋养细胞肿瘤

妊娠滋养细胞肿瘤(GTN)是恶性妊娠滋养细胞疾病,发病率在东南亚最高,欧美地区较低,包括侵蚀性葡萄胎、绒毛膜癌以及罕见的胎盘部位滋养细胞肿瘤。侵蚀性葡萄胎是指葡萄胎组织侵入子宫肌层或转移至子宫以外的疾病,全部继发于葡萄胎妊娠,一般认为有 5%～20% 的葡萄胎可发展成侵蚀性葡萄胎,大多数侵蚀性葡萄胎发生在葡萄胎清除后 6 个月内,恶性程度一般不高,预后较好。绒毛膜癌是滋养细胞疾病中恶性程度最高的一种,患者多为育龄妇女,也可发生于绝经后妇女,其中 50% 继发于葡萄胎,少数发生于足月产、流产及异位妊娠后。在化疗药问世之前,绒毛膜癌的死亡率高达 90% 以上。随着诊断技术及治疗方法的发展,绒毛膜癌患者的预后已得到极大的改善。

(一)病因及发病机制

病因尚不清楚,可能与卵子的异常受精有关。侵蚀性葡萄胎镜下可见水疱状组织侵入子宫肌层,有绒毛结构及滋养细胞增生和异型性,但绒毛结构也可退化,仅见绒毛阴影。绒毛膜癌镜下可见滋养细胞和合体滋养细胞成片状高度增生,明显异型,不形成绒毛或水疱状结构,并广泛侵入子宫肌层造成出血,坏死。

(二)临床表现

1.无转移滋养细胞肿瘤

大多数继发于葡萄胎妊娠。

(1)阴道出血:在葡萄胎排空、流产或足月产后,有持续的不规则阴道出血,量多少不定。也可表现为一段时间的正常月经后再停经,然后又出现阴道出血。长期阴道出血者可继发贫血。

(2)子宫复旧不全或不均匀性增大:在葡萄胎排空后 4～6 周子宫尚未恢复到正常大小,质地偏软。也可受肌层内病灶部位和大小的影响,表现出子宫不均匀性增大。

(3)卵巢黄素化囊肿:由于 hCG 的持续作用,在葡萄胎排空、流产或足月产后,两侧或一侧卵巢黄素化囊肿可持续存在。

(4)腹痛:一般无腹痛,但当子宫病灶穿破浆膜层时可引起急性腹痛及其他腹腔内出血症状。若子宫病灶坏死继发感染也可引起腹痛及脓性白带。黄素化囊肿发生扭转或破裂时也可出现急性腹痛。

(5)假孕症状:由于肿瘤分泌的 hCG 及雌激素、孕激素的作用,表现出乳房增大,乳头及乳晕着色,甚至有初乳样分泌,外阴、阴道、宫颈着色,生殖道质地变软。

2.转移性滋养细胞肿瘤

大多为绒毛膜癌,肿瘤主要经血行播散,转移发生早而且广泛。最常见的转移部位是肺(80％),再依次是阴道(30％)、盆腔(20％)、肝(10％)和脑(10％)等,各转移部位症状的共同特点是局部出血。

(1)肺转移:通常无症状,仅通过 X 线胸片或肺 CT 做出诊断。典型表现为胸痛、咳嗽、咯血及呼吸困难。这些症状常呈急性发作,但也可呈慢性持续状态达数月之久。在少数情况下,可因肺动脉滋养细胞瘤栓形成,造成急性肺梗死,出现肺动脉高压、急性呼吸功能衰竭及右心衰竭。

(2)阴道转移:转移灶常位于阴道前壁及穹隆,呈紫蓝色结节,破溃时引起不规则阴道流血,甚至大出血。一般认为是宫旁静脉逆行性转移所致。

(3)肝转移:为不良预后因素之一,多同时伴有肺转移。多数无转移相关症状,也可表现上腹部或肝区疼痛、黄疸等,若病灶穿破肝包膜可出现腹腔内出血,导致死亡。

(4)脑转移:预后凶险,为主要的致死原因。一般同时伴有肺转移和(或)阴道转移。转移初期多无症状。脑转移的形成可分为 3 个时期。

1)瘤栓期:可表现为一过性脑缺血症状如猝然跌倒、暂时性失语、失明等。

2)脑瘤期:出现头痛、喷射样呕吐、偏瘫、抽搐直至昏迷。

3)脑疝期:颅内压不断升高,脑疝形成,压迫生命中枢,最终死亡。

(5)其他转移:包括脾、肾、膀胱、消化道、骨转移等,其症状视转移部位而异。

3.临床分期

采用国际妇产联盟(FIGO)妇科肿瘤委员会制订的临床分期,该分期包含了解剖学分期和预后评分系统两个部分(表 3-1),其中规定预后评分≤6 分为低危,≥7 分为高危。

表 3-1　滋养细胞肿瘤解剖学分期

分期	特征
Ⅰ期	病变局限于子宫
Ⅱ期	病变扩散,但仍局限于生殖器官(附件、阴道、阔韧带)
Ⅲ期	病变转移至肺,有或无生殖系统病变
Ⅳ期	所有其他转移

(三)辅助检查

1.侵蚀性葡萄胎

(1)血 hCG 连续测定:葡萄胎清宫后血 hCG 值连续 2 周升高或平台状超过 3 周或葡萄胎排空后 6 周,血 hCG 持续高水平超过 6 周,且临床已排除葡萄胎残留、黄素化囊肿或再次妊娠。

（2）彩色多普勒超声：显示低阻抗丰富血流改变。

（3）胸部 X 线片、CT、MRI、动脉造影、腹腔镜检查等：可用于诊断肺转移、脑转移和盆腹腔脏器、腹膜和子宫的转移病灶。

2.绒毛膜癌

（1）hCG 测定：是诊断绒毛膜癌的最重要手段。一般 β-hCG 降至正常值在人工流产和自然流产后分别约需 30 日和 19 日，足月妊娠分娩后为 12 日，异位妊娠为 8～9 日。若超过上述时间，hCG 仍持续在高值并有上升，结合临床情况，绒毛膜癌诊断可以确定。

（2）影像学诊断：B 超（子宫、肝、脾、肾等）、X 线胸片、CT、MRI。

（3）组织学诊断：在子宫肌层内或子宫外转移灶组织中若见到绒毛或退化的绒毛阴影，则诊断为侵蚀性葡萄胎；若仅见成片滋养细胞浸润及坏死出血，未见绒毛结构者则诊断为绒癌。

（四）治疗

以化疗为主，手术和放疗为辅。年轻未生育者尽可能不切除子宫，以保留生育功能，如不得已切除子宫者仍可保留正常卵巢。需手术治疗者一般主张先化疗，待病情基本控制后再手术，对肝、脑有转移的重症患者可加用放射治疗。

（五）护理评估

1.病史评估

评估患者及家属的既往史，包括滋养细胞疾病史、药物使用史及过敏史。若既往曾患葡萄胎则应详细了解第 1 次清宫的时间、水疱大小、吸出组织物的量以及清宫后阴道流血的量、性质、时间长短、子宫复旧情况。了解血、尿 hCG 水平及肺部 X 线检查结果。采集阴道不规则出血的病史，询问生殖道、肺部、脑等转移的相应症状。了解是否做过化疗及化疗的时间、药物、剂量、疗程、疗效及用药后机体的反应情况。

2.身体评估

（1）评估临床症状：了解阴道出血情况，注意有无腹痛等症状。

（2）评估患者有无咳嗽、咳痰、咯血、胸痛、头痛、呕吐等转移症状。

3.风险评估

患者入院 2 小时内进行各项风险评估，包括患者压疮危险因素评估、患者跌倒/坠床危险因素评估、日常生活能力评定、入院护理评估。

4.心理—社会评估

（1）评估患者是否有恐惧、焦虑、情绪低落、对预后担心、害怕化学药物治疗等不良情绪。掌握患者心理，如生育过的患者因为要切除子宫而担心女性特征的改变,未生育的患者则因为要切除子宫而绝望。

(2)评估患者的价值观、工作状况、生活方式、家庭状况、经济状况等。评估家属对本病及其治疗方法、预后是否了解及焦虑程度。

(六)护理措施

1.术前护理

(1)病情观察:具体如下。

1)观察阴道出血:严密观察腹痛及阴道出血情况,记录出血量,出血多时密切观察生命体征,观察阴道排出物,有水疱样组织及时送检并保留会阴垫,以便评估出血量及排出物的性质。随时做好术前准备,配血备用,建立静脉通道,准备好催产素及抢救物品及药品。

2)发现大出血时,应立即报告医生,及时监测生命体征,并做好急诊手术准备。

(2)心理护理:评估患者及家属对疾病的心理反应,了解患者既往面对应激情况的反应、方式,并指导患者面对疾病的应对方式。向患者及家属讲解疾病的相关知识,帮助患者和家属树立信心。让患者诉说心理痛苦及失落感,并鼓励其接受现实。介绍化疗方案及药物的相关知识及自我护理的常识,以减少顾虑。

(3)健康教育:具体如下。

1)饮食:鼓励患者进食高蛋白、高热量、高维生素、易消化饮食,同时注意食物色、香、味搭配,以增进患者的食欲。对不能进食或进食不足者,应遵医嘱给予静脉补充营养。

2)卫生指导:病房应空气流通,安静舒适。保持皮肤及外阴清洁,患者可每日用温水清洗外阴1～2次。

(4)肿瘤转移患者的护理:具体如下。

1)阴道转移。①禁止做不必要的检查和使用窥器,尽量卧床休息,密切观察阴道有无破溃出血。②准备好各种抢救器械和物品。③如发生转移灶破溃大出血时应立即通知医生并配合抢救。遵医嘱用长纱条压迫止血,同时注意保持外阴清洁,严密观察出血情况和生命体征,观察有无感染及休克。纱条必须于24～48小时取出,取出时做好输液、输血及抢救的准备。若出血未止可重新填塞,记录取出和再次填塞纱条的数量,同时给予输血、输液,遵医嘱应用抗生素预防感染。

2)肺转移。①嘱卧床休息,减轻患者消耗,协助呼吸困难者取半卧位并给予吸氧。②按医嘱给予镇静剂及化疗药。③大量咯血时有窒息、休克甚至死亡的危险,给予患者头低患侧卧位并保持呼吸道的通畅,轻击背部,排出积血。同时迅速通知医生,配合医生进行止血、抗休克治疗。

3)脑转移。①严密观察病情。②让患者尽量卧床休息,起床时应有人陪伴,防止瘤栓期一过性症状发生时造成损伤。观察颅内压增高的症状,记录出入量,观察有无电解质紊乱的症状,一旦发现异常情况立即通知医生并配合处理。③按医嘱给予静脉补液、止血剂、脱水剂、吸氧、化疗等,严格控制补液总量和补液速度,防止颅内压升高。④采取必要的护理措施预防跌倒、咬伤、吸入性肺炎、角膜炎、压疮等情况的发生。⑤做好 hCG 测定、腰椎穿刺的配合。⑥昏迷、偏瘫者按相应的护理常规实施护理。

2.术后护理

(1)一般护理。

(2)病情观察:①术后每小时观察 1 次血压、脉搏、呼吸并记录,共 3 次;②观察腹部伤口有无渗血、渗液,观察疼痛程度。

3.用药护理

常用的一线化疗药物有甲氨蝶呤(MTX)、放射菌素 D(Act-D)、氟尿嘧啶(5-FU)等。

(1)甲氨蝶呤(MTX)。①目的:可抑制四氢叶酸生成,从而干扰 DNA 合成。②方法:肌内注射者,0.4mg/(kg·d),连续 5 日,疗程间隔 2 周;静脉滴注者,250mg,维持 12 小时。③注意事项:给药期间应测定血 β-hCG 及进行 B 超检查,严密监护。④不良反应:用药后可能出现胃肠炎、药物性肝炎、肾功能损害、骨髓抑制、皮炎、口腔炎等不良反应。

(2)放射菌素 D(Act-D)。①目的:嵌入 DNA 双螺旋的小沟中,与 DNA 形成复合体,阻碍 RNA 多聚酶的功能,抑制 RNA 的合成,特别是 mRNA 的合成。②方法:静脉滴注,10～12μg/(kg·d),连续 5 日,疗程间隔 2 周。③注意事项:最近患过水痘的患者不宜用本品;骨髓功能低下、有痛风病史、肝功能损害、感染等应慎用。④不良反应:可引起骨髓抑制、胃肠道反应、脱发等。

(3)氟尿嘧啶(5-FU)。①目的:通过抑制胸腺嘧啶核苷酸合成酶而抑制 DNA 的合成。②方法:28～30mg/(kg·d),静脉滴注,连续 8～10 日,疗程间隔 2 周。③注意事项:用药期间应严格监测血象。④不良反应:骨髓抑制、胃肠道反应、脱发、红斑性皮炎、皮肤色素沉着等。

4.化疗患者的护理

积极采取措施减轻患者化疗的不良反应及疼痛等不适症状。

5.健康教育

(1)饮食:忌生、冷、刺激性食物,可适当进食高蛋白、高维生素、易消化饮食。鼓励患者多进食,以增加机体抵抗力。

(2)卫生指导:术后 2～7 日内,阴道可能有少量血性分泌物,需保持会阴部的清洁以防感染。

(3)化疗间歇期指导:指导患者适当活动。若患者有造血功能抑制,尤其是白细胞计数较低时应移至单人病房,并谢绝探视,实行保护性隔离。根据病情决定每日测量体温的次数,遵医嘱使用升白细胞药物和抗生素。

(4)出院指导:①自术后到来正常月经前禁性生活及盆浴,以免发生感染;②教会患者正确留取中段尿;③1周后电话查询病理结果;④术后1个月到门诊复查,不适随诊;⑤注意休息,不过分劳累,阴道转移者应卧床休息,以免引起破溃大出血;⑥做好避孕,但应避免选用宫内节育器和药物避孕方法。

6.延续护理

(1)出院后严密随访,警惕复发:第1年每月随访1次;1年后每3个月随访1次,持续3年;再改为每年1次,持续2年;此后每2年1次,随访至少5年。

(2)随访内容:在随访血、尿hCG的同时,应注意有无阴道异常流血、咳嗽、咯血及其他转移灶症状。定时做妇科检查、盆腔B超及胸部X线片或胸部CT检查。

(向艳丽)

第五节　异常妊娠

一、流产

妊娠于28周前终止,胎儿体质量不足1000g,称为流产。妊娠不足12周发生流产者称为早期流产,发生于12周至不足28周者称为晚期流产。按流产的发展过程分为先兆流产、不全流产、难免流产和完全流产。胚胎在子宫内死亡超过2个月仍未自然排出者称为过期流产。自然流产连续3次或以上称为习惯性流产。

早期流产的原因多数是遗传因素(如基因异常),其次为母体因素(如孕妇患急性传染病、黄体功能不足等),此外母儿双方免疫不适应或血型不合也可引起流产,晚期流产则因宫颈内口松弛、子宫畸形等因素所致。

(一)诊断

1.临床表现

(1)先兆流产:妊娠28周前出现少量阴道出血和(或)轻微下腹疼痛或腰酸下坠感,无破水及组织排出,妊娠反应持续存在;检查宫口未开,胎膜未破,子宫大小与停经月份符合;妊娠试验阳性;B超显示有孕囊及胚芽,孕7周以上者有胎心波动。如胚胎发育正常,经休息和治疗后出血及腹痛消失,妊娠可以继续;若胚胎发育异常或出血增多、腹痛加重,则可发展为难免流产。

(2)难免流产:多由先兆流产发展而来,流产已不可避免。阴道出血量增多(常多于月经量),腹痛加重,呈阵发性下腹坠胀痛,可伴有阴道流水(胎膜破裂)。妇科检查见宫口已扩张,可见胚胎组织或胚囊堵塞于宫颈口,子宫大小与停经月份符合或略小,尿妊娠试验可呈阴性或阳性,B超宫腔内可见胚囊胚芽,有时可见胎动及胎心搏动。

(3)不全流产:妊娠物已经部分排出子宫,尚有部分残留于子宫内,由难免流产发展而来。残留妊娠物影响子宫收缩,有持续性阴道出血,严重者可发生休克。检查时可发现宫颈口扩张,有血液自宫颈口流出,有时可见妊娠物在宫颈口或阴道内出现,部分仍残留在宫腔内,子宫大小一般小于停经月份。

(4)完全流产:常发生于妊娠8周以前或12周以后。经过腹痛及阴道出血后,妊娠产物已完全排出,阴道出血逐渐停止或仅有少量出血,腹痛消失。妇科检查见宫口关闭,子宫略大或已恢复正常大小,妊娠试验阴性或阳性,B超显示宫腔线清晰,可有少量血液,但无组织残留。

(5)过期流产:胚胎或胎儿在宫内已经死亡,但没有自然排出。胚胎或胎儿死亡后子宫不再继续增大,反而缩小。妊娠反应消失,胎动消失。检查时发现宫颈口关闭,子宫小于停经月份,听不到胎心。

(6)习惯性流产:每次流产往往发生于相同妊娠月份,流产经过与一般流产相同。早期流产的原因常为黄体功能不全、甲状腺功能低下症、染色体异常等;晚期流产较常见的原因则为宫颈内口松弛、子宫畸形、子宫肌瘤等。

(7)孕卵枯萎:也称为空卵,在超声检查时发现有妊娠囊,但没有胚胎,说明胚胎已经死亡,不再发育。

(8)流产感染:流产过程中若出血时间长、有组织残留、非法堕胎或不洁性生活可引起宫腔内感染,严重者感染可扩散到盆腔、腹腔乃至全身,引起盆腔炎、腹膜炎、败血症甚至感染性休克。患者除有一般流产症状外,尚有发热、下腹痛、阴道分泌物味臭或流脓性液体等感染症状及相应体征,可因感染性休克而导致患者死亡。

2.辅助检查

(1)妊娠试验:胚胎或绒毛滋养细胞存活时,妊娠试验阳性,当妊娠物与子宫壁分离已久失活时妊娠试验阴性。

(2)激素测定:定期测绒毛膜促性腺激素(hCG)、胎盘催乳素(HPL)、雌二醇(E_2)及孕酮(P)的含量,动态观察其变化情况,如有进行性下降,提示将发生流产。

(3)细菌培养:疑有感染时做阴道或宫腔拭子的细菌培养及药物敏感试验,有助于感染的诊断和治疗。

(4)B超检查:显示子宫增大,明确宫腔内有无孕囊、胚胎、胎心搏动及残留组织或积血,以协助诊断。

(5)病理检查:对于阴道排出的组织,可以用水冲洗寻找绒毛以确定是否为妊娠流产。对于可疑的病例,要将组织物送病理检查以明确诊断。

3.诊断要点

(1)生育年龄妇女,既往月经规律,若有月经过期,出现早孕反应,妇科检查子宫增大,尿妊娠试验阳性应诊断为妊娠。

(2)妊娠后阴道出血、下腹坠痛、腰骶酸痛,要考虑流产的可能。流产可以分为多种类型,在诊断时需要根据病史、临床表现及辅助检查来进行判断和区分。

4.鉴别诊断

需与异位妊娠及葡萄胎、功能失调性子宫出血、盆腔炎及急性阑尾炎等进行鉴别。

(1)异位妊娠:特点是有不规则阴道出血,可有腹痛,但常为单侧性;B超检查显示宫腔内无妊娠囊,在宫腔以外部位,特别是输卵管部位可见妊娠囊或液性暗区;hCG水平较低,倍增时间较长。

(2)葡萄胎:特点是有不规则阴道出血,子宫异常增大而软,触摸不到胎体,无胎心和胎动;B超检查显示宫腔内充满弥漫的光点和小囊样无回声区;hCG水平高于停经月份。

(3)功能失调性子宫出血:特点是有不规则阴道出血,子宫不增大,B超检查无妊娠囊,hCG检查阴性。

(4)盆腔炎、急性阑尾炎:一般无停经史,尿妊娠试验阴性,hCG水平正常,B超检查宫腔内无妊娠囊,血白细胞总数$>10\times10^9/L$。

(二)治疗

1.先兆流产

(1)一般治疗:卧床休息,避免性生活。

(2)药物治疗:①口服维生素E,每次10mg,每天3次;②肌内注射黄体酮,每天20mg,共2周;③肌内注射hCG,每天1000U,共2周;或隔天肌内注射hCG 2000U,共2周。

(3)其他治疗:经过治疗后进行定期随访,症状加重或胚胎(胎儿)死亡时,及时手术终止妊娠。

2.难免流产

治疗原则是尽早排出妊娠物。

(1)药物治疗:晚期流产时,子宫较大,可静脉滴注缩宫素,具体方法是缩宫素10U加入5%葡萄糖注射液500mL静脉滴注:加强子宫收缩,维持有效的宫缩。

(2)手术治疗:早期流产时行吸宫术或刮宫术。晚期流产当胎儿及胎盘排出后,检查是否完整,必要时行清宫。

3.不全流产

(1)药物治疗:出血时间长,考虑感染可能时应给予抗生素预防感染。

（2）手术治疗：用吸宫术或钳刮术清除宫腔内妊娠残留物，出血量多者输血。

4.完全流产

一般不予特殊处理，必要时用抗生素预防感染。

5.稽留流产

胚胎死亡时间长，可能会发生机化与子宫壁粘连，也可能会消耗凝血因子，造成凝血功能障碍，导致大量出血，甚至 DIC。因此，在处理前应先进行凝血功能的检查（血常规、出凝血时间、血小板计数、纤维蛋白原、凝血酶原时间、3P 试验、血型检查）并做好输血准备。

（1）一般治疗：凝血功能异常者，先输注血液制品或用药物纠正凝血功能，然后进行引产或手术。

（2）药物治疗：凝血功能正常者，口服已烯雌酚每次 5～10mg，每天 3 次，共 3～5 天，以提高子宫对缩宫素的敏感性。子宫大小大于 12 周者，可以用缩宫素、米索前列醇、依沙吖啶引产。具体方法如下：缩宫素 10U 加入 5％葡萄糖注射液 500mL 静脉滴注；米索前列醇 0.2mg（0.2mg/片）塞于阴道后穹隆，每隔 4 小时 1 次；依沙吖啶 50～100mg 溶于 5mL 注射用水，注射到羊膜腔内。

（3）手术治疗：子宫小于 12 周者可行刮宫术，大于 12 周者需行钳刮术。

6.孕卵枯萎

确诊后行吸宫术或刮宫术。

7.习惯性流产

在下次妊娠之前，需要测定夫妇双方的 ABO 和 Rh 血型、染色体核型、免疫不合的有关抗体，以明确病因，对发现的异常情况进行相应的治疗。

（1）如果女方的卵巢功能和甲状腺功能异常，应及时补充黄体酮、甲状腺素。

（2）如果有生殖道畸形、黏膜下肌瘤、宫颈功能不全等，应及时手术纠正。

（3）如果是自身免疫性疾病，可以在确定妊娠以后口服小剂量阿司匹林每天 25mg 或泼尼松 5mg/d 或是皮下注射肝素 5000U/12 小时治疗，持续至分娩前。目前推荐阿司匹林为首选方案，因为其效果肯定且不良反应比较少。

（4）如果是男方精液异常，进行相应的治疗。

（三）护理评估

1.病史评估

停经、阴道出血和腹痛是流产孕妇的主要症状。应详细询问产妇停经史、早孕反应情况；还应了解既往有无流产史，在妊娠期间有无全身性疾病、生殖器官疾病、内分泌功能失调及有无接触有害物质等以判断发生流产原因。

2.身心状况评估

（1）症状：评估阴道出血的量与持续时间；评估有无腹痛，腹痛的部位、性质及程度;了解阴道有无排液,阴道排液的色、量、气味,以及有无妊娠产物的排出。

(2)体征:全面评估孕妇的各项生命体征,判断流产类型,注意与贫血及感染相关的征象。孕妇可因失血过多出现休克或因出血时间过长、宫腔内有残留组织而发生感染。

(3)心理—社会评估:孕妇因阴道出血而出现焦虑和恐惧心理,同时因担心胎儿的健康,可能会表现出伤心、郁闷、烦躁不安等情绪。尤其多年不孕或习惯性流产的孕妇,为能否继续妊娠而焦虑、悲伤。

(四)护理措施

1.一般护理

(1)卧床休息,禁止性生活。

(2)饮食以高热量、高蛋白、高维生素的清淡饮食为宜,多吃新鲜蔬菜、水果,保持大便通畅。

(3)先兆流产者,禁用肥皂水灌肠;行阴道检查操作时应轻柔,以减少刺激。

(4)做好各种生活护理。

2.病情观察

(1)观察阴道排出物情况:观察阴道出血量及性质,观察有无不凝血现象,观察腹痛和子宫收缩情况,检查阴道有无流水或胚胎组织流出,如有胚胎组织,要仔细查看胎囊是否完整,必要时送病理检查。

(2)预防休克:测量体温、脉搏、呼吸、血压。观察意识和尿量,如有休克征象应立即建立静脉通道,做好输液、输血准备。

(3)预防感染:应监测患者的体温、血象,观察阴道出血及阴道分泌物的性质、颜色、气味等,严格执行无菌操作规程。保持会阴清洁,有阴道出血者,行会阴冲洗每日 2 次。必要时遵医嘱使用抗生素。

3.用药护理

(1)用药目的:黄体酮为维持妊娠所必须的孕激素,能够抑制宫缩。

(2)用药方法:对于黄体功能不足的产妇遵医嘱给予黄体酮,10~20mg 每日或隔日肌内注射。

(3)用药注意事项:可有头晕、头痛、恶心、抑郁、乳房胀痛等不良反应。

4.心理护理

为患者提供精神上的支持和心理疏导是非常重要的措施。产妇由于失去胎儿,会出现伤心、悲哀等情绪反应。

护士应给予同情和理解,帮助产妇及家属接受现实,顺利度过悲伤期,以良好的心态面对下一次妊娠,并建议患者做相关的检查,尽可能查明流产的原因,以便在下次妊娠前或妊娠时及时采取处理措施。

5.健康教育

(1)活动指导:早期流产后需休息 2 周,可做一些轻微活动,避免重体力劳动。

(2)病情观察指导:如出现腹痛剧烈,阴道出血多、时间长或阴道出血带有异味应及时就诊。

(3)饮食卫生指导:嘱产妇进食软、热、易消化、高蛋白质食品,注意补充 B 族维生素、维生素 E、维生素 C 等;保持外阴清洁,1 个月内禁止盆浴及性生活。

(4)心理支持:护士在给予患者同情和理解的同时,还应做好疾病知识的健康教育,与产妇家属共同讨论此次流产可能的原因,并向他们讲解流产的相关知识,为再次妊娠做好准备。

(5)出院指导:具体如下。

1)做好出院手续办理。

2)复诊指导:嘱产妇流产 1 个月后来院复查,如有异常情况,随时复诊。

3)有习惯性流产史的产妇,在下一次妊娠确诊后应卧床休息,加强营养,补充维生素,定期门诊检查孕激素水平。

二、异位妊娠

受精卵在子宫体腔以外着床称为异位妊娠,习惯称宫外孕。根据受精卵种植的部位不同,异位妊娠分为输卵管妊娠、宫颈妊娠、卵巢妊娠、腹腔妊娠、阔韧带妊娠等,其中以输卵管妊娠最常见(占 90%～95%)。输卵管妊娠多发生在壶腹部(占 75%～80%),其次为峡部,伞部及间质部妊娠少见。

异位妊娠是妇产科常见的急腹症之一,发病率约为 1%,有逐年增加的趋势。由于其发病率高,并有导致孕产妇死亡的危险,为高度危险的妊娠早期并发症。

(一)病因及发病机制

输卵管妊娠原因:输卵管炎症是主要原因,输卵管发育不良或功能异常、精神因素可引起输卵管痉挛和蠕动异常,干扰受精卵的运送,引起异位妊娠。放置宫内节育器与异位妊娠发生也有相关性。

(二)临床表现

1.症状

(1)停经:输卵管壶腹部及峡部妊娠一般停经 6～8 周,间质部妊娠停经时间较长。当月经延迟几日后出现阴道不规则出血时,常被误认为月经来潮。

(2)阴道出血:常表现为短暂停经后不规则阴道出血,量少,点滴状,色黯红或深褐。部分患者阴道出血量较多,似月经量,约 5%表现为大量阴道出血。阴道出血表明胚胎受损或已死亡,导致 β-hCG 水平下降,卵巢黄体分泌的激素难以维持蜕膜生长而发生剥离出血,并伴有蜕膜碎片或管型排出。当病灶去除后,阴道出血才逐渐停止。

（3）腹痛：95％以上输卵管妊娠患者以腹痛为主诉就诊。输卵管妊娠未破裂时，增大的胚囊使输卵管膨胀，导致输卵管痉挛及逆蠕动，患侧出现下腹隐痛或胀痛。输卵管妊娠破裂时，突感患侧下腹部撕裂样剧痛，疼痛为持续性或阵发性；血液积聚在直肠子宫陷凹而出现肛门坠胀感（里急后重）；出血多时可引起全腹疼痛、恶心呕吐；血液刺激横膈，出现肩胛部放射痛（称为 Danforth 征）。腹痛可出现于阴道出血前或后，也可与阴道出血同时发生。

（4）晕厥和休克：部分患者由于腹腔内急性出血及剧烈腹痛，入院时即处于休克状态，面色苍白、四肢厥冷、脉搏快而细弱、血压下降。休克程度取决于内出血速度及出血量，往往与阴道出血量不成比例。体温一般正常，休克时略低，腹腔内积血被吸收时体温略高，但通常不超过 38℃。间质部妊娠一旦破裂，常因出血量多而发生严重休克。

2.体征

（1）腹部体征：出血量不多时，患侧下腹明显压痛、反跳痛，轻度肌紧张；出血量较多时可见腹膨隆，全腹压痛及反跳痛，但压痛仍以输卵管妊娠处为甚，移动性浊音阳性。当输卵管妊娠流产或破裂形成较大血肿或与子宫、附件、大网膜、肠管等粘连包裹形成大包块时，可在下腹部扪及有触痛、质实的块物。

（2）盆腔体征：妇科检查阴道可见少量血液，后穹隆饱满、有触痛。宫颈举痛明显，有血液自宫腔流出，子宫略增大、变软，内出血多时子宫有漂浮感。子宫后方或患侧附件可扪及压痛性包块，边界多不清楚，其大小、质地、形状随病变差异而不同。包块过大时可将子宫推向对侧，如包块形成过久，机化变硬，边界可逐渐清楚。

（三）辅助检查

1.B 超检查

B 超检查已成为诊断输卵管妊娠的主要方法之一。文献报道超声检查的准确率为 77％～92％，随着彩色超声、三维超声及经阴道超声的应用，诊断准确率不断提高。

2.妊娠试验测定

β-hCG 为早期诊断异位妊娠的常用手段，但 β-hCG 阴性不能完全排除异位妊娠。妊娠β-hCG 阳性时不能确定妊娠在宫内还是宫外。疑难病例可用比较敏感的放射免疫法连续测定。

3.腹腔穿刺

腹腔穿刺包括经阴道后穹隆穿刺和经腹壁穿刺，是一种简单、可靠的诊断方法。内出血时，血液积聚于直肠子宫陷凹，后穹隆穿刺可抽出陈旧性不凝血。若抽出血液较红，放置 10 分钟内凝固，表明误入血管。当有血肿形成或粘连时，抽不出血液也不能否定异位妊娠的存在。当出血多，移动性浊音阳性时，可直接经下腹壁一侧穿刺。

4.腹腔镜检查

腹腔镜有创伤小、可在直视下检查并同时手术、术后恢复快的特点，适用于输卵管妊娠未流产或未破裂时的早期确诊及治疗。但出血量多或严重休克时不做腹腔镜检查。

（四）诊断

输卵管妊娠流产或破裂后，多数有典型的临床表现。根据停经史、阴道出血、腹痛、休克等表现可以诊断。如临床表现不典型，则应密切监护病情变化，观察腹痛是否加剧、盆腔包块是否增大、血压及血红蛋白下降情况，从而做出诊断。以上辅助检查有助于明确诊断。

（五）治疗

根据病情缓急，进行相应处理。

1.手术治疗

手术治疗为主。应在积极纠正休克的同时，进行手术抢救。近年来，腹腔镜技术的发展也为异位妊娠的诊断和治疗提供了新的手段。

2.药物治疗

用于治疗异位妊娠的药物主要是甲氨蝶呤（MTX）。MTX 是叶酸拮抗剂，可抑制四氢叶酸生成，从而干扰 DNA 合成，使滋养细胞分裂受阻，胚胎发育停止而死亡。MTX 杀胚迅速，疗效确切，不良反应小，也不增加此后妊娠的流产率和畸胎率，是治疗早期输卵管妊娠安全可靠的方法。

局部用药可采用在 B 超引导下穿刺，将 MTX 直接注入输卵管妊娠囊内。也可以在腹腔镜直视下穿刺输卵管妊娠囊，吸出部分囊液后，将药液注入其中。此外，中医采用活血化瘀、消癥杀胚药物，有一定疗效。

（六）护理措施

1.一般护理

（1）卧床休息，取半卧位，增加舒适感，尽量减少突然改变体位和增加腹压的动作，如有咳嗽及时处理。观察并记录生命体征。

（2）饮食护理：非手术患者进食清淡易消化的高热量、高蛋白、维生素丰富的流质或半流质饮食，手术治疗的患者术前一日晚 20:00 禁食，24:00 禁水。

（3）对卧床的患者做好生活护理，保持皮肤、床单位清洁干燥。

（4）配血，必要时遵医嘱输血。

（5）防治休克：保证足够液体量，维持正常血压并纠正贫血状态；给予氧气吸入。

(6)遵医嘱进行抗感染治疗。保持会阴部清洁,给予会阴擦(冲)洗。

2.病情观察

(1)非手术治疗者,密切观察一般情况、生命体征,并重视患者的主诉。

(2)观察阴道出血量并记录。

(3)密切观察患者是否有输卵管妊娠破裂的临床表现。

1)突感一侧下腹部撕裂样疼痛,疼痛为持续性或阵发性。

2)血液积聚在直肠子宫陷凹而出现肛门坠胀感(里急后重)。

3)出血多时可流向全腹而引起全腹疼痛、恶心呕吐。

4)血液刺激横膈,出现肩胛部放射痛。

5)部分患者可出现休克,患者面色苍白,四肢厥冷,脉搏快及细弱,血压下降,休克程度取决于内出血速度及出血量,而与阴道出血量不成比例。

(4)怀疑异位妊娠破裂时,立即通知医生并协助患者取平卧位,给予氧气吸入。观察呼吸、血压、脉搏、体温及患者的反应,并详细记录,同时注意保暖。建立静脉通道,迅速扩容。协助医生做好后穹隆穿刺、B超、尿妊娠试验等辅助检查,以明确诊断。按手术要求做好术前准备,如备皮、留置导尿、备血等。尽快护送患者入手术室。

3.用药护理

非手术治疗患者需向患者及其家属介绍治疗计划,包括用药的目的及药物用法,不良反应等,帮助患者消除恐惧心理,同时配合医生行相关辅助检查,如血尿常规、肝肾功能、β-HCG、B超等。用于治疗异位妊娠的药物主要是甲氨蝶呤(MTX)。

(1)适应证:具体如下。

1)一般情况良好,无活动性腹腔内出血。

2)盆腔包块最大直径＜3cm。

3)血 β-HCG＜2000U/L。

4)B超未见胚胎原始血管搏动。

5)肝、肾功能及血红细胞、白细胞、血小板计数正常。

6)无MTX禁忌证。

(2)治疗方案:具体如下。

1)单次给药:剂量为 $50mg/m^2$,肌内注射,可不加用四氢叶酸,成功率达87%以上。

2)分次给药:MTX 0.4mg/kg,肌内注射,每日 1 次,共 5 次。给药期间应测定血 β-hCG 及 B 超,严密监护。

(3)用药后随访:具体如下。

1)单次或分次用药后2周内,宜每隔3日复查血β-hCG及B超。

2)血β-hCG呈下降趋势并3次阴性,症状缓解或消失,包块缩小为有效。

3)若用药后第7日血β-hCG下降15％～25％、B超检查无变化,可考虑再次用药(方案同前)。此类患者约占20％。

4)血β-hCG下降＜15％,症状不缓解或反而加重或有内出血,应考虑手术治疗。

5)用药后35日,血β-hCG也可为低值(＜15mIU/mL),也有用药后109日血β-hCG才降至正常者。故用药2周后应每周复查血β-hCG,直至β-hCG达正常范围。

(4)不良反应:具体如下。

1)腹痛:用药后最初3天出现轻微的下腹坠胀痛,可能和MTX使滋养细胞坏死、溶解,与输卵管管壁发生剥离,输卵管妊娠流产物流至腹腔刺激腹膜有关。如腹痛加剧须及时报告医生,并做好术前准备。

2)阴道出血:滋养层细胞死亡后,不能支持子宫蜕膜组织的生长而出现阴道出血,特点为阴道出血呈点滴状,量不多,呈深褐色。只有腹痛而无阴道出血者多为胚胎继续存活,腹痛伴阴道出血或阴道排出蜕膜通常第4日出现点滴状阴道出血。

4.心理护理

多数异位妊娠患者对此病无心理准备,担心在治疗过程中胚囊破裂,引起大出血,会危及生命,易出现焦虑、恐惧、紧张不安的心理,所以应耐心向患者解释病情及治疗计划,消除患者和家属的紧张和焦虑情绪,使患者对医护人员、对医院有信任感,积极配合治疗。鼓励家属多陪伴患者,做好隐私护理,增加患者的安全感。

5.健康教育

(1)进食高蛋白、高热量、营养丰富的食物,以增强体质,有利于机体康复,多食蔬菜、水果,以保持大便通畅。

(2)保持外阴清洁,大小便后清洁外阴,防止感染。

(3)禁止性生活、盆浴1个月。药物保守治疗的患者需6个月后才能受孕,严格避孕。

(4)保持良好的卫生习惯,勤洗浴、勤换衣。性伴侣稳定。

(5)告知患者及家属,异位妊娠复发率为10％,不孕率为50％～60％,下次妊娠出现腹痛、阴道出血等情况应随时就医。

(6)给予心理指导,帮助患者和家属度过心理沮丧期。

(7)出院后定期到医院复查,监测β-hCG。发生盆腔炎后须立即彻底治疗,以免延误病情。

三、早产

早产是指以妊娠满 28 周至不足 37 周期间而中断妊娠为主要表现的疾病。此时娩出的新生儿称为早产儿,出生体重在 2500g 以下,各器官发育尚不成熟,出生孕龄越小、体重越轻,其预后越差。早产儿中约 15% 在新生儿期死亡,故防止早产是降低围生儿死亡率的重要措施。

(一)概述

1.病因

(1)母体因素:胎膜早破、绒毛膜羊膜炎最常见;妊娠合并症与并发症,如妊娠期高血压、妊娠合并心脏病、慢性肾炎、严重贫血等;子宫病变,如子宫畸形、子宫肌瘤、宫颈内口松弛等。

(2)胎儿、胎盘因素:羊水过多、胎儿畸形、多胎妊娠、前置胎盘、胎盘早剥、胎膜早破、胎盘功能不全等。

(3)其他因素:吸烟、酗酒、精神受刺激、创伤、性生活等。

2.临床表现

早产的临床表现主要是子宫收缩,由不规则宫缩发展为规则宫缩,与足月临产相似,分为先兆早产和早产临产。

(1)先兆早产:先兆早产表现有不规律宫缩、血性分泌物。

(2)早产临产:早产临产表现为规律宫缩,宫颈管消失,子宫口开大 2cm 以上。

3.治疗要点

先兆早产患者应卧床休息,抑制宫缩,尽量延长妊娠周数;早产临产,应提高早产儿的存活率。

(二)护理评估

1.健康史

了解是否有致早产的因素存在,如多胎妊娠、羊水过多、外伤、前置胎盘、妊娠期高血压等;了解既往早产史、晚期流产及产伤史等。

2.身体状况

(1)临床表现:早产的临床表现主要是子宫收缩,最初为不规则宫缩,并伴有少量阴道流血或血性分泌物,以后可发展为规则宫缩,与足月临产过程相似。妊娠满 28 周至不足 37 周出现至少 10 分钟 1 次的规律宫缩,阴道出血或血性分泌物排出,伴宫颈管缩短即提示先兆早产;若规律宫缩逐渐加强,并伴宫颈管缩短不少于 75% 及进行性子宫口扩张 2cm 以上,即为早产临产。

(2)心理—社会状况:早产常在孕妇及家属均未有思想准备时发生,不知妊娠是否继续及妊娠结果的不可预知,常产生焦虑、恐惧等情绪反应。

3.辅助检查

(1)B超检查:确定胎儿大小、胎心率、胎盘成熟度及羊水量。

(2)胎心监护仪:监测宫缩、胎心率情况。

(三)护理诊断

(1)疼痛与子宫收缩有关。

(2)焦虑与担心早产及早产儿的预后有关。

(3)有围生儿受伤的危险与早产儿发育不成熟、抵抗力低下有关。

(四)护理措施

1.预防早产

加强妊娠期保健,避免诱发早产的因素;具有高危因素的孕妇需卧床休息,以左侧卧位为宜,避免刺激,慎做肛门检查和阴道检查;积极治疗妊娠期合并症与并发症,保持心情平静,妊娠晚期节制性生活;避免感染和外伤;宫颈内口过松者应于妊娠14～18周行宫颈内口环扎术。

2.先兆早产的护理

(1)镇静休息:绝对卧床休息,取左侧卧位,定期间断吸氧,加强营养,注意会阴部卫生,减少刺激。感染是早产的重要诱因,应遵医嘱应用抗生素控制感染。

(2)药物治疗:抑制宫缩。

1)β_2受体激动剂:利托君、沙丁胺醇,其作用为降低子宫肌肉对刺激物的应激性,使子宫肌肉松弛,抑制子宫收缩,其不良反应是使心跳加快、血压下降、血糖增高等。

2)硫酸镁:镁离子直接作用于肌细胞,使平滑肌松弛,抑制子宫收缩。

3)钙通道阻滞剂:常见的有硝苯地平,其能选择性地减少 Ca^{2+} 的内流,抑制子宫收缩,已用硫酸镁者慎用。

4)前列腺素合成酶抑制剂:常见的有吲哚美辛及阿司匹林。

3.早产临产的护理

(1)预防新生儿呼吸窘迫综合征,提高胎儿成活率:应用肾上腺糖皮质激素后24小时至7天内,能促进胎儿肺成熟,常用地塞米松或倍他米松。紧急时可经静脉或羊膜腔注入地塞米松 10mg。

(2)分娩的处理:临产后大部分早产儿可经阴道分娩,为了防止胎儿缺氧及颅内出血,产妇需吸入氧气,子宫口开全后行会阴侧切术,缩短第二产程。慎用吗啡、哌替啶等抑制新生儿呼吸中枢的药物。加强早产儿的护理,如保暖、喂养,必要时放置暖箱等,遵医嘱应用抗生素预防感染。

4.心理护理

观察孕妇及家属的情绪反应,多陪伴孕妇,提供心理支持。讲解早产的相关知识,使孕妇了解早产发生的可能原因、治疗措施及早产儿出生后将要接受的治疗和护理内容,减轻孕妇及家属的焦虑,积极配合治疗和护理。

5.健康教育

避免早产发生的重点在于预防,故应加强妊娠期管理,增加营养,注意休息,切实加强对高危妊娠的管理及干预,积极治疗妊娠合并症及预防并发症。

(王林霞)

第六节 胎儿及其附属物异常

一、前置胎盘

妊娠 28 周后,若胎盘附着于子宫下段,甚至胎盘下缘达到或覆盖宫颈内口,其位置低于胎儿的先露部,称为前置胎盘。前置胎盘是妊娠晚期出血最常见的原因,也是妊娠晚期严重并发症,处理不当可危及母儿生命。其发病率,国外报道为 0.3%～0.9%,国内报道为 0.24%～1.57%。

(一)病因

目前尚不明确,可能与下列因素有关。

1.子宫内膜病变与损伤

多产、多次刮宫或剖宫产等是前置胎盘的高危因素,由于子宫内膜损伤后可引起子宫内膜炎或子宫内膜萎缩,使子宫蜕膜血管生长不良。再次妊娠时,血液供应不足,致使胎盘为摄取足够的营养而扩大面积,伸展到子宫下段。据统计,发生前置胎盘的孕妇,85%以上为经产妇。

2.胎盘异常

胎盘异常由于多胎妊娠形成过大面积的胎盘,伸展至子宫下段或遮盖宫颈内口,形成前置胎盘;胎盘位置正常但有副胎盘而延伸至子宫下段。

3.受精卵发育迟缓

受精卵滋养层发育迟缓,到达子宫下段方具备植入能力,故着床于子宫下段,并在该处生长发育而形成前置胎盘。

4.宫腔形态异常

子宫畸形或有子宫黏膜下肌瘤等使宫腔形态改变而导致胎盘附着于子宫下段。

(二)分类

根据胎盘下缘与宫颈内口的关系,前置胎盘可分为 3 种类型。由于胎盘下缘与宫颈内口的关系可因宫颈管消失、宫颈口扩张而改变,前置胎盘的类型也随之改变,目前临床上均以处理前最后一次检查结果来确定类型。

1.完全性前置胎盘

宫颈内口全部被胎盘组织覆盖,又称中央性前置胎盘。初次出血的时间较早,约在妊娠 28 周,出血次数频繁,量较多,有时一次大量阴道出血即可使孕妇陷入休克状态。

2.部分性前置胎盘

宫颈内口部分被胎盘组织覆盖。出血情况介于完全性前置胎盘和边缘性前置胎盘之间。

3.边缘性前置胎盘

胎盘附着于子宫下段,边缘未覆盖子宫颈内口。初次出血发生较晚,多于妊娠 37～40 周或临产后,量也较少。

(三)临床表现

1.无痛性阴道出血

典型症状是妊娠晚期或临产时,突然发生无诱因、无痛性反复阴道出血。妊娠晚期子宫下段逐渐伸展,牵拉宫颈内口,宫颈管缩短;临产后宫缩使宫颈管消失成为软产道的一部分,而附着于子宫下段及宫颈内口的胎盘不能随之相应地伸展,导致前置部分的胎盘自其附着处剥离,血窦破裂而出血。初次出血量通常不多,剥离处血液凝固后,出血可暂时停止;偶尔有第一次即大量出血,导致休克。随着子宫下段不断伸展,出血往往反复发生,且出血量越来越多。

2.贫血、休克

由于反复多次流血或大量阴道出血,患者出现贫血,严重者可出现休克表现。

3.腹部检查

子宫软,无压痛,子宫大小与停经月份相符,胎儿方位清楚。因前置胎盘占据了子宫下段,影响胎先露入盆,故常并发胎位异常、胎先露高浮,当前置胎盘位于子宫下段前壁时,可于耻骨联合上方听到胎盘血管杂音。

(四)对母儿影响

1.产后出血

产后出血由于子宫下段肌肉菲薄,收缩力差,分娩过程中胎盘不易剥离,产后不能有效地闭合血窦而止血,易引发产后出血。

2.胎盘植入

子宫下段蜕膜发育不良,胎盘绒毛可穿透底蜕膜侵入子宫肌层,形成胎盘植入,使胎盘剥离不全发生产后出血。

3.产褥感染

胎盘剥离面靠近宫颈外口,细菌容易经阴道上行侵入胎盘剥离面;加之产妇贫血或失血过多,体质虚弱,抵抗力降低,在产褥期内易发生感染。

4.围生儿死亡率高

反复多次或大量阴道出血可使胎儿宫内缺氧,严重者死亡;因病情需要提前终止妊娠,使早产率增加,早产儿生活能力低下,死亡率高。

(五)护理评估

1.健康史

询问孕妇的末次月经并推算预产期;详细询问孕妇的孕产史、产次及既往分娩情况;了解既往有无子宫内膜病变与损伤史,如剖宫产术、多次人工流产术、产褥感染等。

2.身体状况

(1)症状:询问阴道出血的次数、频率,有无伴随腹痛;正确评估阴道出血量的多少;评估贫血程度与阴道出血量是否成正比。

(2)体征:评估患者的一般情况,是否有面色苍白、脉搏细速、血压下降等休克体征;腹部检查了解子宫大小与孕周是否相符,胎位是否正常;听诊注意胎心有无异常。

3.心理—社会支持状况

孕妇及家属可因突然阴道出血而感到恐惧或焦虑,既担心孕妇的健康,更担心胎儿的安危;由于无思想准备可能显得紧张、手足无措,希望获得医务人员的帮助。

4.辅助检查

(1)B超检查:B超可清楚显示子宫壁、胎先露、胎盘及宫颈位置,并根据胎盘下缘与宫颈内口的关系确定前置胎盘的类型,是目前最安全、有效的检查方法。

(2)产后检查胎盘及胎膜:对产前出血者,产后应仔细检查胎盘,如胎盘的边缘有陈旧血块附着,呈黑紫色或黯红色,且胎膜破口处距胎盘边缘小于7cm,则提示为前置胎盘。若行剖宫产术,可在术中直接查看胎盘附着的部分,明确诊断。

5.治疗原则及主要措施

治疗原则为抑制宫缩、止血、纠正贫血和预防感染。应根据孕妇的一般情况、出血量多少、妊娠周数、胎儿成熟度、胎儿是否存活以及前置胎盘的类型等情况综合分析,制订具体方案。

(1)期待疗法:其目的是在保证孕妇安全的前提下尽可能延长孕周,从而提高围生儿成活率。适用于妊娠<34周、估计胎儿体重<2000g、阴道出血量不多、胎儿存活、孕妇全身情况良好者。期待疗法期间孕妇应绝对卧床,严密观察病情变化;应用宫缩抑制剂并纠正贫血。

(2)终止妊娠:孕妇反复发生大量出血甚至休克者;胎龄≥36周者;胎龄未达36周,出现胎儿窘迫征象者;期待疗法中孕妇发生大出血者,应采取积极措施选择最佳方式终止妊娠。剖宫产术能在短时间内娩出胎儿,结束分娩,又能迅速制止出血,是处理前置胎盘的主要手段。

(六)护理诊断

(1)有感染的危险:与孕产妇贫血、抵抗力下降有关。

(2)有损及胎儿的危险:大量阴道出血,胎儿可发生宫内窘迫,甚至死亡。

(3)潜在并发症:出血性休克、产后出血。

(4)焦虑:与出血、担心胎儿预后有关。

(七)护理目标

(1)产妇未发生产后出血及感染。

(2)接受期待疗法的孕妇能维持至妊娠 36 周。

(3)孕妇情绪稳定,顺利度过妊娠、分娩期。

(八)护理措施

1.终止妊娠的护理

对需要立即终止妊娠的孕妇,应立即安排孕妇去枕侧卧位,开放静脉通道,配血,做好输血准备。在抢救休克的同时,做好剖宫产术的术前准备,严密监测母儿生命体征并做好抢救准备工作。

2.期待疗法的护理

(1)保证休息,减少刺激:孕妇应绝对卧床休息,取左侧卧位,卧床期间提供一切生活护理;适当给予宫缩抑制剂或镇静剂。避免各种刺激,以减少出血风险,禁止阴道检查和肛查,腹部检查时动作轻柔。

(2)监测生命体征:严密观察并记录孕妇生命体征,及时发现病情变化;观察阴道出血的时间、出血量及一般情况。指导孕妇自测胎动,严密观察胎心变化,必要时行胎心监护。

(3)纠正贫血:给予孕妇口服硫酸亚铁,必要时输血;指导孕妇加强营养,多食高蛋白以及含铁丰富的食物。

(4)促进围生儿健康:给予孕妇定时、间断吸氧,每天 3 次,每次 20~30 分钟,以提高胎儿血氧供应。估计近日内需要终止妊娠,而胎龄不足 34 周者,可用地塞米松每次 5~10mg,每日 2 次,连用 2~3 日,有利于促进胎儿肺成熟,有减少新生儿呼吸窘迫综合征的发生。

(5)预防产后出血和感染:胎儿娩出后,及早使用宫缩剂,以防止产后出血;严密观察产妇的生命体征及阴道出血情况,发现异常及时报告医生处理;做好会阴护理,及时更换会阴垫,保持会阴部清洁、干燥。

(6)心理护理:患者多数会有紧张、焦虑等心理表现,护理人员应向孕妇讲述前置胎盘的有关知识,耐心解答她们的提问,让她感受到关心和照顾;同时尽量让亲属陪伴,给予孕、产妇心理支持和安慰。

(7)健康教育:做好计划生育宣传,避免因多产、多次刮宫等操作损伤子宫内膜;加强围生期保健,妊娠晚期如有出血,无论出血量多少,都应及时就诊,以便早诊断、及时治疗。

(九)护理评价

(1)产妇是否发生产后出血及感染。

(2)接受期待疗法的孕妇能否维持至妊娠 36 周。

(3)孕妇是否情绪稳定,能否顺利度过妊娠、分娩期。

二、胎盘早剥

妊娠 20 周后,正常位置的胎盘在胎儿娩出前部分或全部从子宫壁分离,称为胎盘早期剥离(简称胎盘早剥)。在我国发病率为 4.6%～21%。因起病急、发展快,故是妊娠中、晚期的严重并发症,处理不及时可危及母儿生命。临床可分为 3 类:显性剥离,剥离出血沿胎膜与子宫壁间从宫颈口流出;隐性剥离,出血不能外流而积聚于胎盘与子宫壁间或渗入羊膜腔内;混合性剥离,介于两者之间。

(一)诊断及鉴别诊断

1.症状

(1)腹痛:一般表现为轻微腹痛,胎盘剥离面比较大时表现为严重的持续性腹痛,少数患者因为剥离面比较小而不表现为腹痛。

(2)阴道出血:取决于早剥的类型,出血量比较少的隐性型可以没有阴道出血;显性型和混合型则表现为不同程度的阴道出血。

(3)休克症状:出血量达到一定程度时,患者可出现恶心、呕吐、面色苍白、脉细速而呈休克状态。

2.体征

(1)轻型:以外出血为主,胎盘剥离面通常不超过胎盘的 1/3,分娩期多见。主要症状为阴道出血,量较多,色黯红,伴轻度腹痛或无腹痛,贫血体征不明显。腹部检查:子宫软,宫缩有间歇,子宫大小与妊娠周数相符,胎位清楚,胎心率多正常。若出血量多,胎心可有变化。腹部压痛不明显或仅有局部轻压痛。产后检查见胎盘母体面有凝血块及压迹。

(2)重型:以内出血和混合性出血为主,胎盘剥离面超过胎盘面积的 1/3,有较大的胎盘后血肿,多见于重度妊高征。主要症状是突然发生的持续性腹痛、腰酸、腰背痛,疼痛程度与胎盘后积血量多少呈正相关,严重时可出现恶心、呕吐、面色苍白、出汗、脉弱、血压下降等休克征象。可无阴道出血或少量阴道出血及血性羊水,贫血程度与外出血量不相符。腹部检查:子宫硬如板状,有压痛,以胎盘附着处显著;若胎盘附着于子宫后壁,则子宫压痛不明显,但子宫比妊娠周数大,宫底随胎盘后血肿增大而增高。偶见宫缩,子宫多处于高张状态,子宫收缩间歇期不能放松,因此胎位触不清楚。若剥离面超过胎盘面积的1/2,胎儿因缺氧死亡,故重型患者胎心多已消失。

3.辅助检查

(1)实验室检查:包括如下。

1)血常规检查:可以出现不同程度的血红蛋白水平下降,但是阴道出血量不一定和血红蛋白下降程度呈正比。血小板减少,出、凝血时间延长。

2)尿常规检查:在出血量比较多,导致肾脏受损害时,可表现出不同程度的肾功能减退。

3)凝血功能检查:如怀疑有DIC,应进行纤维蛋白原定量、凝血酶原时间、部分凝血活酶时间测定,在纤溶方面可进行凝血时间及血浆鱼精蛋白副凝试验(3P试验)。

(2)特殊检查:B超检查底蜕膜区回声带消失,常为早剥的最早征象。在胎盘及子宫壁之间出现液性暗区或界限不清,常提示胎盘后血肿存在。如见胎盘绒毛板向羊膜腔内凸出,为胎盘后血肿较大的表现。然而,B超检查阴性,不能除外胎盘早剥。仅25%的胎盘早剥病例可经B超证实,但B超检查有助于排除前置胎盘。

4.诊断要点

(1)症状:有创伤史、胎膜早破、重度妊娠高血压综合征等病史。根据病情轻重腹痛程度不一。轻者可无或仅有轻微腹部胀痛,重者出现腹部剧烈持续性疼痛和腰酸、腰痛。可有不同程度的阴道出血。重者可伴有恶心、呕吐、冷汗,甚至晕厥、休克等。

(2)体征:子宫张力增大,可呈硬板状,压痛明显。子宫底升高,胎位不清。常伴有胎心音变化或消失。可有脉搏增快、血压下降、贫血及休克体征。

(3)辅助检查:超声检查有时会发现胎盘后有液性暗区。

5.鉴别诊断

(1)前置胎盘:表现为反复出现的无痛性阴道出血,阴道出血量与贫血程度成正比,一般无腹痛及胎儿窘迫。通过B超检查可帮助鉴别。

(2)先兆子宫破裂:先兆子宫破裂与重度胎盘早剥的临床表现相类似,但是先兆子宫破裂往往有子宫瘢痕史。在进入产程后出现头盆不称、梗阻性难产,往往有强烈的子宫收缩,子宫下段有压痛甚至出现病理性子宫缩复环。

(3)产后出血:胎盘早剥可致子宫肌层发生病理改变影响收缩而易出血,并且一旦发生弥散性血管内凝血(DIC),产后出血不可避免,必须提高警惕。

（二）治疗

胎盘早剥若处理不及时，严重危及母儿生命，故应及时诊断，积极治疗。

1.纠正休克

对处于休克状态的危重患者，积极开放静脉通道，迅速补充血容量，改善血液循环。休克抢救成功与否，取决于补液量和速度。最好输新鲜血，既可补充血容量又能补充凝血因子，应使血细胞比容提高到 0.30 以上，尿量＞30mL/h。

2.及时终止妊娠

一旦确诊重型胎盘早剥应及时终止妊娠。根据孕妇病情轻重、胎儿宫内状况、产程进展、胎产式等，决定终止妊娠方式。

（1）阴道分娩：以外出血为主、Ⅰ度胎盘早剥患者一般情况良好，宫口已扩张，估计短时间内能结束分娩可经阴道分娩。人工破膜使羊水缓慢流出。缩小子宫容积，用腹带裹紧腹部压迫胎盘使其不再继续剥离，必要时静脉滴注缩宫素缩短第二产程。产程中应密切观察心率、血压、宫底高度、阴道出血量及胎儿宫内状况，一旦发现病情加重或出现胎儿窘迫征象，应行剖宫产结束分娩。

（2）剖宫产：指征为Ⅰ度胎盘早剥，出现胎儿窘迫征象，需抢救胎儿者；Ⅱ度胎盘早剥，特别是初产妇，不能在短时间内结束分娩者；Ⅲ度胎盘早剥，产妇病情恶化，胎儿已死，不能立即分娩者；破膜后产程无进展者。剖宫产取出胎儿胎盘后，立即注射宫缩药并按摩子宫。发现有子宫胎盘卒中，配以按摩子宫和热盐水纱垫湿热敷子宫，多数子宫收缩转佳。若发生难以控制的大量出血，可在输鲜血、新鲜冷冻血浆及血小板的同时行子宫次全切除术。

3.并发症的处理

（1）凝血功能障碍：必须在迅速终止妊娠、阻断促凝物质继续进入母血循环基础上纠正凝血功能障碍。①补充凝血因子：及时、足量输入新鲜血及血小板是补充血容量和凝血因子的有效措施，输纤维蛋白原更佳。每升新鲜冷冻血浆含纤维蛋白 3g，补充 4g 可使患者血浆纤维蛋白原浓度提高 1g/L。②肝素的应用：有争议，目前多数学者主张在 DIC 高凝阶段应及早应用肝素，禁止在有显著出血倾向时应用。还应注意使用剂量，因子宫剥离面的存在，使用小剂量肝素更为安全，如在使用肝素前补充凝血因子，可加重 DIC，故应慎重选择用药时机。③抗纤溶药物的应用：应在肝素化和补充凝血因子的基础上应用抗纤溶药物，常用的药物有氨甲环酸、氨甲苯酸等，也可用氨基己酸，但不良反应稍大。

（2）肾功能衰竭：若尿量＜30mL/h，提示血容量不足，应及时补充血容量；若血容量已补足而尿量＜17mL/h，可给予 20％甘露醇 500mL 快速静脉滴注或呋塞米 20～40mg 静脉推注，必要时可重复用药，通常 1～2 小时尿量可以恢复。若短期内尿量不增且血清尿素氮、肌酐、血钾进行性升高，并且二氧化碳结合力下降，提示肾功能衰竭。出现尿毒症时,应及时行透析治疗以挽救孕妇生命。

(3)产后出血:胎儿娩出后立即给予子宫收缩药物,如缩宫素、麦角新碱、米索前列醇等;胎儿娩出后人工剥离胎盘,持续子宫按摩等。若仍有不能控制的子宫出血或血液不凝、凝血块较软,应快速输入新鲜血补充凝血因子,同时行子宫次全切除术。

(三)评估和观察要点

1.评估要点

(1)健康史:询问孕妇一般情况和孕期情况,有无创伤、宫颈内口松弛病史,确定孕周,有无下生殖道感染,多胎妊娠、羊水过多、头盆不称、胎位异常等。

(2)评估羊水性状、临产先兆症状及胎儿宫内发育情况。

(3)评估孕妇心理状态和社会支持情况。

2.观察要点

(1)观察孕妇生命体征情况,胎动、胎心率变化。

(2)观察阴道流液的性状、颜色、气味等并记录。

(3)观察宫缩、宫口开大、胎先露下降等产程进展情况。

(四)护理措施

(1)准确记录胎膜破裂时间、羊水性状。

(2)监测宫缩及胎心情况,注意有无胎儿窘迫。指导孕妇自数胎动,如有异常,及时告知医护人员。指导孕妇左侧卧位,吸氧每次 30 分钟,每日 2 次。

(3)监测孕妇体温、脉搏、呼吸,每日 4 次,遵医嘱监测白细胞计数分类,及早发现感染征象。

(4)预防感染,住院期间勤换内衣裤,用消毒卫生巾,保持外阴清洁。阴道检查严格无菌操作。如破膜 6 小时仍未发动临产者,遵医嘱给予会阴冲洗每日 2 次。破膜 12 小时以上,可遵医嘱预防性用抗生素治疗。孕妇孕足月胎膜早破 24 小时以上未发动宫缩者,应引产。

(5)胎儿胎头浮者绝对卧床休息,避免坐起或站立,以防脐带脱垂。

(6)孕妇卧床期间,加强巡视,及时发现孕妇所需,将呼叫器及日常生活用品放在伸手可及之处,以便拿取。

(7)指导适当增加粗纤维食物的摄入,遵医嘱给予大便软化剂,保持排便通畅。

(8)给予心理支持,减轻孕妇焦虑。

(五)健康教育

1.疾病知识

为孕妇及家属讲解胎膜早破相关知识,给予分娩知识介绍。

2.自我保健指导

给予孕妇及家属预防感染的知识介绍,保持床单位整洁,会阴部清洁,勤换内衣裤等。

3.自我监护指导

针对保胎孕妇,介绍保胎药物的作用,配合治疗,并教会孕妇自数胎动的方法。

三、胎膜早破

在临产前胎膜破裂,称为胎膜早破(PROM),妊娠满 37 周后的胎膜早破发生率为 10%,妊娠不满 37 周的胎膜早破发生率为 2.0%～3.5%。胎膜早破时孕周越小,围生儿预后越差。胎膜早破可引起早产、脐带脱垂及母儿感染。

(一)病因及发病机制

导致胎膜早破的因素很多,常是多因素所致,常见因素如下。

(1)生殖道病原微生物上行性感染:引起胎膜炎,使胎膜局部张力下降而破裂。

(2)羊膜腔压力增高:常见于双胎妊娠、羊水过多及妊娠晚期性交者。

(3)胎膜受力不均:头盆不称、胎位异常时胎先露与骨盆入口不能很好地衔接,前羊水囊所受压力不均,导致胎膜破裂。

(4)营养因素缺乏:维生素 C、锌、铜缺乏,可使胎膜抗张力下降,易引起胎膜早破。

(5)宫颈内口松弛:常因手术创伤或先天性宫颈组织结构薄弱,使宫颈内口松弛,前羊水囊楔入,受力不均,加之此处胎膜接近阴道,缺乏宫颈黏液保护,易受病原微生物感染,导致胎膜早破。

(6)细胞因子 IL-6、IL-8、TNF-α 升高:可激活溶酶,破坏羊膜组织导致胎膜早破。

(二)临床表现

90% 产妇突然感到较多液体从阴道流出,无腹痛等其他产兆。肛门检查上推胎儿先露部时,见液体从阴道流出,有时可见到流出液中有胎脂或被胎粪污染,呈黄绿色。如并发明显羊膜腔感染,则阴道流出液有臭味,并伴发热、母儿心率增快、子宫压痛等急性感染表现。隐匿性羊膜腔感染时,虽无明显发热,但常出现母儿心率增快。产妇在流液后,常很快出现宫缩及宫口扩张。

(三)辅助检查及诊断

(1)阴道检查将胎先露部上推时见到流液量增多或见阴道后穹隆有羊水池,则可明确诊断。

(2)阴道液酸碱度检查正常阴道液呈酸性,羊水 pH 为 7.0～7.5。用 pH 试纸检查,若流出液 pH≥7.0 时视为阳性,胎膜早破可能性极大。

（3）阴道液涂片检查有羊齿状结晶出现，则为羊水。

（4）羊膜镜检查可以直视胎先露部，看不到前羊膜囊，即可确诊胎膜早破。

（5）羊膜腔感染检测羊水细菌培养阳性，羊水涂片革兰染色检查出细菌，羊水 IL-6≥7.9mg/mL 时，提示羊膜腔感染；血 C 反应蛋白＞8mg/L 时，提示羊膜腔感染。

（四）对母儿影响

1.对母体影响

（1）感染：破膜后，阴道病原微生物上行性感染更容易、更迅速，且感染的程度和破膜时间有关。随着胎膜早破潜伏期（指破膜到产程开始的间隔时间）延长，羊水细菌培养阳性率增高，且原来无明显临床症状的隐匿性绒毛膜羊膜炎常变成显性。如破膜超过 24 小时，可使感染率增加 5～10 倍。除造成孕妇产前、产时感染外，胎膜早破还是产褥感染的常见原因。

（2）胎盘早剥：足月前胎膜早破可引起胎盘早剥，确切机制尚不清楚，可能与羊水减少有关。据报道，最大羊水池深度＜1cm 时，胎盘早剥发生率为 12.3%；而最大池深度＞2cm 时，其发生率仅为 3.5%。

2.对胎儿影响

（1）早产儿：30%～40%的早产与胎膜早破有关。早产儿易发生新生儿呼吸窘迫综合征、新生儿颅内出血、坏死性小肠炎等并发症，围生儿死亡率增加。

（2）感染：胎膜早破并发绒毛膜羊膜炎时，常引起胎儿及新生儿感染，表现为肺炎、败血症、颅内感染。

（3）脐带脱垂或受压：胎先露未衔接者破膜后脐带脱垂的危险性增加；因破膜继发性羊水减少，使脐带受压，也可致胎儿窘迫。

（4）胎肺发育不良及胎儿受压综合征：妊娠 28 周前胎膜早破保守治疗的产妇中，新生儿尸检发现，肺/体重比值减小、肺泡数目减少。活体 X 线摄片可显示为小而充气良好的肺、钟形胸、横膈上抬到第 7 肋间。胎肺发育不良常引起气胸、持续肺高压，预后不良。破膜时孕龄越小，引发羊水过少越早，胎肺发育不良的发生率越高。如破膜潜伏期长于 4 周，羊水过少程度重，可出现明显胎儿宫内受压，胎儿出现铲形手、弓形腿、扁平鼻等。

（五）治疗

（1）足月胎膜早破观察 2～12 小时，如无明显宫缩，应予催产素促进宫缩。临产后观察体温、心率、宫缩及羊水流出量、性状及气味，必要时行 B 超检查了解羊水量，也可通过胎儿电子监护进行宫缩应激试验，了解胎儿宫内情况。若羊水减少，且宫缩激惹试验（CST）显示频繁变异减速，应考虑羊膜腔输液。输液后如变异减速改善，产程进展顺利，则等待自然分娩，否则，行剖宫产术。若未临产，但发现有明显羊膜腔感染体征,应立即使用抗生素,并终止妊娠;如检查正常,破膜后 12 小时,给予抗生素预防感染。

(2)足月前胎膜早破一方面要延长孕周,减少新生儿因不成熟而发生的疾病与死亡;另一方面随着破膜后时间延长,上行性感染不可避免或原有的感染加重,发生严重感染并发症的危险性增加,同样可造成母儿预后不良。目前足月前胎膜早破的处理原则是:若胎肺不成熟,无明显临床感染征象,无胎儿窘迫,则行期待治疗;若胎肺成熟或有明显临床感染征象,则应立即终止妊娠;对胎儿窘迫者,应针对宫内缺氧的原因,进行治疗。

1)期待治疗:密切观察孕妇体温、心率、宫缩、白细胞计数、C 反应蛋白等变化,以便及早发现产妇的明显感染征象,及时治疗。避免不必要的肛门及阴道检查。①应用抗生素:足月前胎膜早破应用抗生素,能降低胎儿及新生儿肺炎、败血症及颅内出血的发生率;亦能大幅度减少绒毛膜羊膜炎及产后子宫内膜炎的发生。尤其对羊水细菌培养阳性或阴道分泌物培养 B 族链球菌阳性者,效果更好。B 族链球菌感染用青霉素;支原体或衣原体感染,选择红霉素或罗红霉素;如感染的微生物不明确,可选用 FDA 分类为 B 类的广谱抗生素。可间断给药,如开始给氨苄西林或头孢菌素类静脉滴注,48 小时后改为口服。若破膜后长时间不临产,且无明显临床感染征象,则停用抗生素,待进入产程时继续用药。②宫缩抑制剂应用:对无继续妊娠禁忌证的产妇,可考虑应用宫缩抑制剂预防早产。③纠正羊水过少:若孕周小、羊水明显减少者,可进行羊膜腔输液补充羊水,以帮助胎肺发育;若产程中出现明显脐带受压表现(CST 显示频繁变异减速),羊膜腔输液可缓解脐带受压。④应用肾上腺糖皮质激素促胎肺成熟:妊娠 35 周前的胎膜早破,应给予促胎肺成熟治疗。具体方法为:地塞米松 5mg 肌内注射,每 12 小时 1 次,共 4 次。

2)终止妊娠:一旦胎肺成熟或发现明显临床感染征象,在抗感染同时,应立即终止妊娠。对胎位异常或宫颈不成熟,缩宫素引产不易成功者,应根据胎儿出生后存活的可能性,考虑剖宫产或更换引产方法。

(六)护理评估

(1)病史:通过询问或查阅产前检查记录,了解诱发胎膜早破的原因,掌握胎膜破裂的确切时间,确定妊娠周数。

(2)身体状况:观察羊水的颜色、气味,评估体温,了解阴道有无脓性分泌物、是否伴有宫缩、是否有分娩发动的征象。

(3)心理评估:由于阴道流液突然发生,孕妇因担心影响胎儿及自身健康,甚至出现恐慌心理,协助有早产或剖宫产可能的孕妇做好心理准备,评估其对该种状况的应对能力。

（4）其他评估：产妇自理能力或日常活动能力，评估有无压疮、跌倒/坠床高危因素，评估产妇有无泌尿系感染、呼吸道感染、深静脉血栓等风险。

（七）护理措施

1.妊娠期

（1）一般护理：具体如下。

1）保持病室清洁、整齐、安静。

2）保持床单位清洁，及时更换被污染的床单、衣服。

3）胎先露部未衔接者应绝对卧床休息，抬高臀部，防止脐带脱垂。

4）根据产妇有无临产征兆送入待产室。

5）给予间断低流量吸氧，每天 2～3 次，每次 30 分钟。

（2）病情观察：具体如下。

1）破膜后立即听胎心，观察羊水的量、性状及气味，并记录。

2）破膜后立即行阴道检查，观察先露高低、宫口情况及有无脐带脱垂。

3）严密监测孕妇生命体征、血常规、C 反应蛋白，尽早发现感染征象。

4）尽量减少阴道检查次数，并保证无菌操作。

5）指导产妇自数胎动，必要时做胎心监护，发现异常及时通知医生。

6）在病情观察过程中，不管是否足月，一旦出现感染征象，均应及早终止妊娠，以防随着破膜时间延长而加重感染。

7）孕周已达 35 周者处理原则与足月胎膜早破相同。破膜 2～12 小时无规律宫缩者，应予以引产，有产科指征者考虑剖宫产。

8）孕周未达 35 周者：①卧床休息，监测感染指标同足月胎膜早破，定期听胎心，进行胎心监护，每周 1～2 次；做宫颈分泌物细菌培养；②预防性应用抗生素，降低宫内感染和新生儿感染率；③促胎肺成熟，应用糖皮质激素地塞米松 5mg 肌内注射，每 12 小时重复 1 次，共 4 次；④如有早产征象，可应用宫缩抑制剂；⑤一旦出现感染征象，应及时终止妊娠。

（3）用药护理：具体如下。

1）使用抗生素者注意观察用药不良反应。

2）使用地塞米松可能出现短时瘙痒和恶心感，可不予处理。

（4）并发症的护理观察：具体如下。

1）感染：破膜时间超过 12 小时者，遵医嘱给予抗生素预防感染。嘱孕妇勤换会阴垫，保持会阴清洁干燥，并行会阴擦洗，每日 2 次，预防感染。

2）胎儿窘迫：严密观察胎心率及胎动情况，必要时给予氧气吸入，预防胎儿窘迫。

3)脐带脱垂:嘱产妇取左侧卧位或平卧位,垫高臀部,以防脐带脱垂。一旦发现脐带脱垂,胎心尚存者或胎心虽有变异但未完全消失者,应在数分钟内结束分娩。根据具体情况按医嘱及时采用胎头吸引术或产钳术,甚至采取剖宫产术终止妊娠。

(5)心理护理:包括如下。

1)鼓励、安慰产妇。若为早产儿,向产妇介绍早产儿成功的案例,提供有关促进早产儿生长发育的知识,增强其信心。

2)实施心理干预,消除产妇的不良心理因素。尽量多与产妇交流,教会产妇保持心情舒畅的方法,如听轻松舒缓的音乐等。

(6)健康教育:包括如下。

1)疾病知识指导:向孕妇讲解预防感染的重要性。

2)自我监测指导:教会孕妇自我监测胎动和宫缩的方法,如发现胎动异常、规律宫缩要及时通知医务人员。

3)饮食指导:嘱进食清淡、易消化、富含营养的饮食,准备行剖宫产者应禁食、禁饮4～6小时。

4)疾病预防:使孕妇及家属认识到妊娠期卫生保健的重要性,主动定期接受产前指导,提高预防意识。告知孕妇,妊娠后期应避免性交,避免负重等,以防诱发胎膜早破。宫颈内口松弛者,需卧床休息,并于孕14～16周行宫颈环扎术,进行病因性治疗。

2.分娩期

(1)病情观察:包括如下。

1)产程中每4小时测体温、脉搏、呼吸1次。

2)查血常规,每日1次。

3)密切观察胎心变化,防止胎儿宫内窘迫发生。

4)观察羊水量及性状,注意是否混有胎粪。

5)早产者,做好新生儿复苏准备。

(2)心理护理:帮助产妇分析目前状况,告知产妇产程进展,及时提供胎儿宫内信息,以减轻孕妇的焦虑、紧张情绪。积极鼓励其面对现实,提前做好迎接新生儿的准备。

(3)健康教育:具体如下。

1)饮食指导:指导产妇在第一产程以碳水化合物性质的食物为主,因为它们在体内转化速度快,在胃中停留的时间比蛋白质和脂肪短,不会在宫缩紧张时引起产妇恶心、呕吐。食物应细软、清淡、易消化,如蛋糕、挂面、粥等。在第二产程,应进食高能量、易消化的食物,如牛奶、粥、巧克力等。如果产妇实在无法进食,可以通过静脉输注葡萄糖、维生素来补充能量。

2)产程中休息活动相结合,合理安排。

3)保持外阴清洁,放置吸水性好的消毒会阴垫,勤更换。

4)产程中注意排空膀胱,避免影响胎先露下降。

3.产褥期

(1)病情观察:包括如下。

1)产后及时观察阴道出血情况,备好抢救物品,积极抢救出血与休克。

2)密切观察生命体征情况,如果体温异常,应及时报告医生。

(2)专科指导:包括如下。

1)指导母乳喂养及新生儿抚触。

2)早产儿护理指导:教会产妇喂养和护理早产儿的方法。如果母婴分离,教会产妇乳房护理及保持泌乳的方法,指导使用吸奶器,将奶送到儿科病房。

(3)健康教育:包括如下。

1)饮食指导:根据医嘱进食高蛋白、高维生素、易消化食物,多进食新鲜的水果、蔬菜,增加膳食纤维,防止便秘。补充足够的钙、镁、锌。

2)休息与活动:生活作息规律,保证充足睡眠。适当运动,必要时卧床休息,卧床期间要行床上翻身活动,避免压疮及下肢深静脉血栓的发生。

3)指导产妇母乳喂养和新生儿护理技巧。

4)指导产妇在产褥期如有异常应及时到医院检查,如阴道出血超过月经量。

5)产后加强抗感染,防治宫内感染,产褥期禁止盆浴、性生活。

6)出院指导:①做好出院手续办理、新生儿免疫接种、出生证明办理及产后复查随访相关事项的告知;②嘱产后42天内禁止性生活,42天后到门诊复查,做好产后避孕。

四、羊水过多

妊娠期间羊水量超过2000mL者,称为羊水过多。羊水过多时羊水外观、性状与正常者并无差异。

(一)概述

1.病因

(1)胎儿畸形:羊水过多的孕妇中约25％合并有胎儿畸形,以中枢神经系统和消化系统畸形最为常见。中枢神经系统畸形多见于无脑儿、脊柱裂等;消化系统畸形以食管及十二指肠闭锁最常见。

(2)多胎妊娠及巨大儿:多胎妊娠羊水过多的发生率为单胎妊娠的10倍,以单卵双胎居多。巨大儿也容易合并羊水过多。

（3）胎盘、脐带病变：巨大胎盘、胎盘绒毛血管、脐带帆状附着也能导致羊水过多。

（4）孕妇患病：如糖尿病、母儿血型不合、妊娠期高血压疾病等。孕妇妊娠期患糖尿病时胎儿血糖也增高，胎儿多尿而排入羊水中。母儿血型不合时，胎盘水肿增重，绒毛水肿影响液体交换而导致羊水过多。

（5）特发性羊水过多：约有30%的羊水过多原因不明。

2.临床表现及分类

羊水过多时，因子宫过度膨大，孕妇可出现压迫症状及并发症。羊水量在数日内急剧增多，称为急性羊水过多；羊水量在较长时期内缓慢增多，称为慢性羊水过多。

3.治疗要点

羊水过多合并胎儿畸形者，一旦确诊，应及时终止妊娠；羊水过多无胎儿畸形者，应控制羊水量，行羊膜腔穿刺减压缓解症状，延长妊娠周数。

（二）护理评估

1.健康史

应详细询问孕妇有无糖尿病、妊娠期高血压、重度贫血、多胎妊娠及母儿血型不合等病史。

2.身体状况

（1）急性羊水过多：急性羊水过多较少见，多发生在妊娠20～24周。由于羊水急速增多，数日内子宫急剧增大，出现压迫症状。因膈肌上升引起心悸、气促、呼吸困难，甚至发绀。腹壁皮肤因张力过大感到疼痛，严重者皮肤变薄，皮下静脉清晰可见。孕妇进食减少，发生便秘。巨大的子宫压迫下腔静脉，影响静脉回流，出现下肢、外阴部水肿及静脉曲张，孕妇行走不便，不能平卧，表情痛苦。

（2）慢性羊水过多：慢性羊水过多较多见，多数发生在妊娠晚期。数周内羊水缓慢增多，多数孕妇无自觉不适，仅在产前检查时，见腹部膨隆，测量宫高及腹围大于同期孕妇，妊娠图宫高曲线超出正常百分位数，腹壁皮肤发亮、变薄，触诊时感到皮肤张力大，有液体震颤感，胎方位不清，有时扪及胎儿部分有浮沉胎动感，胎心音遥远或听不清。

（3）心理—社会状况：羊水过多常与胎儿畸形或母体疾病有关，故孕妇及家属对此较紧张，表现出对未知妊娠结局的担忧等。

3.辅助检查

（1）B超检查：B超检查是羊水过多的重要辅助检查方法。单一最大羊水垂直深度（AFV）大于7cm考虑为羊水过多，羊水指数（AFI）大于18cm为羊水过多。

（2）羊膜囊造影：了解胎儿有无消化道畸形或体表畸形。

（3）甲胎蛋白（AFP）的检测：神经管缺损胎儿畸形易合并羊水过多，羊水甲胎蛋白平均值超过同期正常妊娠平均值 3 个标准差，母血清甲胎蛋白平均值超过同期正常妊娠平均值 2 个标准差，有助于临床的诊断。

（三）护理诊断

（1）舒适度改变：与羊水过多引起压迫症状有关。

（2）焦虑：与担心胎儿畸形及胎儿安危有关。

（四）护理措施

1.一般护理

嘱孕妇卧床休息，取左侧卧位，压迫症状明显者可取半卧位，减少下床活动，防止胎膜早破；宜进食低盐饮食，多食蔬菜、水果，保持大便通畅。

2.病情观察

观察生命体征，定期测量宫高、腹围及体重。及时发现并发症；观察胎心率变化、胎动及宫缩，及时发现胎儿窘迫及早产征象；破膜后及时观察羊水性状及流速，及时发现有无脐带脱垂征象。

3.治疗配合

配合医生行羊膜腔穿刺减压术，B 超定位穿刺点，也可在 B 超监测下进行，以 15～18 号腰椎穿刺针经腹羊膜腔穿刺放羊水，其速度不宜过快，每小时 500mL，一次放羊水量不超过 1500mL，以缓解孕妇症状。放羊水时应从腹部固定胎儿为纵产式，放羊水后腹部放置沙袋或加腹带包扎。严密观察宫缩，重视孕妇的症状，监测胎心率。严格消毒，防止感染。

4.心理护理

羊水过多常伴有胎儿畸形或早产，对孕妇及家属情绪的影响较大，甚至导致不良的情绪反应。护士应耐心解答孕妇及家属提出的问题，讲解疾病相关知识，陪伴并关心他们，给予心理疏导及精神支持，使其积极配合治疗。

5.健康教育

加强产前检查，及早发现导致羊水过多的可能因素，给予及时干预，必要时进行遗传咨询及相关筛查。产妇出院后应加强营养，注意休息，观察宫缩及恶露情况。

五、羊水过少

妊娠足月时羊水量少于 300mL，称为羊水过少。羊水过少严重影响围生儿预后，羊水少于 50mL，围生儿死亡率高达 88％，应高度重视。

（一）概述

1.病因

（1）胎儿畸形：胎儿畸形以泌尿系统畸形为主,如胎儿先天肾缺如、肾发育不全、输尿管或尿道狭窄、梗阻所致的尿少或无尿。

（2）胎盘功能异常：过期妊娠、胎儿生长受限、妊娠期高血压均可导致胎盘功能的异常,胎儿脱水、子宫内慢性缺氧引起胎儿血液循环重新分配,保障脑和心的血供,而肾血流量下降,胎儿尿的生成减少致羊水过少。

（3）羊膜病变：有学者认为,某些原因不明的羊水过少可能与羊膜本身病变有关。

（4）母亲因素：孕妇脱水、服用某些药物（如利尿剂等）可引起羊水过少。

2.临床表现

羊水过少的临床症状多不典型。孕妇于胎动时感觉腹痛。

3.治疗要点

羊水过少合并胎儿畸形时应及时终止妊娠,未合并胎儿畸形,可行羊膜腔内灌注法,保守期待治疗。

（二）护理评估

1.健康史

应详细核实妊娠是否过期,有无应用脱水剂等药物史,以及胎盘功能监测情况等。

2.身体状况

（1）临床表现：孕妇于胎动时感腹痛,检查见腹围、子宫高小于同期正常妊娠孕妇,子宫敏感性高,轻微刺激即可引发宫缩。临产后阵痛剧烈,宫缩多不协调,子宫口扩张缓慢,产程延长。胎儿臀先露多见。羊水过少,胎儿可发生肺发育不全、胎儿生长受限、胎儿窘迫及新生儿窒息。

（2）心理—社会状况：孕妇及家属对羊水过少十分紧张,担心胎儿可能畸形,还会表现出对未来妊娠的担忧,表现出焦虑、紧张等不良情绪反应。

3.辅助检查

（1）B超检查：单一最大羊水垂直深度（AFV）≤2cm 为羊水过少；单一最大羊水垂直深度≤1cm 为严重羊水过少。羊水指数（AFI）≤8.0cm 可作为诊断羊水过少的临界值；以羊水指数≤5.0cm 作为诊断羊水过少的绝对值,同时还可发现胎儿畸形。

（2）羊水直接测量：破膜时羊水量少于 300mL 即可诊断为羊水过少。多见羊水呈黏稠、浑浊、黯绿色。直接测量法的缺点是不能早期发现。

（3）胎儿电子监护仪检测：子宫收缩时可以出现胎心率的晚期减速,结合以上结果可诊断为羊水过少。

（三）护理诊断

(1)舒适度改变：与羊水过少导致胎动时宫缩和临产后阵痛加剧等症状有关。

(2)焦虑：与担心胎儿畸形及胎儿安危有关。

（四）护理措施

1.一般护理

指导孕妇自计胎动的方法，及时发现胎儿窘迫征象；加强妊娠期保健，注意营养，合理用药。

2.病情观察

观察生命体征，定期测量宫高、腹围及体重；观察胎心率变化、胎动及宫缩。破水后，及时测量羊水量，观察羊水性状，连续监测胎心率变化及产程进展。

3.治疗护理配合

(1)羊水过少伴胎儿窘迫或胎儿畸形：应及时终止妊娠，做好剖宫产术术前准备或阴道手术助产的护理配合，尤其是新生儿抢救及复苏的准备工作。

(2)妊娠未足月且无胎儿畸形：可行增加羊水量期待治疗，经羊膜腔灌注液体解除脐带受压，提高围生儿成活率。具体方法：常规腹部消毒，在B超引导下行羊膜腔穿刺，以每分钟10～15mL的速度输入37℃生理盐水200～300mL。直至胎心率变异减速消失或羊水指数达到8cm。同时应选用宫缩抑制剂预防早产发生，应注意严格无菌操作。

4.心理护理

羊水过少伴有胎儿畸形或导致胎儿窘迫，孕妇及家属常会表现出紧张、焦虑的心理状况，护士应关注其心理变化，解答相关疑问，以缓解其紧张情绪，使孕妇积极配合治疗，对于胎儿不良后果能平静对待，顺利度过分娩期。

5.健康教育

羊水过少是胎儿危险的重要信号，可致围生儿发病率和死亡率明显增高。应加强产前检查，早发现、早诊断、早处理。

（王海静）

第四章　儿科疾病护理

第一节　新生儿缺氧缺血性脑病

由于各种围生期因素引起的缺氧和脑血流减少或暂停而导致胎儿和新生儿的脑损伤，称为缺氧缺血性脑病。本病足月儿多见，是导致儿童神经系统后遗症的常见病之一。

一、病因及发病机制

所有引起新生儿窒息的原因都可导致本病。缺氧缺血性脑病的发病机制与下列因素有关：不完全性窒息缺氧时，体内出现器官间血流分流以保证脑组织血流量；如缺氧继续存在，就会失去这种代偿机制，脑血流灌注减少，且脑内血流又重新分布，供应大脑半球的血流减少，以保证丘脑、脑干和小脑的血液灌注量，此时大脑皮层矢状旁区和其下面的白质最易受损。如窒息缺氧为急性完全性，上述代偿机制均无效，脑损伤发生在代谢最旺盛部位即丘脑及脑干核，而大脑皮层不受影响。缺氧及酸中毒可导致脑血管自主调节功能障碍，形成压力被动性脑血流，当血压升高过多时，可造成脑室周围毛细血管破裂出血，低血压时脑血流量减少，又可引起缺血性损伤。

脑所需的能量来源于葡萄糖的氧化过程，缺氧时导致低血糖和代谢性酸中毒，三磷酸腺苷（ATP）产生减少，细胞膜钠泵、钙泵功能不足，并在其他因素参与下，造成细胞内水肿，组织缺氧，最终导致脑组织死亡；脑缺氧缺血后再灌注，引起脑代谢发生变化，导致再灌注损伤。如产生氧自由基；一些兴奋性氨基酸（EAA），如谷氨酸、天冬氨酸在脑脊液中浓度增高；造成钠、钙离子内流；阻断线粒体的磷酸化氧化作用，引起细胞自我破坏（凋亡）等。因此，缺氧缺血性脑病可见到皮质梗死，丘脑、基底节和间脑等部位深部灰质核坏死，脑干坏死，脑室周围或脑室内出血和白质病变等病理变化。

二、临床表现

(一)轻度

出生 24 小时内症状最明显,常无明显意识障碍,仅表现为过度兴奋,有自发或刺激引起的肌阵挛,脑神经检查正常,肌张力正常或增加,Moro 反射增强,其他反射正常,瞳孔扩大,心率增快,无惊厥,脑电图正常,3～5 天后症状减轻或消失,很少有神经系统后遗症。

(二)中度

24～72 小时症状最明显,意识淡漠,嗜睡,出现惊厥、肌阵挛、下颏抖动、肌张力减退、瞳孔缩小、周期性呼吸伴心动过缓等,脑电图呈低电压或癫痫样放电等,1～2 周后可逐渐恢复,但意识模糊、昏迷持续 5 天以上者预后差。

(三)重度

初生至 72 小时症状最明显,昏迷,深浅反射及新生儿反射均消失,肌张力低下,瞳孔固定无反应,有心动过缓、低血压、呼吸不规则或暂停,常呈现去大脑状态,脑电图呈现爆发抑制波形,死亡率高,存活者常留有神经系统后遗症。

三、实验室检查

运用影像学技术,可以提高新生儿缺氧缺血性脑病临床诊断的准确率。彩色多普勒超声还可检测脑血流速率及阻力指数,对诊断和判断预后有一定帮助。头颅 CT 检查对脑水肿、梗死、颅内出血类型及病灶部位等有确诊价值。脑组织损伤可分为 4 级:①脑实质所有区域密度正常;②斑点状,区域性局部密度减低;③弥漫性,两个以上区域性密度减低;④全部大脑半球普遍密度减低,灰白质差别消失,侧脑室变窄。磁共振成像(MRI)有助于对某些超声和 CT 不能检测出的部位如大脑皮层矢状旁区、丘脑、基底节等处病变的诊断。脑电图有助于临床确定脑病变的严重程度、判断预后和对惊厥的鉴别。血生化检测血清磷酸肌酸激酶脑型同工酶(CPK-BB)升高,可帮助确定脑组织损伤的严重度和判断预后。

四、治疗

(一)一般治疗

密切监测血气、血压、血糖、电解质、颅内压以及心电图的变化,维持血气、血压、血糖及电解质等在正常范围内。

(二)控制液量

每日输入液量控制在 60～80mL/kg。

（三）控制惊厥

首选苯巴比妥钠，负荷量为 20mg/kg，于 15～30 分钟静脉滴入，若不能控制惊厥，1 小时后可加用 10mg/kg，以后每日维持量为 5mg/kg。地西泮（安定）的作用时间短，起效快，在苯巴比妥疗效不显时可加用，剂量为 0.1～0.3mg/kg，静脉推注，两药合用时应注意抑制呼吸的可能性。高胆红素血症患儿尤须慎用地西泮。

（四）治疗脑水肿

出现颅内压升高症状可用甘露醇，首剂 0.50～0.75g/kg 静脉推注，以后可用 0.25～0.5g/kg，每 4～6 小时 1 次。是否使用地塞米松意见不一，剂量为每次 0.5～1.0mg/kg，每日 2 次静脉滴注，48 小时后减量，一般仅用 3～5 天。

（五）使用脑代谢激活剂

细胞色素 C、三磷酸腺苷和辅酶 A 静脉滴注，每日 1 次，也可用胞二磷胆碱 100～125mg/d 静脉滴注。还可用脑多肽或脑活素等。

五、护　理

（一）护理评估

（1）评估患儿意识及精神状况，为患儿进行生命体征、体重的测量，了解患儿家属对疾病的认知情况。

（2）询问患儿的既往史：了解其母孕期健康状况，家族史、过敏史、分娩方式、患儿生后有无窒息史、胎龄及出生体重等。

（3）评估患儿的营养状况、大小便情况、睡眠情况及皮肤完整性等。

（4）评估患儿的病情，观察患儿有无意识障碍、肌张力异常，是否抽搐，原始反射以及自发活动等。

（5）了解患儿的相关检查及结果，主要用于诊断的实验室检查，包括血常规、血生化、头颅 CT、B 超、脑电图等。

（6）心理—社会状况：了解患儿家属对患儿疾病拟采取的治疗方法、对治疗及可能导致并发症的认知程度、家庭经济承受能力，以提供相应的心理支持。若患儿致残，家属可能会出现悲观、失望、焦虑的情绪。

（二）护理措施

1.一般护理

（1）休息：保持病房安静、减少噪声，一切必要的治疗、护理操作集中进行，动作要轻、稳、准，尽量减少对患儿移动和刺激，静脉穿刺最好采用留置针，减少反复穿刺。

（2）给氧：及时清除呼吸道分泌物，选择适当的给氧方法。

（3）合理喂养：根据病情选择合理的喂养方式，必要时鼻饲喂养或静脉营养，保证热量供给。静脉营养者,匀速输液,预防低血糖。

(4)保持静脉通路通畅,保证药物及时、正确的应用。加强巡视,备齐抢救物品,及时抢救。

(5)预防感染:患儿免疫力低下,易受其他细菌感染。工作人员在接触患儿前后要洗手,有上呼吸道感染者尽量不要接触患儿,必须接触者需戴好口罩。做好患儿臀部、脐部护理,防止皮肤破损后细菌侵入引起感染。

2.密切观察病情变化

监测患儿的意识状态、肌张力、呼吸、心率等情况,以及惊厥有无发生,发生的时间、表现等,做好记录并及时与医生取得联系。

3.用药护理

(1)首选苯巴比妥负荷量,12小时后给维持量。用药后注意患儿有无反常的兴奋,以及镇静、昏睡、错位兴奋,胃肠道不适,共济失调和皮疹。

(2)减轻脑水肿:首选呋塞米和白蛋白,严重者可用20%甘露醇静脉推注。使用后注意观察患儿尿量,记录24小时出入量,监测体重。甘露醇会导致患儿水、电解质紊乱,尤其是大剂量或长期应用时,导致如体位性低血压、休克、低钾血症、低氯血症、低氯性碱中毒、低钠血症、低钙血症致心律失常等。定时监测血生化值,与医生做好沟通。

(3)纠正酸中毒:酌情使用5%碳酸氢钠,用量为每次2~3mL/kg,以纠正酸中毒。

4.心理护理

注重对患儿家属的人文关怀,缓解家属焦虑及紧张情绪,指导其配合治疗,促进患儿康复。

5.头部亚低温治疗的护理

(1)亚低温治疗时采用循环水冷却法进行选择性头部降温,起始水温为10~15℃,直至体温降至35.5℃时开启体温保暖。

(2)维持:亚低温治疗是使头部温度维持在34~35.5℃,由于头部的降温体温也会相应下降,可引起新生儿硬肿症等并发症。因此,在亚低温治疗的同时必须注意保暖。可给患儿置于远红外辐射台保暖。皮肤温度控制在35~35.5℃,皮肤温度探头放置于腹部。给予患儿监测肛温,以了解患儿体温波动情况。一般维持肛温为36~37℃。

(3)复温:亚低温治疗结束后,必须予以复温。复温宜缓慢,一般选择自然复温的方法,每4小时复温1℃,至体温升至35℃,可维持2~3小时再继续复温。需在12小时以上使患儿体温恢复至37℃左右。

(4)病情观察:监测生命体征,尤其是心率变化,监测肛温、每小时测1次血压。

同时观察患儿的面色、反应、末梢循环。汇总 24 小时出入液量,做好护理记录。护理过程中如出现心率过缓或心律失常及时与医生联系是否停止亚低温治疗。观察患儿是否有诸如新生儿硬肿症、呼吸暂停、少尿、新生儿坏死性小肠结肠炎、肺部感染等并发症的症状。

(5)根据患儿情况,给予患儿吸氧,若缺氧严重,可考虑气管插管及机械辅助通气。及时清理呼吸道分泌物,保持呼吸道通畅。

(6)保持静脉通畅。亚低温治疗的同时,会使用多巴胺加多巴酚丁胺,少数患儿使用静脉营养治疗。因此需观察血管情况,如有外渗及时处理。

(7)喂养:亚低温治疗中一般不提倡喂奶,需保持患儿安静及热量供给。

(8)亚低温治疗后护理:治疗后仍需观察患儿生命体征及神经系统的症状。

六、健康教育

(1)新生儿由于身体功能尚未发育完善,因此出院后随时观察患儿的精神反应、面色、呼吸,如有异常及时就诊。

(2)注意大小便和睡眠情况,减少人员探望,避免交叉感染。

(3)告诉患儿家属早期给予患儿动作训练和感知刺激,母亲多怀抱患儿,多看五颜六色的玩具,多听轻音乐。向家属耐心细致的解答病情以取得理解,恢复期指导家属掌握康复干预措施。

(4)早期干预及评估。

(5)新生儿期的干预内容。

1)视觉刺激:看红球、人脸。

2)听觉刺激:听音乐、说话声。

3)触觉刺激:抚触、按摩、前庭运动。

(6)婴儿期再加上的干预内容。

1)运动训练,如扒、抬头、爬、转头。

2)语言训练。

3)感知能力和社交能力训练。

(蔡翠翠)

第二节　新生儿黄疸

新生儿黄疸是因胆红素在体内积聚引起的皮肤或其他器官黄染。可分为生理性及病理性,严重者可导致中枢神经损害,产生胆红素脑病。

一、病因

(一)胆红素生成过多

由于过多的红细胞破坏和肠肝循环增加,使血清未结合胆红素升高。如红细胞增多症、血管外溶血、感染、红细胞酶缺陷、红细胞形态异常、血红蛋白病等。

(二)肝脏胆红素代谢障碍

因肝细胞摄取和结合胆红素等功能低下,使血清未结合胆红素升高。如缺氧和感染、药物影响等。

(三)胆汁排泄障碍

肝细胞排泄结合胆红素障碍或胆管受阻,可致高结合胆红素血症,但如同时伴有肝细胞功能受损,也可有未结合胆红素的增高。如新生儿肝炎、先天性代谢性缺陷病、胆管阻塞等。

二、临床表现

新生儿黄疸分为生理性黄疸和病理性黄疸。

(一)生理性黄疸

由于新生儿的胆红素代谢特点,即出生后胆红素的生成过多而代谢和排泄能力低下,致使血液中的胆红素水平升高,50％～60％的足月儿和80％的早产儿出现暂时性、轻度的黄疸过程,称为生理性黄疸。其特点为:足月儿生理性黄疸多于出生后2～3天出现,4～5天达高峰,黄疸程度轻重不一,轻者仅限于面颈部,重者可延及躯干、四肢,粪便色黄,尿色不黄,一般无不适症状,也可有轻度嗜睡或纳差,黄疸持续7～10天消退;早产儿多于生后3～5天出现黄疸,5～7天达高峰。早产儿由于血浆白蛋白偏低,肝脏代谢功能更不成熟,黄疸程度较重,消退也较慢,可延长到2～4周。

(二)病理性黄疸

新生儿黄疸出现下列情况之一时需考虑为病理性黄疸:①黄疸出现早,生后24小时内出现;②程度重,足月儿血清胆红素浓度＞220.6μmol/L(12.9mg/dL),早产儿＞256.5μmol/L(15mg/dL);③血清结合胆红素增高＞26μmol/L(1.5mg/dL);④进展快,血清胆红素每天上升＞85μmol/L(5mg/dL);⑤黄疸持续时间较长,超过2～4周或进行性加重或退而复现。

三、辅助检查

胆红素检测:可采静脉血或微量血方法测定血清胆红素浓度,胆红素检测是新生儿黄疸诊断的重要指标。

四、诊断

生理性黄疸诊断标准：足月儿不超过 $220.6\mu mol/L(12.9mg/dL)$，早产儿不超过 $256.5\mu mol/L(15mg/dL)$，平均峰值分别为 $102.6\mu mol/L(6mg/dL)$ 和 $171\mu mol/L$ $(10mg/dL)$。

患儿出现病理性黄疸的临床表现情况之一，均可诊断为病理性黄疸。

五、治疗

新生儿黄疸的治疗目的是防止胆红素继续升高，降低胆红素脑病发生的风险。治疗方法主要有光照疗法、换血及药物治疗。光照疗法为首选干预方法。如果换血需严格掌握换血疗法指征。药物疗法起效慢，起辅助作用。常用药物有白蛋白、苯巴比妥和维生素 B_2（核黄素）。白蛋白可促进游离胆红素转化为结合胆红素，减少胆红素脑病的发生。苯巴比妥为酶诱导作用，可以促使肝葡萄糖醛酸转移酶活性增高。蓝光可分解体内核黄素，光照疗法超过 24 小时可引起核黄素减少，因此，光照疗法时应补充核黄素。

六、护理

（一）护理评估

（1）评估患儿意识及精神状况，为患儿进行生命体征、体重的测量，了解患儿家属对疾病的认知情况。

（2）询问患儿的既往史，了解其母孕期健康状况、家族史、过敏史、分娩方式、患儿出生后有无窒息史、胎龄及出生体重等。

（3）评估患儿的营养状况、大小便情况及睡眠情况、皮肤完整性等。

（4）评估患儿的病情。

1）评估患儿黄疸程度。

2）监测患儿生命体征，观察患儿肌张力和肝脏大小、质地变化等。

3）注意观察患儿精神反应，有无嗜睡、发热、腹胀、呕吐、惊厥等，哭声有无异常及拥抱、吞咽、吸吮等反射有无异常等。

（5）了解患儿的相关检查及结果，主要用于诊断的实验室检查包括胆红素、血红蛋白、红细胞计数、网织红细胞计数等。

（6）心理—社会状况。了解患儿家属对患儿疾病拟采取的治疗方法、对治疗及可能导致并发症的认知程度、家庭经济承受能力，以提供相应的心理支持。

（二）护理措施

1.一般护理

（1）休息：保持病房安静，减少噪声，一切必要的治疗、护理操作集中进行，动作要轻、稳、准,尽量减少对患儿移动和刺激,静脉穿刺最好采用留置针,减少反复穿刺。

(2)保暖:低体温和低血糖时胆红素与白蛋白的结合会受到阻碍。应注意保暖,使体温维持在 36～37℃。

(3)合理喂养:提早喂养有利于肠道菌群的建立,促进胎便排出,减少胆红素的肝肠循环,减轻黄疸的程度。

(4)预防感染:及时纠正缺氧、酸中毒,预防和控制感染,避免使用引起新生儿溶血或抑制肝酶活性药物,如维生素 K、磺胺等。

2.密切观察病情

(1)观察黄疸出现的时间、颜色、范围及程度,以协助医生判断病因,并评估血清胆红素浓度,判断其发展情况。

(2)监测生命体征,如体温、吸吮能力、有无呕吐、肌张力和肝脏大小、质地变化等。

(3)观察大小便次数、量、性质及颜色的变化,注意有无大便颜色变浅,如患儿有胎便排出延迟,应通便或灌肠,促进大便及胆红素的排出。

3.用药护理

(1)合理安排补液计划,及时纠正酸中毒。根据不同补液内容调节相应的速度,切忌过快输入高渗性药物,以免血脑屏障暂时开放,使已与白蛋白结合的胆红素进入脑组织。

(2)白蛋白心力衰竭患儿禁用,贫血者慎用;使用过程中注意观察患儿有无寒战、发热、恶心、弥散性荨麻疹等不良反应。

(3)苯巴比妥不适用于急重症患儿,对确诊及高度怀疑溶血者应尽早使用免疫球蛋白。用药后注意患儿有无腹泻、恶心、呕吐、呼吸困难、皮疹等不良反应。

4.心理护理

做好心理护理,多抚摸患儿,给予一定的安慰,缓解家属焦虑及紧张情绪,使其配合治疗,促进患儿康复。

5.健康教育

(1)按需调整喂养方式,少量多餐,耐心喂养,保证热量摄入。提倡母乳喂养,向家属讲解母乳喂养的好处及正确的喂养方法,光疗的患儿失水较多,注意补充足够的水分。

(2)若为母乳性黄疸,嘱可继续母乳喂养,如吃母乳后仍出现黄疸,可改为隔日母乳喂养,好转后逐步过渡到正常母乳喂养;若黄疸严重,患儿一般情况差,可考虑暂停母乳喂养,病情恢复后再继续母乳喂养。

(3)对患儿的疾病情况进行相应的讲解,使家属了解病情,取得家属的配合。指导家属掌握黄疸的观察,以便早期发现问题,及早就诊。

（4）发生胆红素脑病者，注意后遗症的出现，给予康复和护理。向家属宣传育儿保健常识，介绍喂养（讲解母乳喂养的好处和添加辅食的重要性）、保暖、预防感染的重要性及相应的措施、预防接种等方面的知识。

（三）光照疗法的护理

1.光照疗法前的准备

（1）光照疗法箱：清洁光疗箱，湿化器内加水，接通电源，检查线路及光管亮度，并预热暖箱到适宜温度。

（2）患儿的准备：将患儿裸露全身皮肤（带上眼罩及遮挡生殖器），护住手脚，清洁皮肤后放入箱内，记录照射时间。

（3）护士准备：了解患儿诊断、日龄、体重，以及黄疸发生的原因、范围、程度及血清胆红素结果。

2.光照疗法过程的护理

应使患儿受照均匀，单面光照疗法时，每隔 2 小时更换一次体位。双面或多面光照疗法时，应勤巡视，防止患儿受伤。定时监测体温及箱温的变化，冬天注意保暖，夏天注意防热。保证水分及热量的供给，准确记录出入量。

3.光照疗法后的护理

出暖箱时为患儿穿好衣服，观察黄疸消退情况及皮肤完整性，继续观察皮肤黄疸反跳现象，做好暖箱终末消毒工作。

4.光照疗法不良反应

光照疗法过程中，注意有无光照疗法不良反应的发生，光照疗法的不良反应及处理见表 4-1。

表 4-1　光照疗法的不良反应及处理

名称	原因	处理
发热	外源性加热	降箱温,体温超过 38.5℃停止光照疗法
腹泻、呕吐	胆红素刺激肠壁	不需特别处理
皮疹	原因不明	不需特别处理
青铜症	结合当红素超过 $68\mu mol/L$ 且有肝功能损害	停止光疗,缓慢恢复
维生素 B_2（核黄素）减少	蓝光可分解体内维生素 B_2（核黄素）	用药补充

5.注意事项

定期检测光照强度，护士在蓝光下护理患儿时需戴墨镜，经培训后才能使用光疗箱，使用中严格按照操作规范以保证安全。

（蔡翠翠）

第三节　脑性瘫痪

脑性瘫痪(CP)简称脑瘫,也称 Litter 病,是指儿童从出生前到出生后 1 个月内,由多种原因引起的非进行性脑损伤,表现为中枢性随意肌功能受累所致的中枢性运动障碍和姿势异常,如肢体痉挛、不随意运动等,且常伴有癫痫、智力低下及语言障碍。其发病率国外报道为1.5‰~5‰,我国为 1.5‰~1.8‰。

一、病因

脑瘫可由多种原因引起,如受孕前后孕妇相关的环境、遗传因素与疾病、双胎、妊娠早期羊膜及胎盘炎症等。一般可分为出生前、出生时、出生后 3 类。①出生前病因:包括先天性脑发育异常、先天性感染如巨细胞病毒、弓形虫及风疹病毒感染。②出生时病因:以新生儿窒息最为常见。③出生后病因:包括早产、心肺功能异常(先天性心脏病、心力衰竭、休克、呼吸窘迫)引起的脑损伤、低血糖、高胆红素血症及颅内感染等。

二、病理生理

表现为不同程度的大脑皮质萎缩,脑回变窄,脑沟增宽。皮质下白质的神经纤维稀少,甚至脑积水。镜下可见各层神经细胞数目减少及退行性病变,胶质细胞增生。胆红素脑病时可见基底节对称性的异常髓鞘形成增多,呈大理石样变。

三、临床表现

(一)基本表现

1.运动发育落后、主动运动减少

精细运动及大运动均落后于同龄儿。

2.肌张力异常

肌张力增高或低下,也可表现为变异性肌张力不全。

3.姿势异常

可出现多种肢体异常姿势。

4.反射异常

多种原始反射消失延迟,如拥抱反射、颈强直反射、握持反射等。

(二)临床类型

1.痉挛型

最常见,表现为上肢肘腕关节屈曲、拇指内收、手紧握呈拳状。下肢内收交叉呈剪刀腿和尖足。

2.手足徐动型

难以用意志控制的不自主运动。

3.肌张力低下型

肌张力低下,四肢呈瘫软状,自主运动少。常为脑瘫的暂时阶段,大多数会转为痉挛型或手足徐动型。

4.强直型

全身肌张力显著增高、僵硬。

5.共济失调型

步态不稳,摇晃,走路时两足间距加宽,四肢动作不协调。

6.震颤型

多为静止性震颤。

7.混合型

以上几种类型同时存在。

(三)伴随症状

智力低下、癫痫、语言功能障碍、视力及听力障碍、流涎等。

四、辅助检查

(1)智力测试。

(2)影像学及脑电图检查,可确定脑损伤的部位。

五、诊断

主要依据病史和体格检查,CT、MRI及脑电图等可辅助诊断。

六、治疗

早发现,早治疗,按小儿发育规律实施综合治疗和康复。包括躯体、技能、语言锻炼等的功能训练;理疗、针灸、按摩、推拿等物理学治疗方法,改善姿势异常及运动障碍。使用一些辅助矫形器,帮助完成训练和矫正异常姿势。手术治疗矫正肢体畸形,减轻肌肉痉挛。

七、护理

(一)护理评估

(1)评估患儿意识及精神状态、生命体征、身高、体重、饮食、睡眠、大小便、皮肤等情况。

（2）评估患儿既往史（围产期情况、母亲妊娠史、感染等）、手术史、过敏史、家族史。

（3）评估患儿语言、智力运动发育水平、生活自理能力；评估患儿癫痫发作情况。

（4）询问相关检查及结果，如脑电图、颅脑影像学等检查。

（5）心理—社会状况，评估家属的心理状态、对疾病认识、经济状况、配合程度等。

（二）护理措施

1.一般护理

（1）休息和活动：保证患儿充足的睡眠，适当的运动，避免过度兴奋和疲劳。

（2）专人陪护，防止坠床或摔伤；癫痫发作时勿强行按压患侧肢体；保证环境安全，移开周围阻挡物体。

（3）饮食：合理膳食，营养全面均衡，摄入易消化饮食。

（4）生活护理：包括如下。

1）协助患儿进食时，喂食速度不可过快，保证患儿有充分的咀嚼时间；切勿在患儿牙齿紧咬情况下将勺硬行抽出，以防损伤牙齿；喂食时应保持患儿头处于中线位，患儿头后仰进食可致异物吸入。如患儿进食的热量无法保证，可进行鼻饲。保持口腔卫生，做好口腔护理。

2）皮肤护理：保持床单位整洁干净，无皱褶；对患肢加以保护，防止不自主运动时损伤；及时更换尿布，预防红臀。

3）帮助患儿克服依赖心理，能自己做的尽量让患儿自己去做，培养其独立意识，使其生活能够自理。

2.病情观察

（1）观察患儿生命体征。

（2）观察患儿癫痫发作、运动障碍、姿势异常情况。

（3）观察患儿进食情况，必要时记录出入量。

（4）观察患儿皮肤有无受损。

3.功能训练

功能训练为从简单到复杂、从被动到主动的肢体锻炼，以促进肌肉、关节活动和改善肌张力。同时配合理疗、针刺、按摩、推拿和必要的矫形器等，纠正异常姿势，抑制异常反射。

（1）体能运动训练：针对运动障碍和异常姿势进行的物理学手段训练。

（2）对伴有语言障碍的患儿，应按正常小儿语言发育的规律进行训练，要给予患儿丰富的语言刺激，鼓励患儿发声，矫正发声异常，并持之以恒地进行语言训练。

（3）技能训练：根据患儿年龄制订各种功能训练计划，并选择适当的康复方法，帮助训练患儿上肢和手的精细动作。

4.心理护理

与脑瘫患儿交流要耐心、细心，语调轻柔，语速放慢，使用简单明确的语言，耐心、充分地倾听，尽量解答患儿家属提出的问题。多安慰和鼓励患儿，帮助其克服依赖心理，能自己做的尽量让患儿自己去做，培养其独立意识，使其生活能够自理，减轻家属负担。

脑瘫患儿的治疗是一个漫长的过程，需要长期的康复训练，家属承受着巨大的心理压力和沉重的经济负担，应耐心倾听家属的顾虑，帮助家属克服悲观的情绪，讲解疾病知识及治疗新进展，介绍成功病例，帮助家属建立信心。同时取得社会、家庭、学校全方位的支持，共同关爱脑瘫患儿，促进其康复。

5.健康教育

（1）介绍疾病知识及治疗新进展。

（2）指导家属合理安排患儿生活，保证患儿安全。

（3）饮食方面应提供营养全面均衡的饮食。如患儿不能进食需鼻饲喂养，应教会家属鼻饲喂养的正确方法。

（4）对于运动障碍、姿势异常或卧床的患儿注意皮肤护理。

（5）向家属强调康复训练对患儿疾病转归的重要性，通过康复师的指导使其掌握一定的康复训练方法。

（6）指导家属正确地教育和引导患儿，尽量克服患儿心理障碍，培养其生活自理能力，减轻家庭及社会负担。

（7）康复训练：康复训练以最大限度改善患儿功能并提高其生活质量为目标，尽可能减少继发性残损，尽量推迟或避免有创性治疗。儿童康复的主要目的是促进功能发育、矫正异常、预防畸形和继发损害。康复治疗主要包括物理治疗、作业治疗和矫形器应用，必要时补充语言、心理治疗及特殊教育。

6.康复治疗方法

无论用什么治疗方法，应针对患儿的异常功能。许多病损是不可治愈或仅部分可治，治疗师和家属应充分认识到这一点，制定切实可行的治疗目标。以下介绍常用的康复治疗方法。

（1）物理治疗。物理治疗是通过增加关节活动度，调整肌张力，改善运动功能，增强生活自理能力。常用技术包括：体位性治疗、软组织牵伸、功能性运动强化、平衡和协调控制、物理因子治疗。

（2）作业治疗。作业治疗包括手的精细功能训练、日常生活活动能力训练、支具和辅助具的制作及生活环境设施的简单改造等。

（3）矫形器的应用。关键在于根据患儿的个体情况选择最佳佩戴时期和类型。

（4）言语治疗。根据不同言语障碍类型进行治疗。

（5）家庭训练计划。家庭训练计划包括对患儿生活的安排,针对性的肌力和关节活动度训练,痉挛肌的牵伸治疗,功能性活动的强化训练,辅助用具的使用等。

（蔡翠翠）

第四节　急性白血病

白血病是造血系统的恶性增生性疾病。其特点为造血组织中某一血细胞系统过度增生,进入血液并浸润到各组织和器官,从而引起一系列临床症状。白血病是最常见的小儿恶性肿瘤。任何年龄均可发病,但多见于学龄前和学龄期儿童。小儿白血病中 90% 以上为急性白血病,尤以急性淋巴细胞白血病多见,慢性白血病仅占 5%。

一、病因与发病机制

病因尚不完全清楚。

（一）病毒因素

人类白血病病毒的病因研究已日益受到重视。1986 年以来,发现属于 RNA 病毒的逆转录病毒(又称人类 T 细胞白血病病毒,HTLV)可引起人类 T 淋巴细胞白血病。

病毒引起白血病的发病机制未明,近年来实验研究提示可能与癌基因有关。人类和许多哺乳动物,以及禽类的染色体基因组中存在着癌基因,在正常情况时,其主要功能为控制细胞的生长和分化,而在某些致癌物质和病毒感染的作用下,癌基因可发生畸变,导致功能异常而引起细胞癌变。逆转录病毒的 RNA 中存在着病毒癌基因,它的结构与人类和许多哺乳动物的癌基因类似,这种病毒感染宿主细胞后,病毒癌基因通过转导截断宿主癌基因或使其畸变,激活了癌基因的病变潜力,导致白血病。癌基因学说为白血病的病因学研究开创了新的途径,但仍有不少问题有待解决。

（二）物理和化学因素

电离辐射可引起白血病。胸腺肥大的小儿接受放疗后,白血病发病率较正常小儿高 10 倍;妊娠妇女照射腹部后,其新生儿的白血病发病率比未经照射者高17.4倍。电离辐射引起白血病的机制未明,可能因放射线激活隐藏体内的白血病病毒使癌基因畸变或因抑制机体免疫功能而致发病。

苯及其衍生物、氯霉素、保泰松和细胞毒药物均可诱发急性白血病。化学物质

188

与药物诱发白血病的机制也不明了。

（三）体质因素

白血病患者家族成员中可有多发性恶性肿瘤的发生；少数患儿可能患有其他遗传性疾病，如 21-三体综合征、严重联合免疫缺陷病等，这些疾病患儿的白血病发病率比一般小儿明显增高。此外，同卵孪生儿中一个患急性白血病，另一个患白血病的概率为 20％，比双卵孪生儿的发病率高 12 倍。以上现象均提示白血病的发生与遗传素质有关。

二、分类和分型

急性白血病的分类或分型对于诊断、治疗和提示预后都有一定意义。

根据增生的白细胞种类的不同，白血病可分为急性淋巴细胞白血病（急淋）和急性非淋巴细胞白血病（急非淋）两大类，前者在小儿中的发病率较高。目前，常采用形态学（M）、免疫学（I）及细胞遗传学（C），即 MIC 综合分型，更有利于指导治疗和提示预后。

（一）急性淋巴细胞白血病

1.形态学分型（FAB 分型）

根据原淋巴细胞形态学的不同，分为 3 种类型。①L_1 型：以小细胞为主；核染色质均匀，核形规则，核仁很小，一个或无；胞质少，胞质空泡不明显。②L_2 型：以大细胞为主，大小不一；核染色质不均匀，核形不规则，核仁一个或数个，较大；胞质量中等，空泡不定。③L_3 型：以大细胞为主，细胞大小一致；核染色质呈细点状，均匀，核形规则，核仁一个或多个；胞质量中等，空泡明显。上述 3 型中以 L_1 型多见，占 80％以上；L_3 型最少，占 4％以下。

2.免疫学分型

应用单克隆抗体检测淋巴细胞表面抗原标记，可了解淋巴细胞白血病细胞的来源和分化程度，对诊断、鉴别诊断、治疗和判断预后提供重要依据。一般可将急性淋巴细胞白血病分为 T、B 两大系列。

（1）T 系急性淋巴细胞白血病（T-ALL）：具有阳性的 T 淋巴细胞标志，如 CD_1、CD_3、CD_5、CD_8 和 TdT（末端脱氧核糖核酸转换酶）阳性。此型约占 12％，主要见于年龄较大的男性，常有纵隔肿块，预后较差。

（2）B 系急性淋巴细胞白血病（B-ALL）：又分为 4 种亚型。①早期前 B 细胞型：约占 5％，其细胞为 L_1 及 L_2 型。患者都有肝脾肿大，约 1/3 有淋巴结肿大。②普通 B 细胞型：约占 60％，其细胞为 L_1 及 L_2 型。临床表现类似早期前 B 型，预后较好。③前 B 细胞型：约占 15％，其细胞主要为 L_1 型，临床表现同早前 B 型。④成熟 B 细胞型：占 3％～4％，其细胞主要为 L_3 型，预后较差。

（3）伴有髓系标志的 ALL：本型具有淋巴系的形态学特征，以淋巴系特异抗原为主但伴有个别、次要的髓系特异抗原标志，如 CD_{13}、CD_{33}、CD_{14} 等阳性。

3.细胞遗传学改变

急性淋巴细胞白血病的染色体畸变种类繁多，主要有：①染色体数目异常，如小于 45 条的低二倍体等；②染色体核型异常，如 12 号和 21 号染色体易位即 t(12;21)等。

4.临床分型

分型标准尚无统一意见，根据全国小儿血液病会议（1998 年）提出的标准可分为两种类型。

（1）高危型急性淋巴细胞白血病（HR-ALL）：凡具备下述一项或多项者为 HR-ALL。①小于 12 个月的婴儿白血病；②诊断时已发生中枢神经系统白血病（CNSL）和（或）睾丸白血病（TL）者；③染色体核型为t(4;11)或 t(9;22)异常者；④少于 45 条染色体的低二倍体者；⑤诊断时外周血白细胞计数大于 $50×10^9/L$ 者；⑥泼尼松试验不良效应者（泼尼松每日 $60mg/m^2$ 诱导 7 天，第 8 天外周血白血病细胞大于 $1×10^9/L$）；⑦标危型急淋经诱导化疗 6 周不能完全缓解者。

（2）标危型急性淋巴细胞白血病（SR-ALL）：不具备上述任何一项危险因素或 B 系 ALL 有 t(12;21)染色体核型者。

（二）急性非淋巴细胞白血病

1.FAB 分型

可分为：①原粒细胞白血病未分化型（M_1）；②原粒细胞白血病部分分化型（M_2）；③颗粒增多的早幼粒细胞白血病（M_3）；④粒—单核细胞白血病（M_4）；⑤单核细胞白血病（M_5）；⑥红白血病（M_6）；⑦急性巨核细胞白血病（M_7）。

2.免疫学分型

急性非淋巴细胞 $M_1 \sim M_5$ 型可有 CD_{33}、CD_{13} 等髓系标志中的一项或多项阳性；M_6 可见血型糖蛋白 A 阳性；M_7 可见血小板膜抗原Ⅱb/Ⅲa 阳性等。

3.细胞遗传学改变

常见的核型改变有 t(9;22)、t(8;21)等。

（三）特殊类型白血病

如多毛细胞白血病、浆细胞白血病等，儿科罕见。

三、临床表现

各型急性白血病的临床表现基本相同，主要表现如下。

（一）起病

大多较急，少数缓慢。早期症状有面色苍白、精神不振、乏力、食欲低下，鼻衄或齿龈出血等;少数患儿以发热和类似风湿热的骨关节痛为首发症状。

（二）发热

多数患儿起病时有发热,热型不定,可为低热、不规则发热、持续高热或弛张热,一般不伴寒战。发热原因之一是白血病性发热,多为低热且抗生素治疗无效;另一原因是感染,常见者为呼吸道炎症、牙龈炎、皮肤疖肿、肾盂肾炎、败血症等。

（三）贫血

出现较早,并随病情发展而加重,表现为苍白、虚弱无力、活动后气促等。贫血主要是由于骨髓造血干细胞受到抑制所致。

（四）出血

以皮肤和黏膜出血多见,表现为紫癜、瘀斑、鼻衄、齿龈出血、消化道出血和血尿。偶有颅内出血,为引起死亡的重要原因之一。出血主要原因是骨髓被白血病细胞浸润,巨核细胞受抑制使血小板的生成减少。血小板质的改变、功能不足,也可加剧出血倾向。白血病细胞浸润肝脏,纤维蛋白原、凝血酶原和第 V 因子等生成不足,也与出血的发生有关。感染和白血病细胞浸润使毛细血管受损,也可导致出血倾向。

此外,当并发弥散性血管内凝血时,出血症状更加明显。在各类型白血病中,以 M_3 型白血病的出血最为显著。

（五）白血病细胞浸润引起的症状和体征

1.肝、脾、淋巴结肿大

白血病细胞浸润多发生于肝、脾而造成其肿大,这在急性淋巴细胞白血病尤其显著。肿大的肝、脾质软,表面光滑,也可有压痛。全身浅表淋巴结轻度肿大,但大多局限于颈部、颌下、腋下和腹股沟等处,其肿大程度以急性淋巴细胞白血病较为显著。有时因纵隔淋巴结肿大引起压迫症状而发生呛咳、呼吸困难和静脉回流受阻。

2.骨和关节浸润

小儿骨髓多为红骨髓,已被白血病细胞侵犯,故患儿骨、关节疼痛较为常见。约25%患儿以四肢长骨、肩、膝、腕、踝等关节疼痛为首发症状,其中部分患儿呈游走性关节痛,局部红肿现象多不明显,并常伴有胸骨后压痛。骨和关节痛多见于急性淋巴细胞白血病。骨痛的原因主要与骨髓腔内白血病细胞大量增生、压迫和破坏邻近骨质以及骨膜浸润有关。骨骼 X 线检查可见骨质疏松、溶解,骨骺端出现密度减低横带和骨膜下新骨形成等征象。

3.中枢神经系统浸润

白血病细胞侵犯脑实质和(或)脑膜时即引起中枢神经系统白血病(CNSL)。

由于近年联合化疗的进展，使患儿的寿命得以延长，但因多数化疗药物不能透过血脑屏障，故中枢神经系统便成为白血病细胞的"庇护所"，造成 CNSL 的发生率增高，这在急性淋巴细胞白血病尤其多见。

浸润可发生于病程中任何时候，但多见于化疗常见症状为颅内压增高，出现头痛、呕吐、嗜睡、视神经盘水肿等；浸润脑膜时可出现脑膜刺激征；浸润脑神经核或根时，可出现脑神经麻痹；脊髓浸润可引起横贯性损害而致瘫。此外，也可有惊厥、昏迷。检查脑脊液可以确诊：脑脊液色清或微浊，压力增高；细胞数 $>10\times10^6$/L，蛋白 >0.45g/L；将脑脊液离心沉淀作涂片检查时发现白血病细胞。

4.睾丸浸润

白血病细胞侵犯睾丸时即引起睾丸白血病（TL），表现为局部肿大、触痛，阴囊皮肤可呈红黑色。

由于化疗药物不易进入睾丸，在病情完全缓解时，该处白血病细胞仍存在，因而常成为导致白血病复发的另一重要原因。

5.绿色瘤

是急性粒细胞白血病的一种特殊类型，白血病细胞浸润眶骨、颅骨、胸骨、肋骨或肝、肾、肌肉等，在局部呈块状隆起而形成绿色瘤。此瘤切面呈绿色，暴露于空气中时绿色迅速消退，这种绿色素的性质尚未明确，可能是光紫质或胆绿蛋白的衍生物。绿色瘤偶由急性单核细胞白血病局部浸润形成。

6.其他器官浸润

少数患儿有皮肤浸润，表现为丘疹、斑疹、结节或肿块；心脏浸润可引起心脏扩大、传导阻滞、心包积液和心力衰竭等；消化系统浸润可引起食欲缺乏、腹痛、腹泻、出血等；肾脏浸润可引起肾肿大、蛋白尿、血尿、管型尿等；齿龈和口腔黏膜浸润可引起局部肿胀和口腔溃疡，这在急性单核细胞白血病中较为常见。

四、实验室检查

实验室检查是确诊白血病和判断疗效的重要方法。

（一）血象

红细胞及血红蛋白均减少，大多为正细胞正血色素性贫血。网织红细胞数大多较低，少数正常，偶在外周血中见到有核红细胞。白细胞数增高者约占 50% 以上，其余正常或减少，但在整个病程中白细胞数可有增减变化。白细胞分类示原始细胞和幼稚细胞占多数。血小板减少。

（二）骨髓象

骨髓检查是确立诊断和评定疗效的重要依据。典型的骨髓象为该类型白血病的原始及幼稚细胞极度增生;幼红细胞和巨核细胞减少。但有少数患儿的骨髓表现为增生低下,其预后和治疗均有特殊之处。

(三)组织化学染色

常用过氧化酶、酸性磷酸酶、碱性磷酸酶、苏丹黑、糖原、非特异性酯酶(萘酚酯 NASDA)等组织化学染色以协助鉴别细胞类型。

(四)溶菌酶检查

血清中的溶菌酶主要来源于破碎的单核细胞和中性粒细胞,测定血清与尿液中溶菌酶的含量可以协助鉴别白血病细胞类型。正常人血清含量为 $4\sim20mg/L$,尿液中不含此酶。

五、治疗

(一)支持疗法

1.防治感染

在化疗阶段,保护性环境隔离对防止外源性感染具有较好效果。用抗生素预防细菌性感染,可减少感染性并发症。并发细菌性感染时,应根据不同致病菌和药敏试验结果选用有效的抗生素治疗。

长期化疗常并发真菌感染,可选用抗真菌药物如制霉菌素、氟康唑等治疗;并发疱疹病毒感染者可用阿昔洛韦治疗;怀疑并发卡氏囊虫肺炎者,应及早采用复方新诺明治疗。

2.输血和成分输血

明显贫血者可输给红细胞;因血小板减少而致出血者,可输浓缩血小板。有条件时可酌情静脉输注丙种球蛋白。

3.集落刺激因子

化疗期间如骨髓抑制明显者,可给予 G-CSF、GM-CSF 等集落刺激因子。

4.高尿酸血症的防治

在化疗早期,由于大量白细胞破坏分解而引起高尿酸血症,导致尿酸结石梗阻、少尿或急性肾功能衰竭,故应注意多喝水以利尿。为预防高尿酸血症,可口服别嘌呤醇。

5.其他

在治疗过程中,要增加营养。有发热、出血时应卧床休息。要注意口腔卫生,防止感染和黏膜糜烂。并发弥散性血管内凝血时,可用肝素治疗。

(二)化学药物治疗

目的是杀灭白血病细胞,解除白血病细胞浸润引起的症状,使病情缓解,或治愈。急性白血病的化疗通常按下述次序分阶段进行。

1.诱导治疗

诱导缓解治疗是患儿能否长期无病生存的关键。需联合数种化疗药物,最大限度地杀灭白血病细胞,从而尽快达到完全缓解。柔红霉素(DNR)和左旋门冬酰胺酶(L-ASP)是提高急性淋巴细胞白血病(ALL)完全缓解率和长期生存率的两个主要药物,故大多数 ALL 诱导缓解方案均为包含这两种药物的联合化疗,如VDLP 等,而阿糖胞苷(Ara-c)则对治疗急性非淋巴细胞白血病至关重要。

2.巩固治疗

强力的巩固治疗是在缓解状态下最大限度地杀灭微小残留白血病细胞(MRLC)的有力措施,可有效地防止早期复发,并使在尽可能少的 MRLC 状况下进行维持治疗。ALL 一般首选环磷酰胺(C)、Ara-c(A)及 6-巯基嘌呤(M),即CAM 联合治疗方案;ANLL 常选用有效的原诱导方案 1～2 个疗程。

3.预防髓外白血病

由于大多数药物不能进入中枢神经系统、睾丸等部位,如果不积极预防髓外白血病,则中枢神经系统白血病(CNSL)在 3 年化疗期间的发生率可高达 10% 左右;睾丸白血病(TL)的发生率在男孩中也可达 5%～30%。CNSL 和 TL 均会导致骨髓复发、治疗失败。对 ALL 通常首选大剂量甲氨蝶呤＋四氢叶酸钙(HDMTX＋CF)方案,配合甲氨蝶呤(MTX)、阿糖胞苷(Ara-C)、地塞米松三联药物鞘内注射预防 CNSL。

ANLL 选用三联药物鞘内注射。TL 除化疗外,单侧可行切除术,双侧睾丸放射治疗等。

4.维持和加强治疗

为巩固疗效、达到长期缓解或治愈的目的,必须在上述疗程后进行维持治疗和加强治疗。对 ALL 一般主张用 6-巯基嘌呤(6-MP)＋MTX 维持治疗,维持期间必须定期用原诱导缓解方案或其他方案强化,总疗程为 2.5～3.5 年;ANLL 常选用几个有效方案序贯治疗,总疗程 3 年。

六、护 理

(一)护理评估

(1)评估患儿的意识及精神状态,为患儿测量生命体征、身高、体重,了解患儿家属对疾病的认知情况。

(2)询问患儿既往史,过敏史,手术史,有无放射线、辐射及化学物质接触史,家族史,非首次入院患儿应评估患儿既往化疗过程等。

(3)评估患儿的营养状况及自理能力,了解患儿大小便及睡眠情况。

(4)评估患儿病情,了解患儿本次发病的时间、主要症状和体征,观察有无感染征象;观察患儿有无乏力、面色苍白、精神和食欲差等贫血的表现;观察患儿皮肤有无出血点及瘀斑、有无鼻出血、出血倾向;有无肝、脾、淋巴结肿大情况。

(5)了解患儿的相关检查及结果,主要包括与诊断有关的实验室检查,如血常规、骨髓穿刺检查、组织化学染色等。

(6)心理—社会状况:了解患儿家属对患儿疾病拟采取的治疗方法、对治疗及可能导致并发症的认知程度,家庭经济承受能力,以提供相应的心理支持。

(二)护理措施

1.一般护理

(1)休息与活动:急性白血病有发热及出血倾向时,患儿应卧床休息,减少消耗,防止出血。长期卧床者,应经常更换体位,预防压疮。

(2)饮食护理:患儿应进食新鲜易消化的高蛋白、高维生素、高热量饮食,避免进食高脂、高糖、产气过多和辛辣刺激性的食物,尽量满足患儿的饮食习惯以及对食物的要求;应鼓励患儿进食,以保证各种营养素的摄入,提高机体免疫力;外购熟食应先蒸透后再食用,不吃生、冷、过硬、不易消化及不洁的食物,水果应洗净、去皮;养成良好的饮食卫生习惯,防止病从口入。患儿化疗期间必须供给充足的水分,防止发生高尿酸血症,促进患儿体内化疗药物的排泄。

(3)预防感染:白血病患儿免疫功能下降,化疗常致骨髓抑制,极易发生感染。感染是导致白血病患儿死亡的重要原因之一。①保护性隔离:应与其他病种患儿分室居住,粒细胞数极低(计数<0.5×10^9/L)和免疫功能明显低下者应住单间、空气层流室或无菌层流床;尽量减少探视的人员和次数,进入病室的工作人员及探视者应更换戴口罩、洗手,有感染者禁止进入病室;病室每日紫外线照射消毒,定时开窗通风,以保持室内空气新鲜。②严格执行无菌操作技术,遵守操作规程,进行任何穿刺前,必须严格消毒;各种管道或伤口敷料应定时更换。

(4)皮肤、黏膜护理:化疗期间最易发生呼吸道、皮肤、黏膜感染,尤其是口腔、鼻腔、外耳道及肛周部位的感染。故应在进餐前后、睡前以温开水或漱口液漱口;每日沐浴,勤换内衣、内裤;保持大便通畅,保持肛周、会阴皮肤清洁,每日进行3%硼酸坐浴,避免发生肛周感染。

(5)口腔黏膜并发症的预防和护理:①一般餐后用生理盐水或淡盐水漱口;②应用化疗药物期间需改变口腔pH以抑制微生物繁殖,日常漱口可用复方氯己定含漱液,年龄较小的患儿不会漱口可用棉签蘸康复新液涂抹口腔黏膜;如出现鹅口疮等真菌感染,用制霉菌素涂口腔治疗,必要时可用氟康唑涂口;抗厌氧菌感染时用甲硝唑漱口;双氧水具有强氧化离子可广谱杀菌;颊黏膜增厚时产生的白膜,可先用甲硝唑或双氧水嘱患儿含15~20分钟,去除白膜后可用重组人表皮生长因子(金因肽)喷口腔,促进表皮生长。应用大剂量甲氨蝶呤后易引起的口腔溃疡,可用亚叶酸钙加入甲硝唑内嘱患儿漱口。

（6）避免部分疫苗接种：避免接种麻疹、风疹、水痘等减毒活疫苗和口服脊髓灰质炎糖丸，以防发病。

2.病情观察

（1）密切观察患儿生命体征，如神志、体温、脉搏、呼吸、血压等的变化，发现问题及时告知医生，并予以相应处理。

（2）观察患儿贫血的程度，观察患儿面色、甲床、口腔黏膜等；周身有无出血点、瘀斑等。

（3）观察患儿有无感染的早期表现如牙龈肿胀、咽红、吞咽疼痛感、皮肤破损、外阴肛周红肿等；观察患儿有无出血倾向，注意监测呼吸、脉搏、血压等变化。

（4）维持正常体温：观察患儿体温变化，患儿出现体温升高时，给予物理降温，若温度超过 38.5℃，且物理降温效果不佳时，应遵医嘱给予患儿口服降温药（对乙酰氨基酚），24 小时之内单一退热剂口服不可超过 4 次，必要时可给予患儿两种退热剂交替口服；患儿出现体温升高后还应给予患儿静脉采血（血常规、快速 C 反应蛋白、血培养、血生化），根据血象给予患儿加用抗生素治疗；保证患儿的入量，根据患儿的食欲情况，必要时给予患儿静脉补液治疗；物理降温时忌用安乃近和 75% 乙醇擦浴，以免降低白细胞及增加出血倾向。密切观察患儿降温效果，避免体温骤降，以免引起虚脱，体温未降至 38.5℃ 以下时，每半小时测量体温 1 次，注意观察患儿生命体征的变化。

3.出血的护理

出血是白血病患儿的又一主要死因，重要脏器出血可危及患儿生命，需注意以下几点：血小板低于 $20 \times 10^9/L$ 时要求患儿绝对卧床休息；避免进食过硬、刺激性强的食物，以避免消化道黏膜损伤、出血；保持大便通畅，不要用力排便；勿用手挖鼻孔，防止鼻出血，一旦出现可用止血纱布填塞鼻腔；若止血效果欠佳，可用盐酸肾上腺素棉球进行止血；必要时请耳鼻喉科会诊，用油纱条填塞；注射或穿刺结束后按压穿刺部位 5～10 分钟，减少出血的发生；使用软毛牙刷进行口腔清洁，牙龈出血时局部可用止血纱布、明胶海绵等压迫止血；胃肠道出血时注意禁食，记录呕血、便血量；保证患儿每日所需入量，遵医嘱给予患儿静脉营养治疗；颅内出血时要求患儿绝对卧床休息，开放静脉通路，为抢救时治疗用药及输血做准备。

4.用药护理

熟悉各种化疗药物的特性、药理作用及给药途径，了解化疗方案。

（1）正确给药：化疗药物多为静脉给药，且有较强的刺激性，药液渗漏可致局部疼痛、红肿甚至坏死。因此，应首选使用中心静脉，以减轻反复穿刺给患儿带来的痛苦，降低因化疗药物刺激或外渗造成皮肤组织红肿、坏死的概率。如使用外用静脉,则应选择较为粗直的血管,尽量一次穿刺成功,避免反复穿刺,输液前先用生理盐水冲管,确定留置针在血管内后再开始输液。操作中护士要注意自我保护,如戴好一次性手套,以防药液污染。

(2)使用外周静脉进行化疗药物输注,出现化疗药物外渗时,应立即停止化疗药物的输注,用注射器回抽外渗的药物后拔针,按比例配制20%利多卡因、5%碳酸氢钠及地塞米松封闭液,给予患儿外渗部位局部封闭治疗。待穿刺部位停止出血后,避开针眼部位,给予患儿20%硫酸镁局部湿敷及多磺酸黏多糖(喜辽妥)外涂;根据外渗药物的种类使用冷敷或热敷;抬高患肢及避免局部受压评估并记录外渗的穿刺部位、面积,外渗药液的量,皮肤的颜色、温度,疼痛的性质。

(3)由于白血病患儿化疗时间较长,长期静脉输注化疗药物,对外周血管损伤较大,根据患儿的家庭状况,可给植入患儿静脉输液港或进行 PICC 置管,以减少化疗期间穿刺带来的疼痛,保护外周血管。

(4)使用外周静脉进行发泡剂化疗药物包括蒽环类(阿霉素、表柔比星、吡柔比星、柔红霉素),植物碱类(长春新碱、长春碱、长春地辛、长春瑞滨)等输注时,需重新选择血管,穿刺成功后进行输注。输注蒽环类药物结束后,需用生理盐水及地塞米松静推后拔针,穿刺点周围用20%硫酸镁局部湿敷。

(5)告知患儿及家属,患儿在输注化疗药物期间,尽量减少输液侧肢体活动,避免碰伤。

(6)输液时遵医嘱准确调节输液速度,告知患儿及家属切勿自行调节输液速度,护士加强巡视。

(7)注意药物间的配伍禁忌,避免因药物间的相互反应增加药物毒性引起静脉炎。

(8)熟悉药物的特性:具体如下。

1)某些药(如门冬酰胺酶)可致过敏反应,用药前应询问患儿用药史及过敏史,停药7日以上者,再次用药时应重新进行皮试,用药过程中要观察有无过敏反应,用药后对患儿的血糖进行监测,并调整成低糖饮食。

2)环磷酰胺(CTX)及异环磷酰胺(IFO)可致出血性膀胱炎,应保证患儿入液量,用药期间密切关注患儿出入量变化,并给患儿使用泌尿系统保护剂(美司钠)静脉推注,若患儿出现血尿时,应立即告知医生,患儿停用 CTX 或 IFO。

3)长春新碱可引起末梢神经炎导致手脚麻木感,停药后可自行消失,应用此药物时应重新进行外周静脉穿刺。

4)柔红霉素、阿霉素、表柔比星、依达比星、米托蒽醌等可引起心脏毒性,用药前行心电图、心脏彩超检查,输注时速度宜慢并给予心电监护,观察患儿面色、心律等情况。输注此类药物时可给予患儿加用心脏保护剂右丙亚胺,应用此药物时应重新进行外周静脉穿刺。

5)甲氨蝶呤可引起口腔黏膜炎,应用甲氨蝶呤化疗时,应加强患儿口腔护理,给予患儿加用甲硝唑漱口。行大剂量甲氨蝶呤化疗时,可在甲硝唑中加入亚叶酸钙进行漱口;若患儿浓度下降不理想,可加用碳酸氢钠口服,并停用联磺甲氧苄啶口服。少数患儿应用甲氨蝶呤时可出现过敏反应,用药前可给予患儿加用抗过敏药物,如氯雷他定(开瑞坦)、地塞米松等。

6)用阿糖胞苷进行化疗时可引起患儿体温升高,患儿用药期间,应密切关注患儿体温变化。

7)泼尼松和地塞米松口服均可出现免疫抑制、高血压及库欣综合征等,患儿服药期间,应密切关注患儿血压变化,注意保护性隔离,预防感染。

8)因化疗药物的特殊性,大多数化疗药物光照后可导致药物成分分解,静脉滴注时需使用避光输液器并用黑布包裹输液袋。

9)骨髓抑制的防护:应用化疗药物后骨髓抑制最低点在第 7～14 天,患儿极易发生感染,如出现粒缺或粒零状态时,需及时进行重组人粒细胞集落刺激因子(特尔津)皮下注射升白细胞必要时,应用丙种球蛋白。

10)尿酸性肾病的防护:化疗早期由于大量白血病细胞破坏分解而引起高尿酸血症,导致尿酸结石、少尿或急性肾衰竭,因此保证患儿每日充足饮水,准确记录出入量。

11)观察及处理药物毒性反应:使用化疗药物后可引起骨髓抑制而使患儿易感染和出血,故应监测血象,及时防治感染及出血;引起胃肠道反应,如恶心、呕吐,严重者应给止吐药盐酸昂丹司琼注射液(枢丹)或注射用盐酸托烷司琼(罗亭),监测电解质,避免电解质紊乱;口腔有溃疡者,加强口腔护理,积极用漱口水漱口;给清淡、易消化的流质或半流质饮食;脱发者应先告知患儿及家属脱发现象是可逆的,停药后可长出新头发,脱发后可戴假发、帽子或围巾,幼儿用药前可先将头发剃光;应用糖皮质激素后可出现满月脸及情绪改变等,应告知年长患儿及其家属停药后症状会消失,并多关心患儿,勿嘲笑或讥讽患儿。

5.输注血制品的护理

白血病患儿在治疗过程中往往需要输注成分血或全血进行支持治疗。所有血制品输注均应严格执行输血查对制度及无菌操作技术原则,同时应注意观察输血引起的不良反应,书写护理记录单。

6.心理护理

家属的心态对孩子起着至关重要的作用。患儿被确诊白血病时,很多家属不能接受,持怀疑态度,抱侥幸心理,成为事实后,表现为恐惧不安、不知所措甚至出现精神障碍。医务人员应该耐心向家属解释疾病情况,如何治疗、护理等,鼓励他们在孩子面前要保持乐观,消除孩子的恐惧,增强战胜疾病的信心;关注患儿的心理反应,由于不同年龄阶段,对疾病有不同的认识,调查研究显示,11岁以下患儿对白血病的诊断认识肤浅,表现不出恐惧感,疾病的诊断对患儿的心理行为影响不大,主要受住院治疗,尤其是穿刺疼痛、化疗药物所致的胃肠道反应,会出现恐惧、烦躁不安,对于这些我们可以通过玩耍、讲故事等分散其注意力,减轻患儿痛苦。年长儿知道自己的病情和预后情况时会产生悲观、绝望、甚至拒绝接受治疗,这时应该为其讲解一些白血病的相关知识,解除患儿的忧虑,宣传随着医学的发展,白血病已不是不治之症,有很多白血病成功医治的案例,鼓励他们积极配合,增强其战胜疾病的信心。

7.健康教育

(1)饮食指导。①鼓励患儿进食,食品食具应消毒,食用水果前应洗净、去皮。②进食高蛋白、高热量、含丰富维生素的清淡易消化饮食;避免油腻、煎炸及辛辣食物。③指导家属经常更换烹调方式,注意食物色、香、味的调配,以增强患儿食欲。

(2)用药指导。向患儿家属详细讲解白血病的有关知识,化疗药的作用和毒副作用,护理要点、注意事项及操作方法;指导家属观察患儿用化疗药后的反应及临床症状,总结规律特点,为下个疗程积累经验;指导患儿及家属遵医嘱用药,不可滥用药物。

(3)休息与活动指导。在生命体征平稳的情况下,应根据患儿身体状况,酌情尽早参加户外活动,注意劳逸结合,与外界接触,加强心理调节,尽早回归社会。

(4)注意患儿病情变化。①指导患儿早晚用软毛牙刷刷牙,餐后漱口,多饮水,保持口腔清洁湿润。保持大便通畅,便后用清水清洗或遵医嘱每日用硼酸坐浴10~15分钟,预防肛周感染。②鼻出血的处理:让患儿采取坐位,用拇指和示指捏住鼻子的前部并用手指将鼻翼向鼻中隔处挤压,同时让患儿低头,张口呼吸,嘱其不要将血液咽下。如按压数分钟后仍无法止血则应立即前往医院进行处理。③体温升高的处理:患儿化疗结束后进入骨髓抑制期,免疫力偏低,易发生感染,应密切关注患儿体温变化,患儿出现体温变化时,应立即至医院进行血常规检查,加用抗生素治疗,以控制感染,若中性粒细胞计数偏低时,可给患儿皮下注射升白药(重组人粒细胞集落刺激因子(特尔津)。

(5)指导家属制定出家庭护理程序、服药顺序、饮食营养和复查时间。教会家属如何预防感染和观察感染及出血征象,出现异常如发热、心率和呼吸加快、鼻出血或其他出血征象,及时就诊。

(王川川)

第五节 小儿贫血

一、营养性缺铁性贫血

营养性缺铁性贫血(IDA)是由于体内铁缺乏导致血红蛋白合成减少而引起的一种小细胞低色素性贫血。任何年龄均可发病,但以 6 个月至 2 岁的儿童最为多见,是儿童贫血中最常见的一种,是我国儿童重点防治的"四病"之一。

(一)病因
任何引起体内铁缺乏的原因均可导致贫血。

1.先天储铁不足

胎儿储存铁主要在胎儿期最后 3 个月从母体获得,故早产、双胎、孕母患缺铁性贫血等都可导致胎儿储存铁减少。

2.铁摄入不足

食物铁供应不足是儿童缺铁性贫血的主要原因。人乳、牛奶、谷物中含铁量均低,如果不及时添加含铁较多的辅食或年长儿偏食,容易发生缺铁性贫血。

3.生长发育快

婴儿期和青春期儿童生长发育迅速,易发生缺铁。青春期少女月经出血量大,也是发病因素。

4.铁丢失过多

正常婴儿每日排铁量相对较成人多,长期慢性失血也可致铁缺乏,如肠息肉、Meckel 憩室、膈疝、钩虫病等可致慢性失血;用未加热的鲜牛奶喂养的婴儿会因对牛奶过敏而致肠出血。

5.铁吸收障碍

饮食搭配不合理可影响铁的吸收,慢性腹泻(乳糜泻)、反复感染可减少铁的吸收。

(二)发病机制
铁缺乏对造血及多种组织器官的功能均有影响。

1.对血液系统的影响

缺铁时血红素生成不足,血红蛋白(Hb)合成也减少,导致新生的红细胞内血红蛋白含量不足,细胞质减少,细胞变小;而缺铁对细胞分裂、增殖影响较小,故红细胞数量减少程度较轻,从而形成小细胞低色素性贫血。

2.对其他系统的影响

缺铁可影响肌红蛋白的合成,并可使多种含铁酶(如细胞色素 C、单胺氧化酶)

的活性减低,故铁缺乏时造成细胞功能紊乱,尤其是单胺氧化酶的活性降低,造成重要的神经介质如 5-羟色胺、去甲肾上腺素、肾上腺素及多巴胺发生明显变化,因而患儿表现为体力减弱、易疲劳、表情淡漠、注意力不集中、记忆力减退和智力减低等。缺铁还可引起组织器官的异常,如口腔黏膜异常角化、舌炎、胃酸分泌减少、脂肪吸收不良和反甲等。此外,缺铁还可引起细胞免疫功能降低,易患感染性疾病。

(三)治疗

主要是去除病因及补充铁剂。

1.去除病因

对饮食不当者应纠正不良的饮食习惯,合理喂养,6 个月以上婴儿及时正确添加辅助食品,如强化铁的米粉、动物内脏等。如有慢性失血性疾病、钩虫病、消化道畸形等疾病应积极治疗。

2.铁剂治疗

铁剂是治疗缺铁性贫血的特效药。二价铁盐较易吸收,常用制剂有硫酸亚铁(含元素铁 20%)、富马酸亚铁(含元素铁 33%)、葡萄糖酸亚铁(含元素铁 12%)等。如无特殊原因,多采用口服,疗程至血红蛋白正常后 2~3 个月停药。口服铁剂不能耐受或吸收不良者可采用注射铁剂,包括山梨醇枸橼酸铁复合物、右旋糖酐铁。

3.输红细胞

重症贫血并发心力衰竭或明显感染者可输给浓缩红细胞或压积红细胞。

(四)护理评估

1.健康史

了解患儿出生后的喂养方法和饮食习惯,是否及时添加强化铁的辅食,儿童饮食结构是否合理,有无偏食、挑食等;评估小婴儿母亲的孕产史,如孕期母亲是否有严重贫血,是否是早产、多胎等;评估生长发育水平,有无慢性疾病可致铁吸收减少,消耗或丢失过多的因素。评估是否有化学性物质、放射性物质、有毒物质接触史及特殊药物服用史。

2.身体状况

(1)一般表现:皮肤、黏膜苍白为突出表现,观察甲床、眼结膜及唇黏膜的颜色比较可靠。患儿易疲劳,不爱活动,年长儿诉头晕、目眩、耳鸣、乏力等。

(2)髓外造血表现:肝、脾肿大,肿大程度与年龄、病程和贫血程度有关。

(3)非造血器官表现:具体如下。

1)消化系统:可有食欲减退、呕吐、腹泻、口腔炎、舌炎或舌乳头萎缩。少数有异食癖,如喜食泥土、粉笔、煤渣等。

2)神经系统:常有烦躁不安、精神萎靡,年长儿可出现注意力不易集中,记忆力减退,学习成绩下降,智力多低于同龄儿。

3)心血管系统:心率增快,心脏扩大,心前区可闻及收缩期吹风样杂音,重者可发生心力衰竭。

(4)其他:由于患儿细胞免疫功能降低,常合并感染而发热。

3.辅助检查

(1)外周血象:血红蛋白减少比红细胞减少明显,呈小细胞低色素性贫血。网织红细胞数正常或轻度减少。白细胞、血小板一般无改变,个别极严重者可有血小板减少。

(2)骨髓检查:骨髓幼红细胞增生活跃,以中、晚幼红细胞增生为主,各期红细胞均较小。粒细胞和巨核细胞系一般无明显异常。

(3)铁代谢检查。

1)血清铁蛋白(SF):低于 $12\mu g/L$ 提示缺铁。

2)血清铁(SI)、总铁结合力(TIBC)和转铁蛋白饱和度(TS):反映血浆中铁含量。SI 正常值为 $12.8\sim31.3\mu mol/L$,$SI<10.7\mu mol/L$ 有意义;$TIBC>62.7\mu mol/L$ 有意义;$TS<15\%$ 有诊断意义。

3)红细胞游离原卟啉(FEP):$FEP>0.9\mu mol/L$ 提示细胞内缺铁。

4)骨髓穿刺涂片和铁染色:骨髓可染色铁显著减少甚至消失、骨髓细胞外铁明显减少($0\sim+$)(正常值:$+\sim+++$)、铁粒幼细胞比例$<15\%$。

4.心理—社会状况

评估家长对合理安排儿童膳食,培养良好饮食习惯重要性的认识程度;评估患儿及家长对本病的病因及防护知识的是否清楚,是否焦虑;评估患儿的家庭经济状况;评估患儿是否因记忆力减退、成绩下降或智力低于同龄儿而产生自卑、焦虑或恐惧等心理。

(五)护理诊断

(1)活动无耐力:与贫血致组织器官缺氧有关。

(2)营养失调:低于机体的需要量与缺铁导致消化系统功能障碍有关。

(3)知识缺乏:与家长及年长患儿缺乏贫血的防护知识有关。

(4)潜在并发症:心力衰竭。

(六)预期目标

(1)患儿的活动耐力逐步增加,而无缺氧症状。

(2)家长和患儿能正确选择含铁丰富的食物,纠正不良饮食习惯。

(3)家长及年长患儿能正确服用铁剂。

(4)住院期间不发生并发症。

（七）护理措施

1.合理安排休息与活动

根据患儿贫血程度,结合活动耐受情况制订适合个体的运动方案,详细列出休息方式、活动强度及持续时间。

(1)贫血程度较轻者,一般不需卧床休息,但生活要有规律,睡眠要充足,避免剧烈运动。

(2)重症患儿应限制其活动量,并协助患儿的日常生活,减少机体耗氧量,防止发生心力衰竭。

2.合理饮食

(1)补充含铁丰富且易吸收的食物,合理搭配膳食。婴儿4～6月龄后,应及时添加辅助食品。建议首选含强化铁的婴儿米粉,以后逐渐添加肉类、肝脏等富含血红素铁的动物性食物、富含维生素C的新鲜蔬菜水果的摄入。

(2)对足月儿,添加铁剂不应晚于6月龄,对早产儿和低体重儿自1个月左右给予铁剂预防,直至矫正年龄1岁。

3.指导正确应用铁剂,观察疗效和不良反应

(1)指导家长掌握服用铁剂的正确剂量和疗程。血红蛋白正常后再用2～3个月,以补充铁的贮存量,不要过早擅自停药;但长期服用可致铁中毒。

(2)为减少胃肠道反应,口服铁剂宜从小剂量开始,逐渐加至足量,在两餐之间服用。服药时可喝含维生素C的果汁,如橙汁、柠檬汁等促进吸收,与胃蛋白酶合剂、稀盐酸合用,也有利于铁的吸收。铁剂不宜与牛乳、茶叶、钙剂、咖啡同服,以免影响铁的吸收。液体铁剂可染黑牙齿,可用吸管或滴管服用。口服铁剂可致胃肠道反应,如恶心、呕吐、腹泻或便秘、厌食、胃部不适及疼痛等;患儿大便变黑,停药后恢复,应向家长说明原因。

(3)口服不能耐受或吸收不良的患儿可采用注射铁剂,注射铁剂时应精确计算剂量,分次深部肌内注射,每次更换注射部位,减少局部刺激,抽药和给药必须使用不同的针头,以防铁剂渗入皮下组织,造成注射部位疼痛、皮肤着色等不良反应,并观察有无不良反应。偶见注射右旋糖酐铁引起过敏性休克,故首次注射后应观察1小时。

(4)观察疗效,服用铁剂后12～24小时后倦怠、乏力等临床症状好转,食欲增加。36～48小时后骨髓出现红系增生现象。网织红细胞2～3天后升高,5～7天后达高峰,2～3周后降至正常。血红蛋白1～2周后逐渐上升,一般3～4周达到正常。无效者应积极找病因。

4.预防心力衰竭

(1)向家属讲解贫血造成的组织缺氧对机体的损伤。重症贫血患儿要注意休息,减轻心脏负担,必要时吸氧。

(2)控制输液速度及输液的总量,输液或输血时速度宜慢,以 6～8 滴/分为宜,必要时记录 24 小时出入液量。

5.健康教育

(1)向家长及患儿讲解预防本病的知识和喂养要点。

(2)指导坚持正确用药,铁剂治疗后的疗效观察,及时制止儿童的异食行为,帮助家长学会观察苍白、苍黄、感染等现象,使之认识到早期发现、早期治疗本病的重要性。如有智力减低、成绩下降,应告知原因部分是贫血所致,减轻患儿的焦虑和自卑心理。

(八)护理评价

经过治疗及护理,患儿乏力等症状是否改善,活动耐力是否逐步提高;患儿及家长是否能选择含铁丰富的食物,并正确服用铁剂;贫血是否纠正;患儿是否发生心力衰竭等情况。

二、营养性巨幼红细胞性贫血

营养性巨幼红细胞贫血是由于缺乏维生素 B_{12} 或(和)叶酸所引起的一种大细胞性贫血,主要临床特点为贫血,伴有神经精神症状,红细胞的胞体变大,骨髓中出现巨幼红细胞,用维生素 B_{12} 或(和)叶酸治疗有效。本病多见于 2 岁以内的婴幼儿,发病率约占 96％以上,山区、农牧区患儿多见。

维生素 B_{12} 主要来源于动物性食物如肉类、肝、肾、海产品、禽蛋等,而植物性食物一般不含维生素 B_{12},乳类中含量少,食物中维生素 B_{12} 进入体内后先与胃底壁细胞分泌的糖蛋白结合成 B_{12}—糖蛋白复合物,然后经回肠黏膜吸收入血,贮存在肝脏。如日常饮食均衡,仅从食物中摄取的维生素 B_{12} 即可满足生理需要。

人体所需的叶酸也主要来源于食物,如绿叶蔬菜、水果、酵母、谷类及动物内脏等,但高温加热易遭破坏,肠道细菌也可合成部分叶酸。叶酸主要在空肠及 12 指肠中吸收进入血循环,主要贮存于肝脏。人乳和牛乳均可提供足够的叶酸,够机体出生后 4 个月生理所需。羊乳中几乎不含叶酸,长期以羊乳喂养婴儿易患巨幼红细胞性贫血。

叶酸进入人体后,经叶酸还原酶的还原作用和维生素 B_{12} 的催化作用变成四氢叶酸,四氢叶酸是 DNA 合成过程中必需的辅酶,因此,维生素 B_{12} 和叶酸缺乏多可导致四氢叶酸减少,进而引起 DNA 合成障碍。幼红细胞内的 DNA 减少使红细胞的增殖、分裂延迟,细胞质成熟而细胞核发育落后,红细胞胞体变大而形成巨幼红细胞。由于红细胞生成速度减慢,变异的红细胞易遭破坏且寿命缩短,故造成贫血。粒细胞的核也因 DNA 的成熟障碍而胞体变大,出现巨大幼稚粒细胞和中性粒细胞分叶过多现象。

维生素 B_{12} 与神精髓鞘中脂蛋白的形成有关,缺乏时可致周围神经变性、脊髓亚急性联合变性和大脑损伤,出现神经精神症状,还可使中性粒细胞和巨噬细胞吞杀细菌的作用减退而易感染。

(一)病因

1.摄入量不足

胎儿可从母体获得维生素 B_{12} 并贮存于肝脏,如孕妇缺乏维生素 B_{12} 可致婴儿储存不足,出生后单纯母乳喂养奶粉、羊奶喂养而未及时添加辅食的婴儿易致维生素 B_{12} 和叶酸缺乏。年长儿多因挑食、偏食所致。

2.吸收代谢障碍

严重营养不良、慢性腹泻、胃肠炎、小肠病变或吸收不良综合征使维生素 B_{12} 和叶酸吸收减少。

3.需要量增加

早产儿、婴幼儿生长发育快,对维生素 B_{12} 和叶酸的需要量增加,严重感染使维生素 B_{12} 消耗增加,慢性溶血、恶性肿瘤等对叶酸的需要增加。

4.药物作用

长期或大剂量使用某些药物,如广谱抗生素可使正常结肠内部分含叶酸的细菌清除而减少叶酸的供应,抗叶酸制剂(氨甲蝶呤)及某些抗癫痫药(苯妥英钠、苯巴比妥)等均可致叶酸缺乏。

(二)临床表现

1.一般表现

起病缓慢,面色苍黄多虚胖,伴轻度水肿,毛发稀疏枯黄,严重者皮肤有出血点或瘀斑。

2.贫血表现

轻度或中度贫血者占大多数,皮肤呈蜡黄色,全身无力,睑结膜、口唇、指甲等处苍白,常伴肝、脾、淋巴结轻度肿大。

3.神经精神症状

其表现与贫血的严重程度不平行,表现为烦躁不安、易怒等。维生素 B_{12} 缺乏患儿目光发直、表情呆滞,对周围反应迟钝,不认亲人、奶瓶,少哭不笑,动作、智力发育落后甚至退步。严重病例可出现不规则震颤、手足无意识运动,甚至抽搐、共济失调、感觉异常、踝阵挛及巴宾斯基征阳性。

4.消化系统症状

患儿食欲缺乏,常伴有呕吐、腹泻及舌炎、舌下溃疡等。

(三)辅助检查

1.血常规

红细胞数的减少比血红蛋白量减少更为明显,呈大细胞性贫血,红细胞平均体积(MCV)＞94,MCH＞32,外周血涂片可见红细胞大小不等,以大细胞多见,可见巨幼变的红细胞,中性粒细胞呈分叶过多现象,这种分叶过多现象出现在骨髓改变之前,因此具有早期诊断价值。网织红细胞、白细胞、血小板计数常减少。

2.骨髓象

骨髓增生活跃,以红细胞系增生为主,粒、红系统均出现巨幼变,表现为胞体变大、核染色质粗而松、副染色质明显,细胞核的发育落后于胞质,中性粒细胞的胞质空泡形成,核分叶过多,巨核细胞的核有过度分叶现象。

3.血清维生素 B_{12} 和叶酸测定

血清维生素 B_{12}＜100ng/L,血清叶酸＜3μg/L。

(四)治疗

去除诱因,加强营养,防治感染。单纯维生素 B_{12} 缺乏者,应以维生素 B_{12} 治疗为主,不宜加用叶酸,以免加重精神神经症状。维生素 B_{12} 肌内注射每次 100μg,每周 2～3 次,一般用药 2～4 天精神症状即好转;叶酸为口服片剂,每次 5mg,每日 3 次,同时服用维生素 C 可提高疗效,使用2～4 天后网织红细胞开始上升,4～7 天达峰值,需连服数周,直至临床症状好转,血象恢复正常;神经系统的症状恢复较慢。重度贫血者可输注红细胞制剂,肌肉震颤者可给镇静剂。

(五)护理评估

1.健康史

临床工作中注意评估导致巨幼红细胞性贫血的原因。询问家长患儿喂养方法及辅食添加情况,患儿有无偏吃素食的习惯,是否患有肠道寄生虫病、慢性消化道及感染性疾病,是否有长期服用抗生素或抗叶酸代谢药史;是否早产、双胎或多胎儿;其母妊娠期是否患有缺铁性贫血或缺乏维生素 B_{12} 等。

2.身体状况

评估患儿有无皮肤黏膜苍白、疲乏无力、食欲减退、腹泻、腹胀等症状,检查有无肝脾肿大、心率增快、心界扩大和心脏杂音等体征。

3.心理—社会状况

评估家长及年长患儿对本病知识了解程度,有无因病致学习成绩差所产生的焦虑和自卑心理。多发生在婴幼儿时期,较严重的贫血不但会影响小儿的体格发育,而且还会影响神经、精神的正常发育,如注意力不集中、反应迟钝,不能正常的生活和游戏,使患儿产生烦躁、抑郁及自卑的心理。注意评估家长对本病防治知识的了解程度,及由此病导致的焦虑、担忧心理,及时给予健康指导。

(六)护理诊断

(1)活动无耐力:与贫血致组织、器官缺氧有关。

(2)营养失调:低于机体需要量,与维生素 B_{12} 或(和)叶酸的摄入不足、吸收不良等有关。

(3)生长发育改变:与营养不足、贫血及维生素 B_{12} 缺乏影响生长发育有关。

(七)预期目标

(1)患儿活动耐力增加,活动量逐步增加,血清维生素 B_{12} 和叶酸达到正常值。

(2)患儿神经精神症状好转,体格、智能发育加快,逐步达到正常同龄儿水平。

(3)消除缺乏维生素 B_{12} 和叶酸的原因,家长及患儿纠正不良的饮食习惯。

(八)护理措施

1.注意休息

根据患儿的活动耐受力情况安排适量活动,一般不需卧床,严重贫血者适当限制活动,烦躁、抽搐频繁者必要时可用镇静剂,以防外伤。

2.加强营养

指导哺乳母亲改善营养,及时添加富含维生素 B_{12} 和叶酸的辅食,对婴幼儿要少量多餐,耐心喂养,合理搭配饮食以保证能量和营养素摄入全面;对年长儿要鼓励多进食,纠正挑食、偏食的不良习惯。震颤严重不能吞咽者可改用鼻饲。

3.监测生长发育

评估患儿的体格、智力、运动发育情况,对部分发育落后者应加强锻炼和训练,如做被动体操,训练坐、立、行等运动功能,以促进动作和智力发育。

4.预防感染

应避免交叉感染,少去公共场所,在医院注意实施保护性隔离,做好口腔清洁。

5.健康教育

预防重点是哺乳期妇女应注意均衡饮食、营养全面,婴儿特别是人工喂养儿应及时添加辅食。向家长本病的临床表现和防治措施,强调预防的重要性。患病后应及时药物治疗和教育训练,患儿的精神神经症状可逐步恢复正常,给家长心理安慰和支持。加强对家长进行营养知识的宣传,无论以何种方式喂养小儿,均应按时添加富含维生素 B_{12} 和叶酸的辅食如瘦肉、动物内脏、蛋、海产品、绿叶蔬菜、水果、谷类等,哺乳期母亲也应多吃上述食品,以增加乳汁中维生素 B_{12} 和叶酸的含量,满足婴儿生长发育的需要。

（九）护理评价

（1）患儿活动耐力增加，活动量逐步增加，血清维生素 B_{12} 和叶酸达到正常值。

（2）患儿神经精神症状好转，体格、智能发育加快，逐步达到正常同龄儿水平。

（3）消除缺乏维生素 B_{12} 和叶酸的原因，家长及患儿纠正不良的饮食习惯。

三、再生障碍性贫血

再生障碍性贫血（AA）简称再障，是由于化学、物理、生物等因素或原因不明引起骨髓造血组织显著减少，导致骨髓造血功能衰竭的一类贫血。主要表现为骨髓造血功能低下，进行性贫血、出血、感染及全血细胞减少（红细胞、粒细胞和血小板减少）的综合征。按病程及表现分为急性再障（又称重型再障— Ⅰ 型）及慢性再障。慢性再障病情恶化时似急性再障又称重型再障— Ⅱ 型。

（一）病因及发病机制

多数患儿患病原因不明，称为原发性再障，能查出原因的称为继发性再障。现分述引发继发性再障的相关因素。

1.药物及化学物质

药物引起再障者多见为氯霉素，其毒性可引起骨髓造血细胞受抑制及损害骨髓微环境。苯是重要的骨髓抑制毒物，长期与苯接触危害性较大（表 4-2）。

2.物理因素

电离辐射主要是 X 射线、γ 射线等可干扰 DNA 的复制，使造血干细胞数量减少，骨髓微环境也受损害。

3.病毒感染

各种肝炎病毒均能损伤骨髓造血，EB 病毒、流感病毒、风疹病毒等也可引起再障。

表 4-2　引起再障的常见药物和化学物质

药物	抗微生物药：氯霉素、磺胺药、四环素、链霉素、异烟肼等
	解热镇痛药：保泰松、吲哚美辛、阿司匹林、安乃近等
	抗惊厥药：苯妥英钠、三甲双酮等
	抗甲状腺药：甲巯咪唑、卡比马唑、甲硫氧嘧啶等
	其他：异丙嗪、米帕林、氯喹、甲苯磺丁脲、乙酰唑胺、白消安
	抗肿瘤药：中氮芥类、环磷酰胺等
化学物质	苯及其衍生物、有机磷农药、染发剂等

（二）临床表现

主要表现为进行性贫血、出血、反复感染而肝、脾、淋巴结多无肿大。脸色苍白、容易疲倦、体力变差,面容易自发性出现瘀斑、紫癜、瘀点、鼻出血不止等。临床根据病情、病程、起病缓急将再障分为急性和慢性两种类型。

1.急性再障(重型再障—Ⅰ型)

起病急、发展快,病情凶险。早期以出血和感染表现为主。贫血呈进行性加重,输血频度高,且常出现即使大量输血仍难以纠正的重度贫血,感染和出血又可加重贫血。由于贫血难以纠正,临床多有面色苍白、头晕、心悸、乏力等明显缺血缺氧和心功能不全的表现。急性再障患儿常见口腔血泡,鼻腔黏膜及全身皮肤广泛出血,内脏出血以消化道、呼吸道多见。部分患儿可能会有眼底出血,严重者出现颅内出血。常见咽部黏膜、皮肤及肺部发生感染,严重者可合并败血症,表现为高热中毒症状。多见病原菌有大肠埃希菌、铜绿假单胞菌、金黄色葡萄球菌及真菌,感染多不易控制。严重感染和颅内出血多为急性再障致死的原因。贫血早期较轻,但进展快。如果不能及时给予联合免疫抑制治疗或造血干细胞移植,而采用一般药物治疗和支持治疗,急性再障的平均生存期只有 3 个月,半年内死亡率为 90%。

2.慢性再障

此型较多见,起病及进展较缓慢。贫血和血小板减少往往是首发和主要表现。感染及出血均较轻,出血以皮肤黏膜为主。少数病例病情恶化可演变为急性再障(又称重型再障—Ⅱ型),预后极差。

(三)辅助检查

1.血常规

红细胞、粒细胞和血小板减少,校正后的网织红细胞<1%。至少符合以下 3 项中的 2 项:①血红蛋白<100g/L;②血小板<100×10^9/L;③中性粒细胞绝对值<1.5×10^9/L(如为两系减少则必须包含血小板减少)。

2.骨髓穿刺检查

骨髓有核细胞增生程度活跃或减低,骨髓小粒造血细胞减少,非造血细胞(淋巴细胞、网状细胞、浆细胞、肥大细胞等)比例增高;巨核细胞明显减少或缺如,红系、粒系可明显减少。由于儿童不同部位造血程度存在较大差异,骨髓穿刺部位推荐首选髂骨或胫骨(年龄小于 1 岁者)。

3.骨髓活检

骨髓有核细胞增生减低,巨核细胞减少或缺如,造血组织减少,脂肪和(或)非造血细胞增多,无纤维组织增生,网状纤维染色阴性,无异常细胞浸润。如骨髓活检困难可行骨髓凝块病理检查,除外可致全血细胞减少的其他疾病。

(四)诊断

依据全血细胞减少,网织红细胞低于正常,骨髓增生活跃或低下,均伴有巨核细胞减少,一般无肝、脾、淋巴结肿大。我国再障诊断和分型标准,基本与国外通用的 Camitta 标准接轨,沿用至今,现简要介绍和归纳如下。

1.再障诊断标准

需要符合下列 5 项条件:①全血细胞减少,网织红细胞绝对计数减少;②一般无脾大;③骨髓至少 1 个部位增生减低或重度减低(如增生活跃,须有巨核细胞明显减少),骨髓小粒非造血细胞增多(骨髓活检等检查显示造血组织减少,脂肪组织增多);④能除外引起全血细胞减少的其他疾病,如阵发性睡眠性血红蛋白尿、骨髓异常增生综合征、急性造血功能停滞、骨髓纤维化、恶性组织细胞病等;⑤一般抗贫血药治疗无效。

2.再障分型

同时符合下列 3 项血象标准中的 2 项者,应诊断为重型再障(SAA):①网织红细胞<1%,绝对计数<15×10^9/L;②中性粒细胞绝对计数<0.5×10^9/L;③血小板<20×10^9/L。如病情进展迅速,贫血进行性加剧,伴有严重感染和内脏出血者,为急性再障(重型再障—Ⅰ型,SAA—Ⅰ);如病情缓慢进展到上述 SAA 标准者,为慢性重型再障(重型再障—Ⅱ型,SAA—Ⅱ);如血象未达到 SAA 标准者,则为一般慢性再障(CAA)。

(五)治疗

1.去除病因

首先找到再障的病因,然后去除,如不再接触致病的有害物质和其他化学物质,积极治疗肝炎,禁用对骨髓有抑制作用的药物。

2.支持治疗

(1)贫血治疗:严重贫血者可输血,慢性贫血患儿症状不明显者,尽量减少输血,避免输血并发症的产生。

(2)止血治疗:对皮肤、黏膜出血者,可用肾上腺皮质激素;对颅内、内脏出血应输浓缩血小板液或新鲜血浆。

(3)防治感染:保持个人卫生及病室清洁,严格限制探视人员,减少感染机会。发生感染时,检查感染部位并做细菌培养,同时应用广谱抗生素,必要时输入白细胞混悬液。

3.造血干细胞移植治疗

造血干细胞移植是治疗 AA 的有效方法,具有起效快、疗效彻底、远期复发和克隆性疾病转化风险小等特点。移植时机与疾病严重程度、供体来源、白细胞抗原(HLA)相合度密切相关,应严格掌握指征。造血干细胞的来源:骨髓是最理想的造血干细胞来源;外周血干细胞次之;脐带血干细胞移植治疗 AA 的失败率较高,应慎重选择。

适应证：SAA 或 IST 治疗无效的输血依赖性非重型再障（NSAA）。

4.免疫抑制治疗（IST）

IST 是无合适供者获得性 AA 的有效治疗方法。目前常用方案包括抗胸腺/淋巴细胞球蛋白（ATG/ALG）和环孢素 A（CsA）。其他 IST 如大剂量环磷酰胺（HD-CTX）、他克莫司（FK506）或抗 CD52 单抗，对于难治、复发的 SAA 患儿可能有效，但应用经验多来源于成人 SAA，且仍为探讨性治疗手段。

5.其他药物治疗

雄激素有促造血作用，主要不良反应为男性化。如能被患儿及家属接受则推荐全程应用。用药期间应定期复查肝肾功能。

（六）护理

1.护理评估

（1）评估患儿的意识及精神状况，为患儿测量生命体征、身高、体重，了解患儿其家属对疾病的认知情况。

（2）询问患儿既往史、过敏史、手术史、家族史。

（3）评估患儿营养状况及自理能力，大小便情况，有无血尿、血便；了解患儿的睡眠情况。

（4）评估患儿的病情，注意有无精神萎靡、乏力倦怠；患儿口唇、面色、睑结膜、甲床等部位有无苍白；周身有无瘀点及瘀斑；有无皮下血肿；有无发热；评估患儿有无心率增快、心前区收缩期杂音，有无心功能不全的体征；评估患儿有无颅内出血，若存在应评估患儿有无颅内压升高和神经系统体征。长期使用皮质激素的患儿应评估其有无药物性库欣综合征的体型和面容。了解患儿的治疗方案。

（5）了解患儿的相关检查及结果，主要是用于诊断的实验室检查，包括血红蛋白、红细胞计数、网织红细胞计数、骨髓穿刺检查等。

（6）心理—社会状况：了解患儿家属对患儿疾病拟采取的治疗方法、对治疗及可能导致并发症的认知程度、家庭经济承受能力，以提供相应的心理支持。

2.护理措施

（1）一般护理：包括如下。

1）休息与活动：营造气氛和谐、舒适、轻松的病室环境，每日定时开窗通风，患儿尽量卧床休息，适量运动，避免碰伤，重症贫血者可置于层流床中，预防感染。

2）饮食：给患儿新鲜、煮透、合理营养的易消化饮食。避免辛辣、刺激、过冷和市售熟食。慎食易损伤口腔黏膜的食物，以免口腔黏膜损伤造成感染途径。血小板减少期间，有出血倾向的患儿，宜给予稍凉的流质、半流质饮食或软食，避免进食粗糙、坚硬、带刺、过烫及刺激性强的食物,以免引起消化道出血;骨髓抑制期,中性粒细胞计数$\leqslant 0.5 \times 10^9/L$时需进行饮食双消毒;有口腔溃疡的患儿可在进食前给予2%的利多卡因含漱,以减轻疼痛,给予患儿富含蛋白质及维生素的流质饮食,避免过热、粗糙、坚硬及酸性强的食物。

3)预防感染:避免接触上呼吸道感染患儿,探视时控制人数和时间。陪护家属应注意卫生,接触患儿前应先用流动水洗手,并佩戴口罩。嘱患儿进食后漱口,预防口腔感染,常用的漱口液有:康复新、西吡氯铵含漱液、复方氯己定含漱液等,婴幼儿也可用淡盐水漱口。每日给予患儿3%硼酸坐浴2次,以预防肛周感染。每日紫外线消毒病室。

4)预防出血:为防止皮肤黏膜出血,避免患儿抠鼻孔,嘱患儿使用软毛牙刷进行口腔清洁,避免牙龈出血,不可用牙签剔牙。保持大便通畅,避免大便干燥,血小板明显减少期间如有便秘,应及时告知医生进行处理。

(2)病情观察:再障常见症状的观察与护理。

1)感染:测量体温,每天4次,观察患儿呼吸道、消化道和皮肤黏膜等常见感染部位的感染症状与体征。

2)出血:各种穿刺术后延长按压时间直至彻底止血,如有鼻出血、牙龈出血要及时通知医生进行处理;密切观察患儿周身皮肤黏膜有无瘀点、瘀斑等,集中医疗护理操作,尽量避免患儿剧烈哭闹。

3)鼻出血的处理:及时通知医生,让患儿采取坐位,用拇指和示指捏住鼻子的前部并用手指将鼻翼向鼻中隔处挤压,同时让患儿低头,张口呼吸,嘱其不要将血液咽下,可用盐酸肾上腺素棉球进行填塞,如按压3分钟后仍无法止血则遵医嘱请五官科急会诊,进行油纱条填塞。

4)贫血:结合患儿外周血象变化,及时发现因重度贫血所致的以心血管和中枢神经系统为主的症状与体征。给予患儿行心电监护,准确记录患儿出入量,观察患儿有无颅内压增高的体征,有无心率增快、心前区收缩期杂音甚至有无心功能不全,一旦出现上述症状,及时通知并配合医生积极治疗。

(3)用药护理:具体如下。

1)输血护理:再障患儿常需进行各种成分输血,如浓缩红细胞、单采浓缩或多采血小板、各类血浆蛋白等。严格遵守输血管理制度和操作规程,输血前及时执行有关预防输血反应的医嘱。输血时控制适当的滴速,期间密切观察患儿生命体征变化,给予患儿行心电监护,准确记录患儿的出入量,及时发现和处理输血反应,必要时给予患儿应用利尿剂。

2)环孢素A:每天2次口服,间隔12小时,护士按时发药,看服到口。因服药时间长达 6 个月以上,住院期间密切关注患儿有无肝肾功能损害、高血压等症状。每日给予患儿测血压,必要时可加用降压药,口服环孢素 A 时前后应空腹 1 小时,每日按时口服。告知患儿及家属不可擅自停药,需遵医嘱调药。口服免疫抑制剂期间,患儿机体抵抗力偏低,应注意预防感染,增加机体抵抗力,可口服匹多莫德或多抗甲素。

(4)心理护理:儿童 SAA 治疗时间长、费用高昂,患儿及家属易失去耐心和信心,产生悲观消极情绪,甚至放弃治疗。护士要与患儿及家属进行有效的沟通,为他们解决实际问题。让其与疗效好的患儿和家属交友,吸取经验和信心。在病情许可的情况下,组织病情稳定的患儿举办各种娱乐活动,如庆祝生日、欢度"六一"儿童节、建立患儿微型图书馆、外出参观游览等,让这些特殊的患儿与正常儿童一样,感受到社会的关爱,享受到生活的乐趣。科室建立患儿家属与医务人员定期座谈会制度,及时了解患儿的需求,消除有关治疗的困惑。患儿出院后与患儿家属保持电话联系渠道通畅,使患儿与家属都能够树立信心,积极配合长期规范治疗和随访。

(5)健康教育:具体如下。

1)饮食指导:进食高蛋白、高热量、维生素丰富的清淡易消化的新鲜饮食,避免食用辛辣、刺激性食物。合理营养膳食,不吃剩饭。鼓励患儿进食,保持餐具清洁,食品食具应消毒,食用水果前应洗净、去皮。指导家属经常更换烹调方式,注意食物色、香、味的调配,以增强患儿食欲。避免进食过硬的食物,从而减少口腔黏膜损伤,进餐后用漱口液(康复新、复方氯己定、西吡氯铵等)漱口,保持口腔清洁。

2)用药指导:嘱患儿和家属出院回家后要严格按时按量服用环孢素 A,为了提高医嘱的依从性,定期电话随访,定期来院监测药物血浓度,并根据血药浓度酌情调整口服药剂量,使环孢素血清峰浓度在 200ng/mL。服药期间密切观察有无肝肾损害、高血压、多毛症、牙龈肿胀等,告知患儿和家属出现上述症状时不要惊慌,不要随意擅自停药和减量,要在医生的指导下对症处理,同时告知此类症状均具有可逆性,治疗结束后将逐渐消失。此时特别要加强与即将进入或已进入青春期女孩的交流沟通,因为她们对外貌的改观比较敏感,进行积极的心理疏导对她们坚持完成治疗是有积极意义的。

3)休息与活动:根据患儿的病情、贫血程度及目前活动耐力情况,制定活动计划,决定患儿的活动量,重度贫血患儿应以卧床休息为主,间断床上及床边活动。保持室内空气清新,每日定时开窗通风。

4)根据患儿病情按时门诊复诊,定时复查血常规、生化、出凝血功能、环孢素浓度等。

5)特殊处理:①保持大便通畅,便后用清水清洗或遵医嘱每日用硼酸坐浴10~15分钟,预防肛周感染;②保持鼻腔湿润,不可抠鼻子,避免鼻出血发生。

(梁丽芳)

第六节　麻疹

麻疹是感染麻疹病毒引起的急性呼吸道传染病,具有很强的传染性,在人口密集而未普遍接种疫苗的地区易发生流行。临床上以皮肤出现红色斑丘疹和颊黏膜上有麻疹黏膜斑(Koplik 斑)及全身斑丘疹为特征。

一、病因

麻疹病毒属副粘病毒科,呈球形颗粒,直径为 100~250nm,有 6 种结构蛋白。在前驱期和出疹期内,可在鼻分泌物、血和尿中分离到麻疹病毒。在人胚胎或猴肾组织中培养 5~10 天时,细胞出现病理学改变,可见多核巨细胞伴核内嗜酸性包涵体。麻疹病毒只有一个血清型,抗原性稳定。病毒不耐热,对日光和消毒剂均敏感,但在低温中能长期保存。

二、流行病学

麻疹传染源主要是急性期患者和亚临床型带病毒者。患儿从接触麻疹后 7 天至出疹后 5 天均有传染性,病毒存在于眼结膜、鼻、口、咽和气管等分泌物中,通过喷嚏、咳嗽和说话等由飞沫传播。本病传染性极强,易感者接触后 90% 以上均发病,过去在城市中每 2~3 年流行一次,1~5 岁小儿发病率最高。麻疹减毒活疫苗使用后,发病率已下降,但因免疫力不持久,故发病年龄后移。目前发病者在未接受疫苗的学龄前儿童、免疫失败的十几岁儿童和青年人中多见,甚至可形成社区内的流行。

婴儿可从胎盘得到母亲抗体,生后 4~6 个月内有被动免疫力,以后逐渐消失;虽然绝大部分婴儿在 9 个月时血内的母亲抗体已测不出,但有些小儿仍可持续存在,甚至长达 15 个月,会影响疫苗接种。易感母亲的婴儿对麻疹无免疫力,可在分娩前、后得病。

三、发病机制

麻疹病毒侵入上呼吸道上皮细胞及局部淋巴结并在此繁殖,同时有少量病毒侵入血液;此后病毒在远处器官的单核巨噬细胞系统中复制活跃,大约在感染后第

5～7 天大量进入血液,此即为临床前驱期。在此时期,患儿全身组织如呼吸道上皮细胞和淋巴组织内均可找到病毒,并出现在鼻、咽、尿及血液等分泌物和体液中,此时传染性最强。皮疹出现后,病毒复制即减少,到感染后第 16 天,仅尿内病毒尚能持续数日。出疹后第 2 天,血清内抗体几乎 100％阳性,临床症状也开始明显改善。由于此时全身及局部免疫反应尚受抑制中,故部分患者常继发鼻窦炎、中耳炎和支气管肺炎。10％的患儿脑脊液中淋巴细胞明显增多,50％在病情高峰时有脑电图改变,但仅 0.1％有脑炎的症状和体征,其出现常在急性起病数天后,此时血清中抗体已增高,且已找不到病毒,因此考虑为自身免疫性脑炎。

四、临床表现

(一)典型表现

1.潜伏期

一般为 10～14 天,也有短至 1 周左右。在潜伏期内可有轻度体温上升。

2.前驱期

也称发疹前期,一般为 3～4 天。这一期的主要表现类似上呼吸道感染症状。

(1)发热:见于所有病例,多为中度以上发热。

(2)咳嗽、流涕、流泪、咽部充血等卡他症状:以眼症状突出,结膜发炎、眼睑水肿、眼泪增多、畏光、下眼睑边缘有一条明显充血横线,对诊断麻疹极有帮助。

(3)麻疹黏膜斑:在发疹前 24～48 小时可于双侧近臼齿颊黏膜处出现细砂样灰白色小点,绕以红晕,称为麻疹黏膜斑,为本病早期特征,也可见于下唇内侧及牙龈黏膜,偶见于上腭,一般维持 16～18 小时,有时 1～2 日,多于出疹后 1～2 日内消失。

(4)偶见皮肤荨麻疹:隐约斑疹或猩红热样皮疹,在出现典型皮疹时消失。

(5)部分病例可有一些非特异症状,如全身不适、食欲减退、精神不振等。婴儿可有消化系统症状;幼儿常有呕吐、腹泻等症状。

3.出疹期

多在发热后 3～4 天出现皮疹。体温可突然升高至 40～40.5℃,皮疹开始为稀疏不规则的红色斑丘疹,疹间皮肤正常,始见于耳后、颈部、沿着发际边缘,24 小时内向下发展,遍及面部、躯干及上肢,第 3 天皮疹累及下肢及足部,病情严重者皮疹常融合,皮肤水肿,面部水肿变形。大部分皮疹压之退色,但也有出现瘀点者。全身有淋巴结肿大和脾肿大,并持续几周,肠系膜淋巴结肿可引起腹痛、腹泻和呕吐。阑尾黏膜的麻疹病理改变可引起阑尾炎症状。疾病极期特别是高热时常有谵妄、易激惹及嗜睡状态,多为一过性,热退后消失,与以后中枢神经系统合并症无关。此期肺部有湿啰音,X 线检查可见肺纹理增多。

4.恢复期

出疹 3～4 天后皮疹开始消退,消退顺序与出疹时相同;在无合并症发生的情况下,食欲、精神等其他症状也随之好转。疹退后,皮肤留有糠麸状脱屑及棕色色素沉着,7～10 天痊愈。

(二)非典型表现

1.轻症麻疹

多见于在潜伏期内接受过丙种球蛋白或成人血注射者或小于 8 个月的体内尚有母亲抗体的婴儿。有低热,上呼吸道症状较轻,麻疹黏膜斑不明显,皮疹稀疏,病程约 1 周,无并发症。

2.重症麻疹

发热,体温高达 40℃以上,中毒症状重,伴惊厥、昏迷。皮疹融合呈紫蓝色者,常有黏膜出血,如鼻出血、呕血、咯血、血尿、血小板减少等,称为黑麻疹,可能是 DIC 的一种形式;若皮疹少,色黯淡,常为循环不良表现。此型患儿死亡率高。

3.无疹型麻疹

注射过麻疹减毒活疫苗者可无典型黏膜斑和皮疹,甚至整个病程中无皮疹出现。此型诊断不易,只有依赖前驱症状和血清中麻疹抗体滴度增高才能确诊。

4.异型麻疹

为接种灭活疫苗后引起。表现为高热、头痛、肌痛,无口腔黏膜斑;皮疹从四肢远端开始延及躯干、面部,呈多形性;常伴水肿及肺炎。国内不用麻疹灭活疫苗,故此类型少见。

5.成人麻疹

由于麻疹疫苗的应用,成人麻疹发病率逐渐增加,与儿童麻疹不同处为:肝损坏发生率高;胃肠道症状多见,如恶心、呕吐、腹泻及腹痛;骨骼肌病,包括关节和背部痛;麻疹黏膜斑存在时间长,可达 7 天,眼部疼痛多见,但畏光少见。

五、并发症

(一)喉炎、气管炎、支气管炎

麻疹病毒本身可导致整个呼吸道炎症。由于小于 3 岁的小儿喉腔狭小、黏膜层血管丰富、结缔组织松弛,如继发细菌或病毒感染,可造成呼吸道阻塞而需行气管切开术。临床表现为声音嘶哑、犬吠样咳嗽、吸气性呼吸困难及三凹征,严重者可窒息死亡。

(二)肺炎

肺炎是麻疹最常见的并发症。由麻疹病毒引起的间质性肺炎常在出疹及体温下降后消退。支气管肺炎更常见,为细菌继发感染所致,常见致病菌有肺炎链球菌、链球菌、金黄色葡萄球菌和嗜血性流感杆菌等,故易并发脓胸或脓气胸。AIDS患者合并麻疹肺炎,伴有皮疹,常可致命。

(三)心肌炎

较少见,但一过性心电图改变常见。

(四)神经系统病变

1.麻疹脑炎

发病率为1‰～2‰,多在出疹后2～5天再次发热,外周血白细胞增多;出现意识改变、惊厥、突然昏迷等症状。脑脊液改变为:轻度单核细胞及蛋白增多,糖正常。病死率达10%～25%;存活者中20%～50%留有运动、智力或精神上的后遗症。

2.亚急性硬化性全脑炎

是一种急性感染的迟发性并发症,表现为大脑功能的渐进性衰退,发病率约为百万分之一;在神经系统症状出现前若干年有典型麻疹史,并完全恢复。85%起病在5～15岁,开始症状很隐匿,有轻微的行为改变和学习障碍,随即智力低下,并出现对称性、重复的肌阵挛,间隔为5～10秒;随疾病进展,肌阵挛消失,出现其他各种异常运动和神经功能障碍,有共济失调、视网膜冰、视神经萎缩等;最后发展至木僵、昏迷、自主功能障碍、去大脑强直等。病程快慢不一,大部分患者在诊断后1～3年死亡,个别能存活10年以上。

(五)结核病情恶化

麻疹患儿的免疫反应受到暂时抑制,对结核菌素的迟发性皮肤超敏反应消失,可持续几周,使原有潜伏结核病灶变为活动甚至播散而致粟粒型肺结核或结核性脑膜炎者不鲜见。

(六)营养不良与维生素 A 缺乏症

麻疹过程中由于高热、食欲缺乏,可使患儿营养状况变差、消瘦;常见维生素 A缺乏,角膜浑浊、软化,且发展极迅速,最后导致失明。

六、实验室检查

(一)血常规

出疹期白细胞计数常降至4000～6000/mm³,尤以中性粒细胞下降为多。

(二)分泌物涂片检查见多核巨细胞

鼻、咽、眼分泌物及尿沉渣涂片,以瑞氏染色,显微镜下可见脱落的上皮多核巨细胞。在出疹前后1～2天即可阳性,比麻疹黏膜斑出现早,对早期诊断有帮助。

(三)病毒学检查

应用荧光标记特异抗体检测鼻黏膜印片或尿沉渣,可在上皮细胞或白细胞内找到麻疹抗原,阳性有诊断价值。早期从鼻咽部及眼分泌物和血液白细胞中分离到麻疹病毒可肯定诊断。恢复期血清血凝抑制及补体结合抗体有 4 倍以上增高或发病 1 个月后抗体滴度大于 1：60,均有助诊断。特异性 IgM 测定也有早期诊断价值。

七、诊断

根据麻疹接触史、前驱期出现麻疹黏膜斑(Koplik 斑)、皮疹形态和出疹顺序、初诊与发热关系、退疹后皮肤脱屑及色素沉着等特点,诊断较容易。在出疹 1～2 天时测出麻疹抗体可确诊。

八、治疗

无特殊治疗,治疗原则是:加强护理,对症治疗,预防感染。

(一)一般治疗

卧床休息,室内保持适当的温度和湿度,有畏光症状时房内光线要柔和;给容易消化的富有营养的食物,补充足量水分;保持皮肤、黏膜清洁。

(二)对症治疗

高热时可用小量退热剂;烦躁时可适当给予苯巴比妥等镇静剂;剧咳时用镇咳祛痰剂;继发细菌感染可给抗生素。麻疹患儿对维生素 A 需要量大,世界卫生组织推荐,在维生素 A 缺乏区的麻疹患儿应补充维生素 A,小于 1 岁者每日给 10 万单位,年长儿给 20 万单位,共 2 日,有维生素 A 缺乏干眼症状者 1～4 周后应重复。

九、护理诊断

(1)体温过高:与病毒血症或继发感染有关。

(2)皮肤完整性受损:与麻疹病毒感染所致皮疹有关。

(3)营养失调:低于机体需要量与食欲下降、高热消耗增多有关。

(4)潜在并发症:肺炎、喉炎、心肌炎、脑炎。

(5)有传播感染的危险:与患儿呼吸道排出病毒有关。

(6)知识缺乏:与家长及年长患儿缺乏本病的防护知识有关。

十、护理目标

(1)患儿体温恢复正常。

(2)患儿皮肤的完整性恢复,皮疹消退。

(3)患儿食欲增加,营养状况改善。

(4)患儿病情得到及时控制,不发生并发症或发生后能得到及时治疗。

（5）家长能叙述本病的预防和护理方法,积极配合治疗。

十一、护理措施

（一）预防感染传播

1.控制传染源

对患儿宜采取呼吸道隔离至出疹后 5 天,有并发症者延至出疹后 10 天,密切接触的易感儿隔离观察 3 周,若接触后接受过被动免疫者则延至 4 周。

2.切断传播途径

病室通风换气并进行空气消毒,患儿衣被及玩具要曝晒 2 小时以上;医护人员接触患儿后,必须在日光下或流动空气中停留 30 分钟以上,才能再接触其他患儿;减少不必要的探视,预防继发感染。

3.保护易感儿

易感儿接触麻疹后 5 天内,注射血清免疫球蛋白可预防发病。

（二）维持正常体温

1.休息

绝对卧床休息至皮疹消退、体温正常。保持室内空气新鲜,避免对流风,保持室温于 18～22℃,湿度 50％～60％。衣被穿盖适宜,避免直接吹风,防止受凉。

2.高热护理

处理麻疹高热时需兼顾透疹,出疹期不宜用药物或物理方法强行降温,尤其禁用冷敷、酒精擦浴等物理降温,以免影响出疹。如体温升至 40℃以上,可给小剂量退热剂,防止高热惊厥。

（三）饮食护理

给予清淡、易消化、营养丰富的流质、半流质饮食,少量多餐;鼓励患儿多饮水,以利于排毒、退热、透疹;必要时遵医嘱静脉补液,补充热量及维生素 A、B 族维生素、维生素 C、维生素 D;恢复期应给予高蛋白、高维生素的食物。

（四）加强皮肤黏膜的护理

1.皮肤的护理

保持皮肤清洁,勤换内衣;观察皮疹变化,如出疹不畅,可用鲜芫荽煎水服用或外用;勤剪指甲,避免患儿抓伤皮肤引起继发感染。

2.加强口、眼、鼻部的护理

多喂白开水,用生理盐水或 2％硼酸溶液洗漱,保持口腔清洁、舒适;用生理盐水清洁双眼,滴入抗生素滴眼液或涂眼膏,并服用维生素 A 预防干眼;及时清除鼻痂,保持气道通畅。

（五）注意观察病情，防止并发症

（1）出疹期如透疹不畅、疹色黯紫、持续高热、咳嗽加剧、发绀、肺部湿啰音增多，可能并发肺炎，重症肺炎可致心力衰竭。

（2）出现频咳、声嘶、吸气性呼吸困难、三凹征，可能并发喉炎。

（3）出现嗜睡、昏迷、惊厥、前囟饱满等，可能并发脑炎。

患儿出现上述情况，均应及时报告医生并配合急救予以相应护理。

（六）健康教育

向家长介绍麻疹传染病的相关知识，说明患儿隔离的时间，使其有充分的心理准备，积极配合治疗和护理；指导切断传播途径的方法，如患儿居室定期紫外线消毒、通风换气、玩具及用物曝晒等；指导家长观察病情、做好皮肤及饮食护理；向社区群众及家长介绍预防麻疹的措施，麻疹流行期间易感儿应避免去公共场所，托幼机构应加强晨间检查，8 个月以上未患过麻疹者均应接种麻疹减毒活疫苗等。

十二、护理评价

（1）患儿体温是否恢复正常。

（2）患儿皮疹是否消退，皮肤有无破溃和感染发生。

（3）患儿饮食是否恢复正常，有无营养不良发生。

（4）患儿是否发生并发症或发生后是否得到及时救治。

（5）家长及年长儿能否说出本病的隔离要求、预防及护理，是否积极主动配合治疗。

（王川川）

第五章	精神心理科护理

第一节 心境障碍

心境障碍又称情感性精神障碍,是由各种原因引起的,以明显而持久的心境高涨或低落为主要特征的一组精神障碍。临床上主要表现为心境高涨或低落,常伴有相应的思维和行为改变,可有精神病性症状(如幻觉、妄想等);多为间歇性病程,具有反复发作的倾向,间歇期精神活动基本正常,一般预后较好,对社会功能影响较小,部分可有残留症状或转为慢性。心境障碍主要分为抑郁发作、躁狂发作、双相障碍、持续性心境障碍等类型。

一、流行病学

由于疾病概念、诊断标准、流行病学调查方法和调查工具的不同,报道的发病率相差甚远。1982 年,我国 12 个地区精神病流行病学调查资料显示,心境障碍的终身发病率为 0.76‰,时点患病率为 0.37‰。1992 年,对其中 7 个地区进行复查的资料显示,心境障碍终身发病率为 0.83‰,时点发病率为 0.52‰。西方国家心境障碍的终身发病率一般在 20‰～250‰,高于我国报道的数字。WHO 有关全球疾病总负担的统计资料显示,1990 年抑郁症和双相情感障碍分别排在第 5 位和第 18 位,抑郁症与自杀合在一起占 5.9%,居第 2 位。

好发于青壮年,首次发病多在 16～30 岁,高发年龄在 24～31 岁。女性较男性的发病年龄早,发病率高。男性抑郁症的自杀率较女性高。男性多以躁狂发作的形式发病,而女性首次发作大多表现为抑郁发作。

有调查认为,社会地位和经济收入较低者,患抑郁症的危险性高,经济收入和社会地位较高者,患双相障碍的危险性高;农村抑郁症发病率比城市高;分居或离异者发病率高。

二、病因及发病机制

心境障碍的病因与发病机制目前尚不清楚,大量研究资料提示遗传因素、神经

221

生化因素、神经内分泌因素、脑电生理变化、神经影像学改变以及心理—社会因素等对本病的发生有明显影响。

（一）遗传因素

1.家系研究

群体和家族调查发现，心境障碍患者有家族史者占 30％～41.8％，心境障碍患者亲属发病率比一般人群高 10～30 倍。血缘关系越近发病率越高，一级亲属的发病率远高于其他亲属，且发病年龄逐代提早，疾病严重程度逐代增加。

2.双生子与寄养子研究

单卵双生子的同病率为 56.7％，显著高于双卵双生子同病率（12.9％）。寄养子研究也发现，患有心境障碍的寄养子，其亲生父母发病率为 31％，而养父母中只有 12％，充分说明遗传因素在心境障碍发病中有着重要作用。

（二）神经生化因素

大量研究资料显示，中枢生物胺类神经递质变化和相应受体功能改变可能与心境障碍的发生有关。5-羟色胺（5-HT）和去甲肾上腺素（NE）被认为与心境障碍的关系最为密切。

1.5-羟色胺（5-HT）假说

该假说认为 5-HT 功能活动的降低可能与抑郁发作有关，5-HT 功能活动增高可能与躁狂发作有关。一些抑郁发作患者的脑脊液中 5-HT 的代谢产物 5-羟吲哚乙酸（5-HIAA）含量降低，且浓度越低抑郁程度越重。

2.去甲肾上腺素（NE）假说

该假说认为 NE 功能活动的降低可能与抑郁发作有关，NE 功能活动的增高可能与躁狂发作有关。抑郁发作患者尿液中 NE 代谢产物 3-甲氧基-4-羟基-苯乙二醇（MHPG）降低，转为躁狂症时 MHPG 含量升高。

3.多巴胺（DA）假说

该假说认为 DA 功能降低可能与抑郁发作有关，DA 功能活动增高可能与躁狂发作有关。抑郁发作患者尿中 DA 主要降解产物高香草酸（HVA）水平降低。

4.γ-氨基丁酸（GABA）假说

GABA 是中枢神经系统主要的抑制性神经递质，有研究发现双相障碍患者血浆和脑脊液中 GABA 水平下降。卡马西平、丙戊酸钠具有抗躁狂和抗抑郁作用，它们的药理作用与脑内 GABA 含量的调控有关。

（三）神经内分泌功能失调

研究发现，心境障碍患者存在下丘脑—垂体—肾上腺轴（HPA）、下丘脑—垂体—甲状腺轴（HPT）、下丘脑—垂体—生长素轴（HPGH）的功能异常。通过监测血浆皮质醇含量及 24 小时尿 17-羟皮质类固醇的水平，发现抑郁症患者血浆皮质醇分泌过多,提示患者可能有下丘脑—垂体—肾上腺轴功能障碍。重症抑郁症患者脑脊液中促皮质激素释放激素(CRH)含量增加,提示抑郁发作时下丘脑—垂体—肾上腺轴(HPA)异常的基础是 CRH 分泌过多。

(四)睡眠与脑电生理变化

睡眠脑电图研究发现,抑郁症患者睡眠总时数减少,觉醒次数增多,快眼动睡眠(REM)潜伏期缩短,与抑郁程度呈正相关。约 30% 的心境障碍患者有脑电图(EEG)异常,抑郁发作多倾向于低 α 频率,而躁狂发作时多为高 α 频率或出现高幅慢波。

(五)神经影像学改变

CT 研究发现,心境障碍患者脑室较正常对照组大,脑室扩大的发生率为 12.5%～42%,单相抑郁与双相抑郁的 CT 异常率无明显差异。MRI 发现抑郁发作患者海马、额叶皮质、杏仁核、腹侧纹状体等萎缩。抑郁症患者左额叶局部脑血流量降低,降低程度与抑郁的严重程度呈正相关。在伴有认知功能缺损的抑郁症患者中,左前扣带回血流量下降,并且比不伴认知缺损的患者更为严重。

(六)心理—社会因素

应激性生活事件与心境障碍的关系密切,具有易感素质的个体在某些应激性事件或环境因素的促发下容易发病。抑郁发作前 92% 有突发应激性事件;在最近 6 个月内有重大应激性事件者,其抑郁发作的危险系数增高 6 倍。但并非所有遭遇精神创伤或负性生活事件者都发病,可见,心理—社会因素是心境障碍的重要诱因。此外,经济状况差、社会地位低下者也易患本病。

三、临床表现

心境障碍的基本临床表现为抑郁发作和躁狂发作两种完全相反的状态,因而其临床症状特征可按不同的发作方式分别叙述。

(一)抑郁发作

抑郁发作的表现是多方面的,一般存在"三低"症状,即心境低落、思维迟缓和意志活动减退。情绪低落(绝望、无助、无用)、兴趣缺乏及愉快感丧失是抑郁症的核心症状,呈昼重夜轻规律。

1.抑郁心境

抑郁心境是抑郁状态的核心症状。患者心境低落,感觉悲伤、心情不好,对自己的生活、工作、前途感到无望、无助,对自己的未来感到绝望;认为没有人关心、在乎自己,对治疗和康复失去信心;对生活中愉快或不愉快的事件反应迟钝,兴趣和(或)快乐的感觉丧失,对以往喜欢的业余爱好和生活事件失去兴趣。患者整日忧心忡忡、郁郁寡欢、度日如年、痛苦煎熬、不能自拔。60% 患者在抑郁心境的背景下可出现焦虑、激越症状,表现为表情紧张、局促不安、惶惶不可终日或不停地踱步、揪头发、掐手指、拧衣服等。

2.思维障碍

患者思维联想速度缓慢,注意力和近事记忆力下降,无法集中注意力思考一个问题,反应迟钝;抽象思维能力差,自觉"脑子好像是生了锈的机器"。临床上患者表现为主动性言语减少,语速明显减慢,回答问题时吞吞吐吐,拖延不答,进而导致交流困难,做事也犹豫不决。同时,患者认知扭曲,对各种事情认识悲观,将周围一切都看成灰色的,出现自我评价下降、自责自罪,甚至产生自杀观念。部分患者出现罪恶妄想,认为自己罪孽深重,应受惩罚,也可出现贫穷、疑病妄想或者谴责性的听幻觉等。多数患者自知力完整,但存在明显自杀倾向者可出现自知力扭曲,对自己当前的状态缺乏清醒的认识,伴有精神病症状者多自知力不完整或完全丧失。

3.意志活动减退

意志活动呈显著、持久、普遍的抑制状态。患者不愿参加平时喜爱的活动,不愿与他人接触,不肯上学上班,闭门独居,回避社交。什么事都不愿意做,生活被动疏懒,严重时卧床不起,不语、不动、不食,出现抑郁性木僵。当存在焦虑时则表现为坐立不安、手指抓握、来回踱步。

4.自杀观念和行为

抑郁症患者的自杀率比一般人群约高20倍,约有3/4的患者有此症状,最终有10%～15%的患者死于自杀。自杀观念常逐渐产生,随着症状的加重日趋强烈。一方面,由于在无助、绝望中挣扎,患者感到生不如死,以自杀寻求解脱;另一方面,认为自己罪大恶极,通过自杀惩罚自己。患者采取的自杀计划往往比较周密,难以防范,因此是抑郁症最危险的症状,应提高警惕。偶尔患者会出现"扩大性自杀",可在杀死数人后再自杀,导致极严重的不良后果。

5.昼夜节律

昼夜节律是指患者心境存在昼重夜轻的变化,是抑郁症尤其是内源性抑郁症的典型症状。约50%患者的情绪低落出现此波动变化,即清晨破晓时情绪最为低落,黄昏时分低落情绪和症状则有所改善。有些心因性抑郁症患者的症状则可能在下午或晚间加重,与此恰恰相反。

6.躯体表现

躯体表现包括各种生理功能的改变,精力丧失,非特异性躯体症状如疼痛、周身不适、自主神经功能紊乱等。

(1)生理功能改变:睡眠型态紊乱是抑郁状态最常伴有的症状之一,典型表现为早醒,醒后无法入睡。不典型的抑郁症患者可出现睡眠过多、食欲减退和体重显著下降,严重时可导致营养不良。小部分患者可出现食欲亢进和体重增加,性欲下降,甚至完全丧失。

(2)精力改变:感觉容易疲劳、衰弱、精力下降,缺乏活动,生活被动疏懒。常与精神运动性迟滞相伴。

(3)非特异性症状:患者自觉身体任何部位的疼痛;常有不适主诉,如恶心、心慌、胸闷等,出现胃肠道、心血管以及其他系统的症状表现。常在综合性医院被诊断为各种自主神经功能紊乱,有人称为"隐匿性抑郁症"。

7.其他表现

部分患者可出现强迫、恐怖、人格解体、现实解体等。

(二)躁狂发作

躁狂状态患者一般存在所谓"三高"症状,即情感高涨、思维奔逸和意志行为增强,其中情感高涨、兴奋话多和易激惹是躁狂发作的核心表现。

1.情感高涨

情感高涨是一种强烈而持久的喜悦与兴奋,是躁狂状态的主要原发症状。患者终日沉浸在欢乐的心境之中,表现为轻松愉快、无忧无虑、热情乐观、兴高采烈、眉飞色舞、喜笑颜开、洋洋自得。患者的愉悦心境表现生动鲜明,与内心体验和周围环境相协调,极富感染力,容易引起周围人的共鸣。患者喜欢表现自己,爱打扮,骄傲自负,言谈有夸大色彩、不切实际。部分患者以易激惹和敌意为主,稍不遂意或受到别人指责就勃然大怒,严重者可出现破坏或攻击行为。患者常常在患病早期表现为愉快,而在后期则转换为易激惹。

2.思维奔逸

思维奔逸是指思维联想速度增快,思想内容丰富而多变,语量多、速度快、语音高。患者表现为高谈阔论、滔滔不绝、口若悬河。自觉脑子特别灵,反应特别快,好像机器加了"润滑油"一样,感到说话的速度远远跟不上思想,但方向却不固定,易受环境影响离开原来的主题,而转移到新接触的事物上去,出现"随境转移"现象,有时可出现音联和意联。

在心境高涨的基础上可以出现自我感觉良好,言辞夸大,认为自己才华出众、出身名门、权位显赫、神通广大等,并可达到妄想的程度,夸大妄想的内容常因时间、环境、患者文化水平和经历而有很大不同。在夸大妄想基础上,可派生关系妄想和被害妄想,但一般历时较短暂、不系统。

3.意志行为增强

患者出现协调性精神运动性兴奋,其内心体验与行为、行为反应与外在环境均较为统一。患者表现出精力旺盛,不知疲倦,对什么都感兴趣,终日忙忙碌碌,爱凑热闹,好管闲事,尽管觉得自己什么都能办成,但是在活动中易于转移目标,一个活动未完成又转到另一项活动中去,做什么事情都是虎头蛇尾,有始无终。有些患者频繁购物,甚至挥霍钱财买一些华贵而非必需的物品作为摆设或随意赠送他人。

4.躯体症状

躁狂发作患者常伴有睡眠减少,但精力充沛。患者食欲亢进,但由于活动过度,入量不足,体重无明显增加,年老体弱者可导致虚脱、衰竭。患者性欲亢进,举止轻浮。有些患者会出现自主神经功能紊乱的表现。

5.躁狂发作的类型

(1)轻躁狂:躁狂发作程度较轻者称为轻躁狂,表现为活动增多,语量增多,注意力集中困难或随境转移,自我感觉良好,精力充沛,睡眠减少,性功能增强,对日常的个人生活有一定的影响。部分患者有时达不到影响社会功能的程度,一般人常不易觉察。

(2)急性躁狂:起病急,发展快,情感明显高涨,易激惹。表现为活动增多或坐立不安,言语增多,思想奔逸,自我评价过高或夸大,随境转移或活动和计划不断改变,睡眠减少,明显的性功能亢进,对日常个人生活严重影响。

(3)谵妄性躁狂:躁狂发作极为严重时,患者极度兴奋躁动,可有短暂、片断的幻听,行为紊乱而毫无目的和指向,伴有冲动行为;这些患者常常伴有意识障碍,有错觉、幻觉及思维不连贯等症状。如不及时治疗,可于较短时期内因躯体衰竭而死亡。

(4)慢性躁狂:极少数患者的躁狂发作难以缓解,其智力水平较急性躁狂患者低,情绪反应较迟钝。临床中常见的慢性躁狂可能是继发于脑器质性疾病。

(三)混合发作

躁狂症状和抑郁症状在一次发作中同时出现,临床上较为少见。通常是躁狂与抑郁在数小时内迅速交替或混合出现。混合发作时躁狂症状和抑郁症状均不典型。一般持续时间较短,多数较快转入躁狂相或抑郁相。

(四)环性心境障碍

环性心境障碍,是指心境持续性的不稳定,多次反复地出现情感高涨与低落,其心境改变的程度达不到躁狂发作或抑郁发作的症状标准,发作之间有心境正常的间歇期,间歇期可长达数月,社会功能受损较轻。

(五)恶劣心境

恶劣心境曾称为抑郁性神经症,是一种以持久的心境低落状态为主的轻度抑郁,可有明显的抑郁症状,无躁狂症状,常伴有焦虑、躯体不适感和睡眠障碍,患者有求治要求,无明显的精神运动抑制或精神病症状,社会功能受损较轻,自知力完整或较完整,生活、工作不受到严重影响,无自杀行为,预后良好。

四、诊断

根据临床症状、病程等将心境障碍的诊断分为抑郁发作、躁狂发作、双相障碍、各类心境障碍,下面根据《国际疾病分类》第11版(ICD-11)精神和行为障碍分类进行阐述。

(一)抑郁发作的诊断标准

在ICD-11中,抑郁障碍的诊断标准分为首次发作的抑郁障碍或复发性抑郁障碍,不包括发生于双相情感障碍中的抑郁状态。

1.抑郁发作的一般标准

以心境低落为主,发作持续时间2周以上,不存在符合轻躁狂或躁狂发作的标准,排除器质性精神障碍或精神活性物质和非成瘾物质所致抑郁,并至少有下列核心症状和附加症状。

(1)核心症状:①抑郁心境,存在于1天中的大多数时间里,且几乎每天如此;②对平日感兴趣的活动丧失兴趣或愉快感;③精力不足或过度疲劳。

(2)附加症状:①集中注意和注意的能力降低;②自我评价和自信降低;③自罪观念和无价值感;④认为前途暗淡悲观;⑤自伤或自杀的想法或行为;⑥任何类型的睡眠障碍;⑦食欲改变伴有相应体重变化。

2.首次发作的抑郁障碍

(1)轻度抑郁:是指具有至少2条核心症状和至少2条附加症状,且患者的日常工作和社交活动有一定困难,对患者的社会功能有影响。

(2)中度抑郁:是指具有至少2条核心症状和至少3条(最好4条)附加症状,且患者的工作、社交或家务活动有相当困难。

(3)重度抑郁:3条核心症状都存在,并且有至少4条附加症状;症状极为严重或起病非常急骤时,小于2周的病程也可做出诊断;除了在极有限的范围内,患者几乎不可能进行社交、工作或家务活动。

(4)重度抑郁发作伴有精神病症状:是指符合重度抑郁发作的诊断标准,并存在妄想、幻觉或抑郁性木僵等症状。

(5)其他抑郁发作:是指总的诊断印象表明发作有抑郁性质,但不符合轻到重度的诊断标准。

3.复发性抑郁障碍

特点是反复出现抑郁发作,且不存在符合躁狂标准的心境高涨和活动过度的独立发作。其抑郁发作的起病年龄、严重程度、持续时间和发作频率等无固定规律,平均起病年龄为40～49岁,单次发作持续3～12个月,两次发作之间应有数个月无明显心境紊乱。根据严重程度亦分为轻度发作、中度发作和重度发作。

（二）躁狂发作的诊断标准

1.一般标准

以情绪高涨或易激惹为主要特征，症状持续至少1周，排除脑器质性精神障碍、躯体疾病与精神活性物质和非依赖性物质所致的精神障碍，并不符合精神分裂症的诊断标准，并有下列核心症状和附加症状。

（1）核心症状：情感高涨、易激惹，已经肯定达到异常的程度。

（2）附加症状：①活动增多或坐卧不宁；②语言增多；③注意力集中困难或随境转移；④睡眠需要减少；⑤性功能增强；⑥鲁莽或不负责任的行为；⑦正常的社会约束力丧失；⑧自我评价过高或夸大。

2.根据程度分类

（1）轻躁狂：是躁狂的较轻表现形式，较之环性心境，心境和行为的异常又更为持续，也更为明显，故不宜归于其下。诊断要点：与高涨或改变的心境相应的上述几项特征至少持续存在数天，其程度和持续度超过环性心境的表现。不排斥对工作和社会活动的相当妨碍，但若达到了严重损害和完全破坏的程度，就应诊断为躁狂。

（2）躁狂不伴精神病症状：发作至少持续1周，严重程度达到完全扰乱日常工作和社会活动。心境改变应伴有精力增加和上述几条症状（特别是言语急促、睡眠需求减少、夸大、过分乐观）。

（3）躁狂伴精神病症状：是较上述描述更为严重的一种躁狂的临床表现形式，膨胀的自我评价和夸大观念可达到妄想程度，易激惹和多疑，可发展成被害妄想。

（三）双相情感障碍的诊断标准

1.本病特点

反复（两次以上）出现心境和活动水平明显紊乱的发作。紊乱有时表现为心境高涨，精力和活动增加（躁狂或轻躁狂），有时表现为心境低落，精力降低和活动减少（抑郁）。发作间期通常以完全缓解为特征。

2.分类

可分为双相情感障碍目前轻躁狂发作、目前不伴有精神病症状的躁狂发作、目前伴有精神病症状的躁狂发作、双相情感障碍目前轻度或中度抑郁、目前不伴有精神病症状的重度抑郁发作、目前伴有精神病症状的重度抑郁发作等。

（四）环性心境障碍的诊断标准

反复出现心境高涨或低落，但不符合躁狂或抑郁发作的症状标准。符合症状需超过2年，但2年中，可有数月心境正常间歇期。排除标准心境变化并非躯体疾病或精神活性物质的直接后果，也非精神分裂症及其他精神病性障碍的附加症状；排除躁狂或抑郁发作，一旦符合对应标准即诊断为其他类型情感障碍。

（五）恶劣心境的诊断标准

持续存在的心境低落，但不符合任何类型抑郁的症状标准，同时无躁狂症状。社会功能受损较轻，自知力完整或较完整。符合症状标准和严重标准已超过2年，在这2年中，很少有持续2个月的心境正常间歇期。

五、治疗与预防

心境障碍的治疗主要包括躯体治疗（含药物治疗和电抽搐等）和心理治疗两大类，两种方法联合使用可以获得更好的效果。其治疗的目的在于控制急性发作和预防复发，降低心理社会性不良后果，并增强发作间歇期的心理—社会功能。

（一）药物治疗

药物治疗不但可缓解痛苦，有效地防止自杀，同时也可明显地减少社会负担，恢复患者的工作和生活能力。

1.抑郁障碍的药物治疗

抑郁症是高复发性疾病，目前倡导全程治疗。其全程治疗分为急性期、恢复期和维持期治疗3期。

(1)急性期治疗：推荐6～8周。目标为控制症状，尽量达到临床痊愈。治疗抑郁症时，一般药物治疗2～4周开始起效。如果患者用药4～6周无效，可改用同类其他药物或作用机制不同的药物治疗。

(2)恢复期治疗：治疗需＞4个月。在此期间患者病情不稳，复发风险比较大，原则上应继续使用急性期治疗有效的药物且剂量不变。

(3)维持期治疗：抑郁症为高复发性疾病，因此需要维持治疗以防止复发。WHO推荐用于仅发作1次、症状轻、间歇期长(≥5年)者，一般可不维持治疗。多数意见认为，首次抑郁发作维持治疗为6～8个月；有2次以上的复发，特别是近5年有2次发作者应维持治疗，一般要2年以上。多次复发者主张长期维持治疗。

抗抑郁剂的选择主要是依据患者的临床特征、伴随症状、生理特点以及躯体情况、药物的临床特点和既往药物治疗的经验，同时还应考虑到药物的不良反应以及不良反应可能导致的潜在危险。常用的抗抑郁剂包括传统的三环类抗抑郁剂、单胺氧化酶抑制剂、选择性5-羟色胺再摄取抑制剂以及其他新型抗抑郁剂等。

抗抑郁剂在使用过程中应遵循以下原则。①治疗方案个体化，个体对抗抑郁药物的治疗反应存在很大差异，治疗方案应考虑性别、年龄、身体情况、是否同时使用其他药物以及患者经济能力等多方面因素，还要根据患者用药后的反应情况，随时调整药物和剂量。②尽可能单一用药，一般不主张联合用两种以上的抗抑郁药，仅在足量、足疗程治疗和换药无效时才考虑联合使用两种作用机制不同的抗抑郁药。③足量、足疗程，小剂量疗效不佳时，酌情增至足量和够长的疗程。④逐渐递增剂量,尽可能采用最小有效量,以减少不良反应,提高服药依从性。⑤症状缓解后避免立即停药,突然停用抗抑郁药易导致抑郁反复,病情加重,还易产生撤药反应。⑥联合心理治疗,通过个体化、足量足疗程等治疗可获得50%～80%的成功率。如果其他因素相同,药物联合心理治疗,总体疗效＞80%。此外,还应积极治疗与抑郁共存的其他疾病等。

2.躁狂发作的药物治疗

以心境稳定剂为主,必要时可合用抗精神病药或苯二氮䓬类药物。其用药遵循个体化药物、小剂量开始、剂量逐步递增及全程治疗等原则。急性期控制症状,缩短病程;巩固期防止症状复燃,促使社会功能的恢复;维持期防止复发,维持良好的社会功能,提高患者的生活质量。

常用的抗躁狂药物包括以下3种。①碳酸锂:是治疗躁狂发作的首选药物,治疗效果达80%以上。它既可用于躁狂的急性发作,也可用于缓解期的维持治疗,并对躁狂有预防作用。碳酸锂从小剂量开始,一般根据患者反应和血锂浓度逐渐增加剂量。起效时间为7～10天,其间对于高度兴奋的患者,可以同时应用氯丙嗪或氟哌啶醇。由于锂盐的治疗剂量与中毒剂量比较接近,在治疗中应密切观察病情变化和治疗反应,同时监测血锂浓度,并根据病情、治疗反应和血锂浓度调整剂量。急性期治疗血锂浓度应维持在 0.8～1.2mmol/L,维持治疗时为 0.4～0.8mmol/L,血锂浓度上限＜1.4mmol/L,以防锂盐中毒。②抗惊厥药物:卡马西平、丙戊酸盐(钠盐或镁盐)为锂盐的重要辅助药。卡马西平对难治性躁狂和快速循环患者常有很好的疗效,但常伴有严重的不良反应。丙戊酸盐使用较安全,且患者对其耐受性好于锂盐和卡马西平。③抗精神病药:奥氮平、利培酮、喹硫平、齐拉西酮、阿立哌唑、氯丙嗪、氟哌啶醇等均能有效地控制躁狂发作的兴奋症状。病情重者可选用注射用药的方法,使患者很快镇静下来。奥氮平的耐受性较好,但要注意过度镇静、直立性低血压、体重增加和糖脂代谢异常等问题。

3.双相情感障碍的药物治疗

临床上对于双相情感障碍患者常用的药物包括情感稳定剂(包括锂盐)以及抗癫痫药中的丙戊酸盐和卡马西平等。这些药物的共同特点是不仅对躁狂、抑郁发作有治疗和预防效果,也可以避免在治疗时诱发另外一种状态。双相情感障碍具有反复发作性,因此在躁狂或抑郁发作后应采用维持治疗。

(二)电抽搐治疗

电抽搐治疗(ECT)对重症躁狂发作或对锂盐治疗无效的患者有一定疗效,可单独使用或合并药物治疗。对强烈自杀观念及使用药物治疗无效的抑郁症患者,电抽搐治疗可起到立竿见影的效果。电抽搐治疗后仍需要药物维持治疗。一般隔日 1 次,8～12 次为一个疗程。

（三）心理—社会治疗

1.心理干预

在药物治疗的基础上,联合认知治疗、行为治疗、支持性心理治疗等,能有效减轻或缓解患者的抑郁症状。心理治疗能够帮助患者分析他们问题的来源,教会他们如何应付生活中的各种诱发抑郁的事件,如学习压力大、失恋、家庭不和、事业失败等造成的暂时情绪低落、心情不愉快等现象,促进其康复,减少复发。心理治疗也应贯穿于整个治疗过程,使患者消除不必要的顾虑和悲观情绪,改变患者的不良认知方式,缓解情感症状,尤其对轻、中度的抑郁患者效果好。对于有明显消极自杀观念和行为的患者,应提供及时有效的危机干预措施。

2.家庭干预和家庭教育

家庭干预针对患者家庭中的主要成员,传授与疾病防治与康复有关的知识并训练应对技巧,使家庭能更好地帮助患者。其内容主要包括:①改善家庭氛围;②减少家庭环境中过分的不良应激;③减轻照料者的心理负担;④提供针对患者症状和疾病行为的应对策略和训练技巧;⑤提高维持治疗的依从性;⑥预防疾病的复发。家庭干预一般可采取多个家庭参加的集体治疗方式或单个家庭的个别化治疗方式。集体干预以 10～30 个家庭中主要承担照料的亲属参加为宜,便于在接受知识教育中结合讨论,不同家庭间相互交流沟通,以利于减轻无助感和孤立感,可获得较大的干预效应。若某个家庭顾忌一些隐私或存在某种特殊情况时,则个别家庭治疗较为适合。个别家庭治疗时根据需要可有患者在场或不在场两种情况。患者不在场,可避免一些不同观点的矛盾冲突;如果干预涉及改善不当行为时,应鼓励患者的参与。

（四）预防复发

1.坚持药物治疗

心境障碍复发的频率因人而异,是否需长期服药以预防复发目前尚有争议。研究表明,若第一次抑郁发作且经药物治疗临床缓解的患者,药物的维持治疗时间需 6～12 个月;若为第二次发作,主张维持治疗 3～5 年;若为第三次发作,应长期维持治疗,并嘱患者定期随访。双相发作的患者若每年都有发作、连续 2 年以上,应长期服用锂盐。锂盐具有双相治疗作用,可有效地预防躁狂或抑郁的复发。

2.社会支持系统

有效的心理治疗和良好的家庭与社会支持系统对预防本病的复发也有非常重要的作用,应加强疾病知识的宣传,提高社会对疾病的正确认识,积极为患者解决生活和工作中的实际困难及问题,减少心理应激,提高患者应对能力,为其创造良好的环境,以防复发。

六、护理评估

在评估心境障碍患者时,应系统地分析认识患者的整体健康状况,充分运用治疗性人际交往、会谈及观察的技巧,针对面临的困境与问题,从生理、精神状况及社会心理等多层面进行全面细致地分析。

(一)生理评估

健康史,包括个人成长发育史、既往史、生活方式、特殊嗜好、家族史、过敏史等;患者的营养状况与体重变化,有无食欲旺盛或减退、性欲亢进等;睡眠情况,有无入睡困难、早醒、醒后难以入睡等情况;生活自理程度,衣着是否整洁,身上有无异味等;以及有无自杀自伤或暴力行为所致躯体损伤等。

(二)心理—社会方面

心理—社会方面包括病前个性特征、病前生活事件、患者应对挫折与压力的调节方式及效果、患者对住院治疗的态度、患者的家庭与生活环境、患者社会功能及可利用的社会支持系统等。

(三)精神状况

在对心境障碍的特征表现有较全面的、正确的认识的基础上,对患者的精神症状进行全面的评估,特别包括情感与认知特点的评估,如有无易激惹、兴奋尤其是有无自杀意念等表现。抑郁发作重点评估患者有无自杀企图和行为,特别要评估患者有无自杀先兆症状(如沉默少语、烦躁不安、失眠、拒食等);躁狂发作重点评估患者有无外逃、冲动、伤人、毁物等企图和行为。对患者的精神状况进行评估时,除要进行详细的精神状况检查外,还可借助于量表作为辅助检查工具。

七、常见护理问题

面对患者所表现出来的多种多样的护理问题,护士应重视确立护理诊断的优先次序,应将威胁患者生命安全、对患者影响较大的健康问题放在突出的位置,作为护理工作的重点。

(一)与躁狂发作有关的常见护理问题

1.有对他人施行暴力行为的危险

与易激惹、好挑剔、过分要求受阻有关。

2.卫生/穿着/进食自理缺陷

与躁狂兴奋、无暇料理自我有关。

3.营养失调:低于机体需要量

与兴奋消耗过多、进食无规律有关。

4.睡眠型态紊乱:入睡困难、早醒

与精神运动性兴奋、精力旺盛有关。

5.不依从行为

与情感高涨、易激惹、自知力缺乏有关。

6.有受外伤的危险

与易激惹、活动过多、好挑剔、爱管闲事有关。

7.自我认同紊乱

与思维障碍（夸大妄想）的内容有关。

8.便秘

与生活起居无规律、饮水量不足有关。

（二）与抑郁发作有关的常见护理问题

1.有自伤的危险：自杀

与抑郁、自我评价低、悲观绝望等情绪有关。

2.卫生/穿着/进食自理缺陷

与精神运动迟滞、兴趣减低、无力照顾自己有关。

3.睡眠型态紊乱：早醒、入睡困难

与情绪低落、沮丧、绝望等因素有关。

4.营养失调：低于机体需要量

与抑郁导致食欲下降及自罪妄想内容有关。

5.自我认同紊乱

与抑郁情绪、自我评价过低、无价值感有关。

6.个人应对无效

与情绪抑郁、无助感、精力不足、疑病等因素有关。

7.焦虑

与无价值感、罪恶感、内疚、自责、疑病等因素有关。

8.便秘

与日常活动减少、胃肠蠕动减慢有关。

9.社交孤立

与抑郁情绪、兴趣减低、缺乏人际交往愿望等因素有关。

八、护理目标

（一）躁狂发作的护理目标

(1)通过护理，建立良好的护患关系，患者愿意接受治疗和护理。

(2)在他人的帮助下，患者能够控制自己的情感与行为，不产生伤害他人或自伤的行为。

(3)情绪高涨、思维奔逸等症状基本得到控制。

(4)生活起居有规律,饮水充足,便秘缓解或消失,睡眠恢复正常。

(5)患者过多的活动量减少,机体消耗与营养供给达到基本平衡。

(6)在护理人员的协助下,患者生活自理能力显著改善。

(7)患者了解躁狂发作的相关知识,能恰当表达自己需求,有适当的处事方式。

(二)抑郁发作的护理目标

(1)维持营养、水分、排泄、休息和睡眠等方面的生理功能。

(2)患者在不服用药物情况下,每晚有 6~8 小时充足的睡眠。

(3)患者抑郁情绪得到缓解,学会采用适当方式排解抑郁,住院期间不发生自杀行为。

(4)患者能够自理日常生活,保持床单位的整洁。

(5)护患关系融洽,患者能主动与其他病友或工作人员互动,愿意参与各类社交与娱乐活动。

(6)患者出院前能对自己有正向的评价,并能积极展望未来。

(7)患者能叙述疾病相关知识,能恰当地表达个人需要,有适当的处事方式。

九、护理措施

护理措施必须遵循个体化原则。每一个心境障碍患者都有各自的临床特点和个性特征,即使医疗、护理诊断都一致,也会存在着一定的个体差异和特性,因此决定了制订护理计划、实施护理措施方面也应该具有独立的个体性。

(一)躁狂发作的护理

通过实施护理措施,使患者高亢的情绪和异常的行为得以改善,有效地保障患者及他人不受意外伤害,满足其基本生理需要,帮助其建立良好的适应社会、适应家庭及正常的工作、学习能力。

1.保证安全,防止意外

躁狂发作患者由于精神活动异常高涨、激越,常自控能力降低,稍不遂意即不能自制,易发生伤人、毁物等冲动暴力行为。

患者也常因夸大的意念做出超乎自己能力的行为,造成自我伤害而致严重后果,因此安全护理非常重要。

(1)及时了解掌握患者发生暴力行为的原因,设法消除或减少引发暴力行为的因素,有效地防范暴力性事件的发生:护理人员应对每位新入院患者评估其发生暴力行为的风险等级,详细了解患者既往有无冲动伤人行为及其原因。

护理人员还应能够尽早发现和辨认潜在暴力行为患者的一些先兆表现,如情绪激动、挑剔、质问、无理要求增多、有意违背正常的秩序、出现辱骂性语言、动作多而快等,及早的采取相应的安全措施,应设法稳定患者的情绪。

在疾病急性阶段尽可能地满足患者大部分要求,对于不合理、无法满足的要求也应尽量避免采用简单、直率的方法直接拒绝,可以根据当时的情景尝试采取婉转、暂缓、转移等方法,适当做些解释或疏导,努力稳定和减缓患者的激越情绪。在与患者接触交谈时,应努力避免一切激惹患者情绪的言行,要尊重患者,耐心与患者沟通,言谈中不可流露出厌烦的表情和语言,不使用命令式口气,更不能因患者有夸大言语而讽刺、嘲笑或与其争论。

而在实际工作中,与躁狂患者的交往是很困难的,既不能被患者的高涨情绪所感染,也不能被患者纠缠不休和攻击性言辞所激怒,无论遇到什么情况都要始终保持稳定的心态,不应企图说服、纠正患者的病态观念,更不可以同样的方式对待患者的激越行为和滔滔不绝的讲话,可采用引导、转移注意力等方法,减少患者精力过多的消耗。

(2)合理安置患者的居住环境:情绪高昂的躁狂患者非常容易受到周围环境的影响,外界嘈杂的环境会加重患者的兴奋程度。因此,应将患者安置于安静、安全、舒适的休养环境中,室内空气应清新,墙壁、窗帘应选择淡雅色,避免鲜艳的色彩、噪声等不良环境因素的干扰。室内陈设力求简单、实用,一些唾手可得的危险物品应及时移开,以防被患者作为伤人的工具。将极度兴奋、躁动的患者安置在单人病室内,严密观察巡视,严防患者自伤或伤人。

若患者出现难以控制的暴力行为时,护理人员应保持沉着、镇静,切忌忙乱慌神或束手无策,应设法分散患者注意力,疏散周围其他患者,争取其他医务人员的支援配合,掌握最佳的时机,有组织地阻止患者的冲动行为,适当做保护性隔离或约束。既要保证患者的安全,又要注意自我保护。

2.满足基本生理需求

躁狂状态的患者往往由于终日忙碌、活动过度而忽略了基本生理需求。

(1)保证营养人量:护理人员必须为患者提供充足的食物和水,根据患者的具体情况,必要时安排单独进餐,可不受进餐时间的限制,食物的形式可多样,如提供可直接用手拿着吃的食物等,对于部分患者应防止其进食过快或抢食。

(2)衣着卫生及日常仪态护理:躁狂患者因受症状影响,对自己的行为缺乏判断,可能会出现一些不恰当的言行,如行为轻浮、喜好接近异性,乱穿衣服等。护理人员应鼓励患者自行完成一些有关个人卫生、衣着的活动,对其不恰当的言行给予适当的引导和限制。

(3)睡眠障碍的护理:合理安排好患者的活动,为患者提供安静的睡眠环境,使患者能得到适当的休息和睡眠。

(4)便秘的护理:鼓励患者多饮水、多食蔬菜和水果等。

3.症状护理

躁狂患者常有用不完而又无法阻挡的精力和体力,且多表现急躁不安、易激惹、爱管闲事、提意见,容易扰乱病房秩序,造成负性影响。护理人员应合理安排有意义的活动,引导患者把过盛的精力运用到正性的活动中去,以减少或避免其可能造成的破坏性行为,发泄过剩的精力。护理人员可根据患者病情及医院场地设施等,安排既需要体能又不需要竞争的活动项目,如:健身器运动、跑步等。也可鼓励患者把自己的生活"画"或"写"出来,这类静态活动既减低了活动量,又可发泄内心感触。对于患者完成的每一项活动,护理人员应及时给予肯定,以增加患者的自尊,避免有破坏事件的发生。

对患者的爱挑剔,护理人员应态度友善,接受患者,鼓励患者合作,避免争论和公开批评。对于好表现自己、夸大自己能力的患者,护理人员不要讥笑和责备他们,而应以缓和、肯定的语言陈述现实状况,从而增加患者的现实感。对于有攻击性言行的患者,不要简单地指责,应耐心地协助患者了解此行为产生的后果以及该行为对别人的影响。护理人员应充分运用治疗性沟通技巧,帮助患者改善人际交往中的缺陷,提高他们的社交能力,以期患者能够早日回归社会和家庭。

4.保证药物治疗

对于一些病情反复发作的患者来讲,必须维持相当时间的持续用药。护理人员需帮助患者明确维持用药对于巩固疗效、减少复发的意义,并了解患者无法坚持服药的原因及困难,以便有针对性地帮助他们解决和克服。在应用药物治疗过程中,护理人员应注意密切观察患者的合作性、用药的耐受性和不良反应,特别是对应用锂盐治疗的患者要更加关注,注意血锂浓度的监测。由于锂中毒目前尚没有特殊的解毒剂,多采用促进锂从体内排出的方法。因此若发现异常情况如恶心、呕吐,手的细小震颤等应果断采取措施,以确保患者的用药安全。

5.做好患者及家属的健康宣教工作

有相当数量的躁狂症患者对所患疾病没有系统的了解,疾病知识的缺乏是疾病康复、巩固治疗、预防复发的不利因素。有些患者疾病好转出院后即不再坚持服药,因此,对患者及家属进行疾病的相关知识的宣教非常重要。应宣讲患者所患疾病的病因、临床特征、治疗手段、用药不良反应的观察、复发先兆症状的识别等方面的知识,使家属了解督促和协助患者坚持服药、定期复查的重要性;宣讲保持健康稳定的情绪、合理的营养、充足的睡眠、良好的心境对疾病的作用,使患者真正获得对自己健康的主动权,并激发家属负起督促患者的责任;指导家属为患者创造良好的家庭环境,锻炼患者的生活和工作能力。

(二)抑郁发作的护理

通过实施以下措施,使抑郁发作患者改善情绪低落、悲观厌世的心境,调整患者基本生理活动状况,保障患者的生命安全,帮助其建立起正性的人际交往、沟通能力。

1.做好躯体症状的护理,维持正常生理活动

抑郁症患者不仅有丰富的精神症状表现,也同时表现有多种躯体症状,常被人称为"与躯体联系最紧密的一种疾病",因此应注意躯体症状的护理。

(1)保证营养的供给:抑郁症患者常有食欲缺乏、不思饮食,甚至受精神症状影响,自责自罪而拒绝进食。护理人员应了解患者进食差的原因,给予耐心解释劝慰,根据患者的不同具体情况,制订出相应的护理对策,给予高热量、高蛋白、高维生素的饮食,保证患者的营养摄入。若患者坚持不肯进食,应给予肠内或肠外营养,以维持身体日常需要。

(2)改善睡眠状态:睡眠障碍是抑郁症患者最常见症状之一,以早醒最多见。由于抑郁症有晨重晚轻的特点,早醒时恰为患者一天中抑郁症情绪的程度最重时,很多患者的意外事件,如自杀、自伤等,就是在这种情况下发生的。因此,改善抑郁症患者的睡眠状态是一项非常重要的工作。白天尽量避免卧床,护理人员应以坚定的语气鼓励患者或陪伴患者,督促从事工娱活动,如做手工、下棋、运动、跳舞等。晚上入睡前热水泡脚,保证安静的睡眠环境,必要时遵医嘱给予安眠药物等。

(3)协助做好日常生活护理工作:抑郁症患者常诉疲乏、无力料理日常生活,甚至连最基本的起居、梳理都感吃力,护理人员应设法改善患者的消极状态,鼓励和支持患者建立生活的信心。最好是在耐心劝慰下,鼓励患者自行解决,同时给予积极性的言语鼓励,如:"这样做很好……""你做得非常出色……""你进步了很多……"等,给患者以支持和信心。同时辅以信任、关切的表情与眼神,使患者逐步建立起生活的信心。对重度抑郁,生活完全不能自理的患者,护理人员应协助做好日常生活护理工作,如沐浴、更衣、仪表仪容等。

(4)做好排泄护理工作:抑郁症患者由于情绪低落、进食少、活动少,常出现便秘、腹胀、尿潴留等情况。护理人员应鼓励患者多饮水、常活动、多吃新鲜蔬菜和水果,并每天观察患者的排泄情况,发现异常及时处理。对便秘者遵医嘱给予相应的缓泻剂或者灌肠;发现尿潴留时,应查明原因采取针对性措施,诱导排尿,让患者听流水声、热敷腹部、按摩膀胱等以及遵医嘱给药、导尿。

2.加强安全护理,防范意外事件的发生

抑郁症患者常因症状影响而出现悲观厌世、自责自罪,多数患者在抑郁发作的较长时间内潜在有自杀的危险性,严重危及患者的自身安全。因此,保证抑郁症患者安全的需要是重要的护理工作内容之一。

(1)及时辨认出抑郁症患者自杀意图的强度与可能性以及患者可能采取的自伤、自杀方式,可有效地防止意外事件的发生:护理人员应密切观察病情的变化,对

患者的言语、行为、去向等情况应随时做到心中有数,尽可能多地与患者保持接触,鼓励患者表达内心感受,如不良的情绪、消极厌世的想法、自伤自杀的冲动想法等。另外,部分严重抑郁症患者在治疗过程中随着病情的缓解,自杀的风险性也会增加,需要高度警惕,并仔细观察患者所表露出的一些自杀先兆,若患者出现较为明显的情绪转变,言谈中表情欠自然;交代后事;书写遗书;反复叮嘱重要的问题,如重要纪念日、银行存款、账号、财产放置地点等情况时,均视为危险行为的先兆,提示医护人员应加倍防范。

(2)妥善安置患者,做好危险物品的管理:护理人员应谨慎地安排抑郁症患者的居住环境,在疾病的急症期切忌让患者独居一室,房间陈设要尽可能简单、安全,对各种危险物品,如:绳带、玻璃、刀剪等和各类药品,要妥善保管,以免被患者利用而发生意外。患者病情严重时,常没有精力实施自杀行为。当疾病有所好转时,由于精神运动抑制的改善在先,抑郁情绪尚无明显改善,可使患者的自杀意念付诸行动。另外,意外事件多发生于夜间、节假日、周末及工作人员忙碌的时候,对此护理人员必须给予高度的重视,加强防范意识。参加有兴趣的工娱活动和增加户外活动,有助于缓解患者的悲观情绪,但必须在护理人员的可视范围内进行。对于特别严重的患者,需要专人看护,避免患者独处。

3.心理症状的护理

(1)进行有效的治疗性沟通,鼓励患者抒发内心体验。

1)在与抑郁症患者交流沟通时,需要护理人员具有高度的耐心和同情心,理解患者痛苦的心境。在与患者交谈时,应保持一种稳定、温和与接受的态度,适当放慢语速,允许患者有足够反应和思考的时间,并耐心地倾听患者的述说,不可表现出不耐烦、冷漠,甚至嫌弃的表情和行为。与患者交谈中,应避免简单、生硬的语言或一副无所谓的表情,尽量不使用"你不要……""你不应该……"等直接训斥性语言,以免加重患者的自卑感。也不要过分地认同患者的悲观感受,如"看你的样子真是够痛苦的""我要换了你,也会一样痛苦"等话语,避免强化患者的抑郁情绪。交流中应努力选择一些患者感兴趣的、较为关心的话题,鼓励引导他们回忆以往愉快的经历和体验,用讨论的方式抒发和激励他们对美好生活的向往。对于缺乏情感反应、孤独的抑郁症患者要维持一种温和、人性的照顾,护理人员必须有足够的耐性,并始终坚信患者在我们的帮助下一定会有可能改变过来。

2)当抑郁症患者做出自杀选择时,反而会平静下来,在患者眼里,至少还有最后一条路可走。感到绝望的患者会想尽一切办法、采取一切手段、利用各种工具,寻找各种可能的机会采取自杀行为。此时单凭一些限制性的措施来阻止患者自杀行为,是较为被动的预防手段,难以奏效。医护人员应在建立信任、良好的护患关系的基础上,在恰当的时机同患者谈论有关自杀的问题,谈论自杀对个人、家庭、他人的影响。相比之下,加强与患者的接触、沟通,改变患者的消极应对方式,打消或动摇、缓解患者死亡的意念,对于预防自杀具有十分积极的意义。

3)在与患者语言交流的同时,应重视非语言沟通的作用,护理人员可通过眼神、手势等表达和传递对患者的关心与支持。有时静静地陪伴、关切爱护的目光注视、轻轻地抚摸等非言语性沟通方式,往往能够使严重的抑郁症患者从中感到关心和支持,会对患者起到很好的安抚作用。

(2)改善患者的消极情绪,协助建立新的认知模式和应对技巧。

1)抑郁症患者的认知方式总是呈现出一种"负性的定式",对自己或外界事物常不自觉地持否定看法,称为负性思维。对于生活中的挫折或失败,人可以选择不同的归因对象,但抑郁症患者更倾向于用稳定("不幸将永远持续下去")、普遍("这将对我所做的所有事情产生影响")、内化("这都是我的错")之类的语言解释不幸,总是认为对自己不利,是自己的无能和无力造成的。对此护理人员应设法减少患者的负性思维,帮助患者认识这些想法是负性的、消极的、片面的,协助患者检视和修正自己的认知模式,设法打破这种负性循环。同时还应努力使患者多回忆自己的优点、长处、成就,描述患者最成功的、取得辉煌业绩的经历,以此增加患者的正性思维,尽可能地为患者创造正向的、积极的场合和机会,减少患者的负性体验,改善其消极的情绪。

2)护理人员在与抑郁症患者交谈时,应积极地创造和利用一切个体和团体人际接触的机会,协助患者改善以往消极被动的交往方式,逐步建立起积极健康的人际交往能力,增加社会交往技巧。此外还应改善患者处处需要他人关照和协助的心理,并通过教育学习、行为矫正训练的方式,建立起全新的应对技巧,为患者今后重新走上社会,独立处理各种事物打下良好的基础。

3)护理人员可以与患者讨论其抑郁体验,帮助其分析、认识精神症状,减少患者由于缺乏对疾病的认识而出现的焦虑、抑郁情绪,反复向患者表达其症状和疾病是可以治愈的,以增加患者战胜疾病的自信心。

4.保证用药安全及药物治疗的进行

抑郁症患者在服药护理时要多考虑其自杀因素,一般患者需要每日3次用药,每顿药都要认真看着患者服下去。例如,让患者张开嘴,看看是否藏在舌下或是牙齿周围,看着患者确实服下了,再让患者坐一会儿,待药物充分在身体里发生作用之后,再让患者离开,因为有时有的患者服药后会马上到厕所或洗脸间将药吐掉,因此对这种患者服药时要细心观察,防止患者藏药或大量吞服药物造成不良后果。

此外,在患者用药过程中,护理人员要注意观察药物不良反应,在患者出现口干、便秘等不良反应时,应做好解释工作。这些不良反应并不妨碍继续用药,多在2周内患者会逐渐适应,鼓励其多喝水,多食富含纤维素的食物,以缓解上述不良反应。若无特殊情况,决不可间断用药或随意删减剂量。对于病情好转处于康复期的患者,护理人员应督促其维持用药,千万不可病刚好就停药,这会增加复发风险,停药与否应在医生指导下进行。

5.做好患者及家属的健康宣教工作

抑郁症患者在疾病转归后,非常渴望获得疾病的相关知识,患者家属也希望了解如何照顾、帮助患者方面的知识。因此护理人员应耐心细致地做好患者和家属的健康宣教工作。

(1)讲解抑郁症的相关疾病知识:从疾病的发生、发展、治疗、预后等多层面进行宣教,使用通俗易懂的言语,使患者、家属对疾病知识有比较全面的了解和认识。

(2)讲解维持量药物治疗的重要性和常见的不良反应:由于抗抑郁药不良反应较大,且出现于药效前,常使患者不愿服药。因此要使患者了解坚持服药的必要性和掌握处理不良反应的方法。并嘱患者即使病情稳定,也要在医生的监护、指导下服药,巩固疗效,不可擅自加药、减药或停药。

(3)讲解疾病复发可能出现的先兆表现:如睡眠不佳、情绪不稳、烦躁、疲乏无力等,尽早识别复发症状,及时到医院就医,定期门诊复查。

(4)指导患者锻炼培养健康的身心和乐观生活的积极态度:规律生活,积极参加社会娱乐活动,鼓励患者与周围人交往,避免精神刺激,保持稳定的心境。

(5)指导家属帮患者拟定一个简单的作息时间表,包括起居、梳理、洗漱、沐浴、运动、娱乐、外出交际等,让患者自行完成作息时间表所规定的内容,同时给予积极的鼓励和支持。

(姜晓飞)

第二节　性心理障碍

性心理障碍也称变态,泛指以两性行为的心理和行为明显偏离正常,并以这类性偏离作为性兴奋、性满足的主要或唯一方式为主要特征的一组精神障碍。除此之外与之无关的精神活动并无其他明显异常。主要包括性身份障碍、性偏好障碍和性指向障碍3种类型,涵盖了性身份异常、性对象异常、性目的异常、性行为手段方法异常4个方面。性心理障碍包括露阴症、窥阴症、恋物症、异性装扮症等多种类型。其共同特征是性兴奋的唤起、性对象的选择以及两性行为方式等出现反复、持久性异乎常态的表现。

一、病因及发病机制

1.生物学因素

研究发现少数同性恋者存在内分泌异常或性染色体畸变。有学者认为人体最初的出生前发育具有两种性别的基础,这些原始两种性别的残余及异性性激素的残余可能是同性恋的生物学基础。但目前尚未发现有确定性的生物学异常。

2.心理因素

在性心理障碍中占主导地位。弗洛伊德认为性心理障碍患者从其病史上追溯,往往在幼年时期性心理发育过程中曾受到某些挫折和困难。例如长期与同性相处,无意看到了成人交合的场面受到了惊吓,幼年期的异性挚友被迫分离,父母过分溺爱等,儿童在面临这些困难时往往采取了一些心理防御机制,使性心理发展过程"固着"或"退化"在某个阶段上,如退化以幼儿式的性行为在成年持续出现,就变成了性心理障碍,如恋物症、同性恋、窥阴症、异装症。

3.社会因素

性心理障碍的产生与文化背景有一定的关系,如有些社会认为同性恋伤风败俗,而有些社会对同性恋行为相对宽容。我国明清晚期,富豪阶层曾一度出现同性恋流行。目前在我国,多数人认为同性恋不会为主流文化和广大民众所接受。

二、分类与临床表现

1.性身份障碍

心理上对自身性别的认定与解剖生理上的性征恰好相反,表现为偏爱异性着装或强烈渴望参加异性的游戏或娱乐活动,并拒绝参加自己本身生理性别的常规活动或者固执地否定自己的生殖解剖结构,明确表示自己现有生殖器令人厌恶或认为它们即将消失或最好没有。持续存在改变本身性别的解剖生理特征以达到转换性别的强烈愿望,其性爱倾向为纯粹同性恋。绝大多数为男性,他们厌恶自己的性器官,要求手术转换性别,这叫易性症。

2.性偏好障碍

(1)恋物症:反复出现收集某种异性使用过的无生命物体的企图。

(2)混合型性偏好障碍:最常见的组合是恋物症、易装症及施虐—受虐症。应根据对性偏爱的不同类型以及对个人的重要性依次列出各种并列的亚型。

3.性指向障碍

(1)同性恋:指正常生活条件下,从少年时期就开始对同性成员持续表现性爱倾向,包括思想、感情及性爱行为。对异性虽可有正常的性行为,但性爱倾向明显减弱或缺乏,因此难以建立和维持与异性成员的婚姻关系。男性同性恋者偏重于性乐趣的追求,女性同性恋者偏重于情感的追求。对同性持续表现性爱倾向,同时对异性毫无性爱倾向者称素质性同性恋(真性同性恋)。素质性同性恋的被动一方有矫治成功的可能性,而主动的一方矫治成功的可能性很小。

(2)双性恋:指在正常生活条件下,从少年时期就开始对同性和异性均持续表现性爱的迷恋倾向,包括思想、感情及性爱行为,因此难以建立和维持和谐的两性婚姻关系。

三、诊断

1.性心理障碍的诊断

(1)对常人不引起兴奋的某些物体、对象或情境,有强烈的性兴奋作用,因此努力去追求或采用异常性行为方式满足性欲或有强烈改变自身性别的欲望。

(2)除性生理方面异常外,其他与之无关的精神活动均无明显障碍。

(3)并非其他精神障碍所引起。

2.性身份障碍的诊断

(1)符合性心理障碍的诊断标准。

(2)对自身性别的解剖生理特征表示厌恶,要求变换为异性的解剖生理特征(如使用手术或异性激素)。

(3)可排除其他精神障碍所致的类似表现。

(4)无生殖器官解剖生理畸变与内分泌异常。

(5)女性的性身份障碍、男性的性身份障碍:CCMD-3 规定两种障碍均具备上述明显的临床症状表现,且症状至少已持续 6 个月才能确诊。CCMD-3 规定易性症诊断,应排除其他精神障碍所致的类似表现,无生殖器解剖生理畸变与内分泌异常。转换性别的认同至少已持续 2 年。并非其他精神障碍(如分裂症)的症状或与染色体异常有关的症状。

四、治疗

(一)性心理教育

1.儿童期性别角色教育

性别角色的健康指导,应从 4 个方面着手。

(1)给予正确的角色期盼和性别角色装扮,使子女能根据自己的服饰、颜色等装扮来识别性角色。

(2)要予以正确的性别角色行为引导,根据儿童性别特点,开展有益于性别形成的游戏活动,从小形成与性别角色相适应的男子汉与姑娘行为。

(3)进行相应性别角色的知识教育(性知识、性道德)和心理诱导。

(4)家长要认真扮演好自身的性别角色,给子女做好榜样。

2.性知识教育

青少年时期性知识教育是至关重要的课题。青少年甚至大学生的性知识目前主要来源于科普书刊和文艺宣传,极少得到父母及社会的关注和指导。针对不同年龄段青少年,应进行有关性生理、性心理、性解剖、恋爱婚姻等方面的知识教育。

3.性道德教育

性道德是指规定每个人性行为的道德规范。性道德标准应具备自愿的原则、无伤原则、爱的原则。具备性道德观念,可以正确控制生理本能表现出的性要求,可以使自己的恋爱及以后的家庭组成沿着健康、美好的方向发展。

(二)性心理咨询与治疗

1.评估

首先应排除器质性原因。医生应克服同患者谈性问题时的羞怯,语言应,恰如其分,避免用生僻的专业术语或较庸俗的语言,应详细了解患者的一般情况、个人史及性问题的过去史(早期性体验、性知识学习史、过去与现在的性行为及夫妻关系)。

2.治疗

(1)行为治疗的方法以指导和练习为主,治疗时常需要将伴侣请来,单独或成双进行治疗。对于心理动力学因素上较清楚的性心理障碍行为,建议进行围绕着冲突和改变结构的心理治疗。

(2)对伴有攻击行为或伴有较强的自我伤害的性心理障碍者,可进行激素治疗(所谓的一时性药物阉割)。对青少年或年轻人的性心理障碍行为不适于激素治疗。

(3)易性症患者一般期望接受激素治疗或用手术改变性别,其他的治疗建议多被强烈地拒绝。用性激素进行治疗(一般男患者用雌二醇,女患者用睾丸酮),可使患者感到卸掉了负担。手术改变性别如今已有了肯定的评价,一些人手术后有令人满意的发展过程,另一些手术效果不理想或给患者带来不幸的后果。

(4)对于同性恋患者,心理治疗不是针对同性恋本身,而是对于冲突的、自我不和谐的性体验。同性恋者的亲属常常寻求转为正常化的可能性,对此可提供一些科普的性教育资料,以减轻负担,达到理解。

五、护理评估

1.精神症状

评估患者有无认知、情感、意志行为方面的问题,评估患者的性格特征,评估患者对自己精神状态和行为方式的认知情况。

2.社会—心理状况

了解患者工作态度、人际关系、社会交往以及与他人相处的情况。评估患者的家庭教育、经济状况、工作学习环境、社会支持系统,评估家庭对患者的影响,评估其家庭氛围、成员之间的关系、患者在家中的地位。

3.生理

评估身体的检查结果,患者的家族史、既往病史及治疗史。

六、常见护理诊断及医护合作性问题

1.个人应对无效

与异常性心理有关。

2.潜在的焦虑

与社会不能接纳与认可的性行为有关。

3.自我概念紊乱

与性身份的认同异常有关。

七、护理目标

学会控制异常性行为的方法,学会恰当的情绪宣泄方式,能够有效地调节自己的非适应性行为。

八、护理措施

性心理障碍的护理重点是心理护理,对于性心理的变态行为,可以用厌恶疗法进行矫治,强化患者符合社会规范的行为,弱化不符合社会规范的行为,尽量使其消退。对于抑郁、焦虑情绪可以用认知疗法,必要时遵照医嘱,配合相应的药物治疗,调整患者的认知,改善患者的情绪给予正向指导,以纠正异常行为。

精神分析疗法是治疗性心理障碍的常用方法。精神分析理论认为,性心理障碍可以追溯到幼年期性心理发育阶段曾经受到某些困难和挫折。第一步是了解深层次的病因,剖析潜意识中的冲突。利用自由联想的方法,任凭患者不加选择地把潜意识的内容自由地表达出来,如童年的回忆、过去的经历、个人的心理创伤及梦等,无论患者想到什么都可以说。在自由联想的过程中,不要轻易打断患者谈的问题,患者谈的问题不流畅或避而不谈,往往是问题存在的关键,这也是精神分析疗法的突破口。通过自由联想,患者在一定程度上情感得到了宣泄,治疗师分析潜意识的内涵。通过启发并发现幼年期的心理创伤和体验,阐述同目前性心理障碍的关系,以期得到领悟,达到治疗的目的。用精神分析疗法治疗性心理障碍,往往需较长时间(至少半年)才能看出效果。因此,按照心理治疗师的指导配合治疗是取得良好疗效的关键因素。

精神分析疗法治疗性心理障碍效果的好坏与下面因素密切相关:①患者是否有强烈的求治动机,如果没有治疗动机治疗效果很差;②患者是否因为早期异常的性行为而感到痛苦,如果没有痛苦,而自得其乐,则难以使治疗得以维持;③患者的年龄大于 35 岁,其异常的性行为已经固定到患者的人格中去,就不易治愈。

九、健康教育

1.患者教育

向患者讲解性心理障碍的性质及对其生活的影响,使患者能够清晰地认识自己的状态。

2.家属教育

因患者多缺乏求治欲望,所以使患者亲属参与护理十分重要。可向其亲属讲解有关的病因、相关因素、预防措施,治疗和护理知识,正确对待患者,帮助患者逐渐纠正其不当行为。

(邹玲艳)

第三节 人格障碍

人格障碍指人格特征明显偏离正常,使患者形成了一贯的反映个人生活风格和人际关系的异常行为模式。这种模式显著偏离特定的文化背景和一般认知方式(尤其在待人接物方面),明显影响其社会功能与职业功能,造成个体对社会环境的适应不良。患者无智能障碍,其特征是情感和意志活动的障碍。患者适应不良的行为模式一旦形成,即使通过医疗、教育或惩罚措施也很难矫正,仅少数患者在成年后人格障碍有一定程度改善。这种人格特征通常在童年期或青少年期已表现出来,并长期持续发展至成年或终生。

人格指个体在遗传与环境的交互作用下形成的稳定而独特的身心结构,及在社会与生活环境中固有的行为模式和待人处事的习惯方法。人格决定了一个人如何看待自己、看待别人、看待社会生活事件,并为此表现出相应的情感表达和行为倾向,这种情感表达和行为倾向主要是在社会生活中的人际关系中表现出来。若个体与社会生活相适应时称为正常人格;适应不良时称不良人格;与社会生活产生严重冲突,明显影响社交和职业功能时称为人格障碍。人格障碍的行为问题严重程度差异明显,轻者可以正常生活,履行其社会和生活职能,只有与其密切接触的人才会知道;严重者违反社会规范,难以适应社会生活。

人格障碍和人格改变不能混为一谈。如果人格偏离正常系由躯体疾病(如脑病、脑外伤、慢性酒精中毒等)所致或继发于各种精神障碍应称为人格改变。

一、病因及发病机制

人格障碍的病因迄今未完全阐明。目前认为,人格的形成是在先天的遗传因素及后天环境因素的相互作用下形成的。研究表明,幼年期心理扭曲、不良社会与文化、环境的潜移默化影响,可能是人格障碍形成的关键性因素。

1.生物学因素

人格障碍患者亲属中人格障碍的发生率较高,双亲中脑电图异常率较高。内倾或外倾性格可能与遗传有关,同卵双胞胎一致率较高。有关寄养子的研究报道人格障碍患者的子女从小寄养出去,成年后仍有较高的人格障碍发生率,也显示遗传因素的作用。有人研究发现,罪犯中染色体畸形呈 XYY 核型者的比例超过普通人群,这种染色体畸形与异常攻击行为及反社会性人格可能有某种程度的关系。脑电图检查发现半数受检者常有慢波出现,与儿童脑电图近似。故有学者认为人格障碍是大脑发育成熟延迟的表现。人类行为和情绪的改变与脑内去甲肾上腺素、5-羟色胺、多巴胺等神经递质及其受体的改变有关,但关于人格障碍的生化研究缺乏一致的结论。

2.心理发育影响

童年生活经历对个体人格的形成具有重要的作用。幼儿心理发育过程中重大的精神刺激或生活挫折对幼儿人格的发育产生不利影响。如父母离异、父爱或母爱的剥夺,从小没有父亲或缺乏父爱的孩子成年后往往表现出性格上的胆小、畏缩,母爱剥夺可能是反社会性人格的重要成因。有资料表明在孤儿院成长的儿童成年后性格内向者较多。

教养方式不当也是人格发育障碍的重要因素。父母教育态度的不一致,使孩子生活在矛盾的牵制之中,无所适从,形成不诚实的习惯;父母酗酒、吸毒、偷窃、淫乱或本身有精神障碍或人格障碍或犯罪记录对儿童起到了不良的"示范"作用;不恰当的学校教育对儿童心理发育有或多或少的不良影响;家庭和教师对儿童提出过高的要求,达不到父母或老师的期望值,儿童始终生活在"失败"的阴影之中,这些因素对人格发育均有不利影响。

3.环境因素

不良的生活环境、结交具有品行障碍的"朋友"及经常混迹于大多数成员具有恶习的社交圈子,对人格障碍的形成往往起到重要作用。受大量淫秽、凶杀等内容的小说及影视文化的影响,青少年往往法律观念淡薄,加之认识批判能力低,行为自制能力差,情绪波动性大,容易通过观察、模仿或受教唆等而习得不良行为,甚至出现越轨行为。此外,社会上存在的不正之风、拜金主义等不合理的社会现象、扭曲的价值观念对人格障碍形成的消极作用不可忽视。

二、人格障碍的共同特征

因社会环境和文化背景的不同,确定正常人格与人格障碍的划分界线,是非常困难的。在诊断人格障碍时必须严谨,只能限于人格特征明显偏离正常,其社会适应功能显著不良、造成周围人们及其个人痛苦的人。切勿对具有性格上的轻微缺陷的人轻率下此诊断,以避免人格障碍扩大化。在判断时应特别注意文化和地域方面的差异。人格障碍的共同特征如下。

(1)人格障碍开始于童年、青少年或成年早期,并一直持续到成年乃至终身。没有明确的起病时间,不具备疾病发生发展的一般过程。

(2)可能存在脑功能损害,但一般没有明显的神经系统形态学病理变化。

(3)人格显著、持久地偏离了所在社会文化环境应有的范围,从而形成与众不同的行为模式。个性上有情绪不稳、自制力差、与人合作能力和自我超越能力差等特征。

(4)人格障碍主要表现为情感和行为的异常,但其意识状态、智力均无明显缺陷。一般没有幻觉和妄想,可与精神病性障碍相鉴别。

(5)人格障碍者对自身人格缺陷常无自知之明,难以从失败中吸取教训,屡犯同样的错误,因而在人际交往、职业和感情生活中常常受挫,以致害人害己。

(6)人格障碍者一般能应付日常工作和生活,能理解自己行为的后果,也能在一定程度上理解社会对其行为的评价,主观上往往感到痛苦。

(7)各种治疗手段效果欠佳,医疗措施难以奏效,再教育效果亦有限。

三、临床特点

(一)偏执型人格障碍

偏执型人格障碍以极度的偏执和敏感多疑为特点。这种人格障碍始于成年早期,男性多于女性。

1.敏感多疑

患者认为他们周围的人或现象都对自己别有用心,对他人中性或善意的动作歪曲而产生敌意和蔑视,无端地猜疑,认为别人在伤害、欺骗、剥削自己。这类患者经常产生病理性嫉妒或某些超价观念。

2.自我评价过高,对挫折和批评过分敏感

这类患者表面上看起来似乎很骄傲,认为自己能力很强且非常重要,倾向推诿客观,拒绝接受批评。对挫折和批评过分敏感,如受到质疑可能出现争论、诡辩,甚至冲动和攻击好斗。与患者外表表现出的自我评价过高相反,其内心可能存在强烈的自卑和不安全感。

3.人际关系紧张

偏执型人格障碍患者在外表上显得严肃认真,做事不灵活,缺乏幽默感;内心常常满怀委屈和怨恨,有着强烈的敌意和报复心,心胸狭隘,固执好辩;在行动上鬼鬼祟祟,遮遮掩掩,拐弯抹角,体验到强烈的不安全感,生活中总是处于紧张戒备状态。人们通常不愿意与偏执型人格障碍者接触,认为他们浑身是刺,横竖挑剔,很难与他们保持长久的社会关系。

偏执型人格障碍患者很难彻底治愈,其异常人格往往持续终身,有些是偏执型精神分裂症或偏执狂的前兆表现。

(二)反社会型人格障碍

反社会型人格障碍以高度攻击性,缺乏耻感和罪感,法纪观念差为主要特征,以欺诈和操纵为核心。是对社会影响最为严重的类型,男性约为女性的3倍。

1.高度攻击性

患者缺乏人生理想和目标,易激惹,易冲动,常有暴力行为,可能反复斗殴和人身攻击(对配偶和孩子)。其行为经常会造成扰乱社会秩序的事件,轻则扰乱一个家庭,重则出现枪击案或凶杀案。

2.缺乏耻感和罪感

患者以自我为中心,极度自私,缺乏道德准则,且没有责任心。他们对自己做出的伤害他人的行为后显得轻描淡写、满不在乎,反而可能会责备受害者愚蠢或者活该,不会对自己行为的后果感到需要负责或者有羞耻、愧疚的情感。

3.冷酷无情

患者缺乏同理心,冷酷无情,爱说谎话。对他人的感受、权利和痛苦显得无情、愤世嫉俗和蔑视。他们可能具有膨胀和夸大的自我评估,可能表现得言语流畅、谈吐流利,看起来迷人。他们缺乏恐惧感,不在意自身或他人的安全,例如进行危险驾驶等。

4.社会适应不佳

患者可能有很多性伴侣,但无法维持单一的性关系。他们也可能是不负责任的父母或者找不到缘由的长期失业(尽管有工作机会)。此外,在其履历中也可能发现既往打架斗殴、强奸、酗酒、偷盗等犯罪行为。

(三)强迫型人格障碍

强迫型人格障碍患者以过分谨小慎微、严格要求、按部就班,追求完美但内心有不安全感为特征。

1.追求完美

患者以高标准要求自己,过分地追求完美无瑕。故而做事苛求细节,事前反复思考,力图计划好一切,事后反复检验,谨小慎微。虽然处理事情上,可以看得出他们井井有条,且时常可以在工作中取得一些成就,但由于过度紧张,他们也常常表现焦虑苦恼甚至抑郁。

2.道德感强

患者有较高的道德感,且不仅以此要求自己过度的自我克制,也很可能对身边的人有同样的要求。做事刻板,墨守成规,迂腐固执。因此,他们可能和身边的人关系紧张,人际交往受到限制。

目前,发现强迫型人格障碍与强迫性神经症之间的关系是确定的,具有这种人格障碍的患者容易发生强迫性神经症,且强迫性神经症患者大多病前也有这样明显的人格特质。此外,强迫型人格障碍患者与抑郁情绪也有关联。

(四)表演型人格障碍

表演型人格障碍又称癔症型人格障碍,女性多见。这类患者以人格过度情绪化和追求他人关注为特征。

1.表演性强

患者一生的处事方式具有戏剧性,用过分夸大和做作的言行来表现自己,想方设法地吸引别人的注意力,当得到别人的注意时他们就感到满足,没人理睬就变得空虚无聊。他们所采用的戏剧、夸张式的行为和举止往往搅乱其社会关系。

2.情绪波动大

他们多以自我为中心,极端情绪化,情感变化多端,易激动;对人情感肤浅,很难与他人保持长久的社会联系。长久的渴望外界的理解和评价,容易感到受到伤害。渴望生活热闹和不平凡,不甘忍受寂寞。

3.受暗示性和想象力丰富

患者暗示性和依赖性强,且有高度的幻想性,往往把想象当成现实。

这类人格障碍与癔症的关系不像想象中那么密切,但由于他们强烈的情感反应和行为变化,常伴有吸毒、草率做决定以及易受伤等问题,也可为抑郁发作、焦虑性神经症等疾病的病前征兆。

(五)分裂样人格障碍

分裂样人格障碍以情感冷漠、性格孤僻、远离社会为特点。男性多见。

1.情感淡漠

患者最典型的特征是情感与现实分离,患者对任何事情都漠不关心,缺乏感觉,没有明显的情绪反应。他们对他人的肯定或批评显得无所谓,不会被他人的看法所困扰。

2.性格孤僻

患者性格非常内向刻板,缺乏幽默感,喜欢独来独往,缺乏必要的社交技能,很难适当与他人交往,他们的工作和生活尽可能地远离人群或过着隐居生活。

3.远离社会

患者不主动寻找,也不能享受人与人亲密的关系,这些人偏好一些机械或抽象的任务,适合做一些孤独、独处的工作。

4.观念行为奇特

患者明显无视公认的社会常规与习俗,由于无法适应社会,显得行为古怪奇特。

(六)依赖型人格障碍

依赖型人格障碍以过度依赖、害怕分离为特征。

1.自尊低下

患者总是低估自己的能力,内心无助,自尊低下,情感脆弱,非常害怕独处。因为担心失去别人的赞同和支持,他们很难表达自己的不同意见,特别是对他们所依赖的人。

2.寻求帮助

在患者的人际关系中,他们总是被动的,倾向要求或需要别人为自己做出决定、承担责任。如果没有他人过度的建议和保证,他们就难以做出日常决定。

3.害怕分离

患者生怕惹他人不高兴而被抛弃,从而没人照顾自己,常因害怕影响与他人的关系而对别人百依百顺,不敢提要求。对外来的批评相当敏感,当感到人际关系紧张或有冲突时,会非常焦虑不安。当亲密关系结束时,有毁灭和无助的体验。

(七)边缘型人格障碍

边缘型人格障碍以自我形象、人际关系以及情感的不稳定以及冲动为显著特征。女性多于男性。

1.情感不稳定

患者情感活动不稳定,经常突然出现情感低落、忧虑或烦躁、沮丧等。对环境变化非常敏感,在别人看来都是生活中的常见问题,但在患者眼里,这些问题犹如祸从天降,难以逾越,于是经常怒气冲冲,表现出不适宜的、过于强烈的愤怒,受连累和抨击的往往是亲人和朋友。

2.自伤行为

患者极端恐惧分离和"被遗弃",因此便发狂似的企图避免事实上或想象中的被人抛弃,心情总是处于焦虑状态。为了发泄心中的不平衡,患者极易冲动,经常采用自我伤害的行为或威胁要自我伤害,如威胁或做出自杀或自残的事情,如割腕、用烟头烫身体、酗酒等。

3.自我形象和人际关系不稳定

患者长期在自我形象、职业的选择、长期目标、性定位、交友、期待别人如何评价自己等方面不稳定,总是在极度的理想状态和极度的贬低状态之间变化,一生总在寻找"完美的人",从一种人际关系跳到另一种人际关系,为了达到自我目的,患者在工作和生活中常采用操纵行为。

4.生活层次低

患者长期空虚无聊,经常出没在酒吧等场所,企图用酒精和毒品来麻醉自己,以减轻焦虑的情绪。性生活轻率,常有多个性伙伴。生活中挥霍钱财,消费缺乏计划性。甚至工作中有偷窃、投机取巧、行贿受贿等问题。

边缘型人格障碍由于其不易与精神分裂症的不典型类型、情感障碍以及其他人格障碍分辨,在学术界存在一定争议。但这一概念目前已经在国际上经历了检验并被普遍接受,是临床工作中重要的一类。

(八)自恋型人格障碍

自恋型人格障碍的患者常过高地评价自己,头脑中充满无限的成功、权力、智慧和幻想,而忽视他人的感受,因此造成与他人的社会关系紧张。在患者骄傲自大的背后,有着强烈的惭愧感和被抛弃感,他们夸张地表现自己,正是因为他们的内心缺乏对自身价值的自信。患者常伴有抑郁症而寻求帮助。

(九)焦虑型人格障碍

焦虑型人格障碍患者以经常性紧张焦虑为特点。患者办事缺乏自信,常有不安全感,总是提心吊胆,生怕出错。对别人的批评或评论非常敏感,生怕别人不能接受自己。生活中求稳,害怕改变和创新,总想回避某些日常活动。

四、治疗

(一)治疗原则

对人格障碍患者的治疗原则是以心理治疗和再教育为主,必要时配合药物治疗,但仅用药物疗法不能治愈人格障碍。由于患者的异常人格是长时期形成的,很难在短期得以纠正,甚至终身难改,所以治疗目标不能期望过高,但也要摒弃无所作为的悲观思想。

(二)治疗措施

1.心理疗法

对人格障碍的治疗是以心理治疗为主。除一般性的支持治疗外,护士应与患者建立良好的治疗关系,帮助其认识人格上的缺陷,学会适应环境,逐渐纠正不正常的行为模式。鼓励患者参加团体治疗,通过有意义的活动,控制并改善自己的偏离行为。

2.药物疗法

药物不能治疗人格障碍本身,但能有效地控制患者的某些症状,便于更好地接受心理治疗。如当患者出现急性精神分裂样改变时,可服用氯氮平、氟哌啶醇等抗精神病药物;当情绪不稳定时,可服用碳酸锂、卡马西平、丙戊酸钠来稳定情绪;当患者易冲动而伴有抑郁时,用抗抑郁药常有较好的效果,如用氟西汀、文拉法辛等;焦虑明显时可用苯二氮䓬类药物处理。

五、护理评估

(一)健康史

1.个人成长史

人格障碍的特点是早年开始,于儿童期或少年期起病,到青春期开始定形。护士应评估患者是否从小出现人格偏离现象。

2.既往史

(1)偏执型人格障碍患者是否在童年时就开始出现孤独、敏感、言语刻薄,到成年早期(青春期)是否表现出猜疑和偏执。

(2)反社会型人格障碍患者是否在 15 岁之前(幼年时)有明显行为失常表现,如学习成绩不良、不遵守学校纪律、经常逃学、被学校开除、离家出走、过早性行为、说谎、虐待动物、破坏公物、偷窃等。

(3)强迫型人格障碍患者是否在幼年时表现为过分要求严格或完美无缺。

(4)焦虑型人格障碍患者是否在幼年时表现出退缩回避的特点。

(5)依赖型人格障碍患者是否在幼年时表现出对他人过分地依赖和需要他人保护的特点。

3.家族遗传史

近系 3 代以内是否有人格障碍或其他精神疾病病史。

（二）生理心理评估

(1)躯体症状：人格障碍以心理和行为问题为主，很少有生理症状，但如果人格障碍与其他疾病同时出现时，也可出现生理症状。

(2)心理行为状况：不同类型的人格障碍有独特的心理或行为异常，评估时应注意相应特征。同时应注意评估患者的应对方式、情绪状态、心理资本等。

(3)人际关系状况：人格障碍患者由于其思维和行为方式与现实的社会文化不一致，所以常出现人际关系紧张。①由于偏执型人格障碍患者经常表现为敏感多疑、报复心强、过分固执，所以很难与别人相处，人际关系不融洽，缺乏知心朋友。②由于反社会型人格障碍患者不懂得也不可能真正地关爱别人，为了满足自己的需要，他们利用、唆使别人，遭受伤害的往往是亲人和朋友。③边缘型人格障碍患者人际关系紧张而不稳定，经常把敌意投向所依赖的人，常使亲戚和朋友精疲力竭。④在依赖型人格障碍者的人际关系中，患者总是过度依赖他人，想方设法地摆脱责任，生怕惹人不高兴而被别人抛弃，从而没人照顾自己，当感到人际关系紧张或有冲突时，便感到非常焦虑不安。⑤表演型人格障碍患者人际关系肤浅，总想操纵和支配别人，患者所采用的戏剧、夸张式的行为和举止经常搅乱其社会关系。⑥自恋型人格障碍患者过高的评价自己，头脑中充满无限的成功、权力、智慧和幻想，而忽视他人的感受，其行为经常造成与他人的社会关系紧张。

(4)社会功能状况：患者自理能力情况，是否能正常参加和完成学习、工作等社会活动。

(5)饮食、睡眠及二便状况。

（三）家庭社会评估

评估患者的家庭成员及亲友、同事、同学等对其的评价；患者的成长经历、婚姻状况、家庭结构和氛围、社会经济地位（包括职业、收入水平、父母文化程度等）；患者的社会支持系统、家属对治疗的配合程度；患者近期有无应激事件；社区环境和工作单位是否影响患者的康复。

（四）实验室及其他辅助检查

如血常规、尿常规、便常规、血生化、心电图、脑电图、脑功能磁共振等检查。

六、护理诊断

1.焦虑

与内心空虚、自尊低下和过度紧张有关。

2.抑郁

与自尊低下、过度敏感有关。

3.有暴力行为的危险(对自己或他人)

与冲动控制障碍有关。

4.应对功能障碍

与情绪控制障碍及难以适应社会规范有关。

5.自我概念紊乱

与缺乏自信或道德观念过强有关。

6.社会功能障碍

与行为偏离正常、难以适应正常社会生活有关。

七、护理目标

(1)治疗期间患者不伤害自己或他人。

(2)学会正确面对自己的异常情绪,并用恰当的方式进行表达。

(3)发现自己的不合理认知并进行调整。

(4)学会新的、更适应的应对方式。

(5)提升社交技能,能以恰当方式进行人际交往。

(6)能够正确认识和接受自己的人格特征,并进行恰当调整。

(7)根据实际情况延迟个人需要,遵守医院相关规定。

八、护理措施

(一)安全和生活护理

(1)提供安全、安静的环境,避免各种刺激性因素,有利于稳定患者的情绪。

(2)重视患者主诉,及时发现和预测可能的危险因素。

(3)提高患者自控能力,提供有效求助途径。

(4)鼓励、陪伴患者参加作业劳动、工娱文体活动,满足患者归属与爱、尊重的需要,并以此适应社会环境、学习社会交往。

(二)心理护理

1.与患者建立有利于治疗的护患关系

对患者表示尊重、关怀,主动接触患者,倾听其心声和感受,满足其合理需求。

护理人员应注意以专业的态度对待患者不恰当的人际交往方式,不将个人情绪带入工作。

2.帮助其认识自身人格的缺陷

在良好护患关系的基础上,适时以恰当的方式帮助患者认识自己的人格缺陷及形成原因。在接纳自身特质的基础上,理解到不良行为对自己和他人的危害,并产生改变的意愿。

3.培养共情能力

大部分人格障碍患者存在对他人情绪情感的共情缺陷,无法正确感知他人情感,从而难以理解和尊重他人。护理人员应帮助患者换位思考,感同身受,理解和尊重他人的人格和人权,对个人需要不能只考虑自我满足,避免由此引发的不恰当人际交往和越轨行为。

4.提升自尊

通过帮助患者理解和接纳自己以及提供一些正向支持,提升自尊水平,降低人际敏感,正确看待自己的优劣势,从而更好地调节情绪、进行人际交往。

5.调节行为和冲动控制

教会患者用更恰当的方式应对挫折、表达情绪以及在冲动情绪中如何转移注意和控制自己的冲动行为。教会患者人际交往技巧,并进行模拟练习。在患者表现良好或者取得进步时及时给予鼓励和支持。

(三)特殊护理

(1)及时发现和干预患者可能出现的攻击行为或自伤行为,找到可能的应激源,及时排除。

(2)当攻击行为和自伤行为出现时,应有足够数量的工作人员有力地制止,必要时进行约束和隔离;按医嘱给镇静药物;处理他人或患者的伤口并清理现场;向患者讲解当前处理的必要性;针对暴力行为,医护人员应采取一致和坚决的态度及相应的护理措施。

(3)鼓励患者参加工娱活动和团体治疗,在人际互动及社会活动中反思自己的人际交往模式并进行调整。

(四)预防与健康教育

人格障碍的发生、形成以及预防和干预都与家庭有着密切的关系。因此,对人格障碍所采用的健康教育的目的,是使家庭成员正确地了解该疾病的特点,从而配合医生和护士的治疗和护理,有助于患者人格的恢复。

首先,护士应向家属讲清楚,人格障碍的形成与患者早期所受的社会和家庭的环境的影响有关。因此,家庭的每个成员在患者重建健康人格方面都将担负着一定的责任。

其次,家庭成员要有充分的心理准备,患者给家庭和社会所造成的影响是巨大的、持久的。护士应使家属知道,患者的行为是令人不能接受的,但作为家庭成员,家庭必须接受患者。同时使患者知道,家庭不能接受的是患者的行为而不是患者本人。因此,创造舒适的家庭环境,与患者保持正常的人际关系是家庭护理的核心。家庭所有成员要正确地对待患者的行为,防止意外事故的发生,防止焦虑升级而导致冲动行为(自残或伤害他人)。

学校、家庭及社会的作用可极大限度地影响人格障碍患者的恢复,除对已有的人格障碍患者的再教育外,也应注重婴幼儿和青少年时期的正确抚养与教育,保持和睦的家庭气氛,不断改善社会环境,帮助儿童和青少年培养良好的行为习惯,形成正确的人生观和价值观。

(王丽华)

参考文献

[1]刘梦清,佘金文.外科护理[M].2版.北京:科学出版社,2019.

[2]尤黎明.内科护理学[M].6版.北京:人民卫生出版社,2017.

[3]王莉慧,刘梅娟,王箭.消化内科护理健康教育[M].北京:科学出版社,2018.

[4]谢萍.外科护理学[M].北京:科学出版社,2019.

[5]徐红.外科护理学[M].北京:科学出版社,2019.

[6]冯丽华,史铁英.内科护理学[M].4版.北京:人民卫生出版社,2018.

[7]夏海鸥.妇产科护理学[M].4版.北京:人民卫生出版社,2019.

[8]范玲,沙丽艳.儿科护理学[M].3版.北京:人民卫生出版社,2018.

[9]郝群英,魏晓英.实用儿科护理手册[M].北京:化学工业出版社,2018.

[10]武君颖,王玉玲.儿科护理[M].3版.北京:科学出版社,2018.

[11]张玉兰,王玉香.儿科护理学[M].4版.北京:人民卫生出版社,2018.

[12]王英.临床常见疾病护理技术与应用[M].长春:吉林科学技术出版社,2019.

[13]王慧,梁亚琴.现代临床疾病护理学[M].青岛:中国海洋大学出版社,2019.

[14]杨辉,张文光.临床疾病系统化全责整体护理[M].北京:人民卫生出版社,2016.

[15]伍淑文,廖培娇.外科常见疾病临床护理观察指引[M].北京:科学出版社,2017.

[16]杨辉.临床常见疾病并发症预防及护理要点[M].北京:人民卫生出版社,2015.